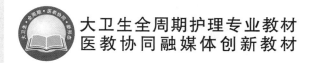

大卫生全周期护理专业教材

医教协同融媒体创新教材

医护职业暴露及安全防护

主编◎赵美玉

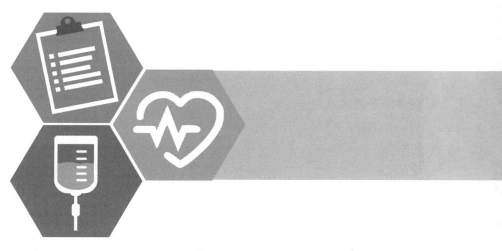

郑州大学出版社

图书在版编目（CIP）数据

医护职业暴露及安全防护／赵美玉主编. — 郑州：郑州大学出版社，2023. 6（2024.2 重印）
大卫生全周期护理专业教材
ISBN 978-7-5645-9556-2

Ⅰ. ①医… Ⅱ. ①赵… Ⅲ. ①医药卫生人员－职业危害－防护－教材
Ⅳ. ①R192

中国国家版本馆 CIP 数据核字（2023）第 050174 号

医护职业暴露及安全防护

YIHU ZHIYE BAOLU JI ANQUAN FANGHU

策划编辑	薛 晗		封面设计	苏永生
责任编辑	薛 晗		版式设计	苏永生
责任校对	张彦勤		责任监制	李瑞卿

出版发行	郑州大学出版社		地　　址	郑州市大学路 40 号（450052）
出 版 人	孙保营		网　　址	http://www.zzup.cn
经　　销	全国新华书店		发行电话	0371-66966070
印　　刷	河南龙华印务有限公司			
开　　本	850 mm×1 168 mm　1 / 16			
印　　张	13.5		字　　数	375 千字
版　　次	2023 年 6 月第 1 版		印　　次	2024 年 2 月第 2 次印刷

书　　号	ISBN 978-7-5645-9556-2		定　　价	39.00 元

作者名单

主　编　赵美玉

副主编　黄芳艳　李晓莉　路俊英　周芮伊

编　者　（以姓氏笔画为序）

田素革（河南省人民医院）

朱杉杉（河南省人民医院）

李晓莉（郑州大学第一附属医院）

张　楠（商丘工学院）

卓莉俊（嘉应学院医学院）

周芮伊（郑州大学第一附属医院）

赵美玉（广州松田职业学院）

段彦霞（河南护理职业学院）

黄芳艳（右江民族医学院）

雷　蕾（广州南洋理工职业学院）

路俊英（河南省人民医院）

前　言

21世纪是人工智能和生物技术飞速发展的时代,高度信息化的智能产业发展、生物技术革命和学科融合,促进了智能医学、转化医学、精确医学等新兴医学专业。同时,随着大健康理念不断深化和新理念、新技术、新方法的广泛运用以及医学护理学科内涵的不断丰富,服务领域不断拓展,服务需求不断提高。特别是2019年新型冠状病毒感染疫情发生之后,对世界医疗造成重大且深远的影响,医护人员暴露于多种职业性危害因素之中,职业安全和生命健康受到严重威胁,更凸显医护人员职业防护的重要性和紧迫性,职业安全防护问题也受到政府和国内外医学护理领域同行的广泛关注。因此,针对因职业暴露引起的各类感染、损伤的呈上升态势,研究医护人员的职业暴露因素、危害机制及切实有效的防护措施,更新职业防护理念、强化医护人员及医学生对职业防护的认知,提高职业防护能力,减少职业暴露和损伤对医务人员危害,确保安全执业具有非常重要的意义。

当前就临床医疗、临床护理、临床教学、护理教育而言,不断更新和完善职业防护相关知识,编写系统、全面、实用的医护职业防护手册及医护职业防护教材仍非常必要。

面对现代医学问题与挑战,紧跟时代的发展步伐,重构现代医学学科的内涵,本教材的编写以问题为导向、从临床实际出发、融入国内外最新研究成果,更为系统地阐述了医疗护理人员的职业暴露与安全防护的基本理论、基本知识、基本技能,并提出了较为完善的防护新策略。全书共十一章,内容涉及医护职业防护相关概念、国内外护士职业防护历史及进展、医护人员职业安全防护、生物性职业暴露及防护、化学性职业暴露及防护、物理性职业暴露及防护、运动功能性职业暴露及防护、心理社会性职业暴露及防护、临床高危科室职业暴露及防护、常用的医护职业防护技术、灾难(灾害)现场救援人员职业暴露及防护、医疗护理突发事件的处理等不同视角和层面。另外,内附丰富的案例分析、学习要点、PPT、知识拓展、现代信息教育技术应用等,使教材更贴近临床、贴近实际、贴近学生。

该教材的出版参考了医护界最新的研究成果,由于文献较多,恕不一一列出,在此,谨向原编著者表示衷心的感谢。同时对教材中存在不足和疏漏之处,恳请使用本教材的教师、学生和医疗护理界同仁多提宝贵意见。

编　者
2023年3月

目　录

第一章　绪　论

░░░░░ **学习目标** ░░░░░

1. 知识目标　①掌握：职业暴露、普及性预防、职业防护、职业生命质量、职业禁忌证相关概念。②熟悉：职业损伤环境的构成要素。③了解：国内外职业防护历史及发展。
2. 能力目标　通过学习职业防护相关概念识别职业危害因素。
3. 素养目标　树立职业防护意识，保护自己和服务对象，很好地为患者服务。

劳动是人类生存和发展的必需手段，劳动与健康本质上是相辅相成的。健康和高素质的职业人群是所有国家经济发展和消除贫穷的前提条件。当前全世界有几十亿人从事各种职业活动，他们在支撑着整个社会的物质生产、经济发展和技术创新。然而，各类职业人群在工作的过程中会不同程度地暴露于职业损伤环境中。因此，他们在为社会创造财富的同时，自身也受到各种职业有害因素的影响。这些因素可能影响劳动者的生命质量，甚至危害健康，导致职业性损伤。目前，职业卫生与安全事业已取得重大进展，但是部分职业人群的工作环境中依然存在着严重的职业有害因素。据世界卫生组织统计：全世界每年约发生25亿起工伤事故，每年约有14万人死于与工作有关的疾病和伤害；与职业卫生和安全有关的经济损失占全球GDP的4%～5%。因此，如何减少职业性损伤，创造安全、卫生和高效的职业环境，保护职业人群的健康，提高劳动者的职业生命质量，促进国民经济的可持续发展，已经成为各个国家共同关心的问题。

职业防护是近年来医务人员越来越关注的重要话题。过去，医院的重点偏重于怎样发掘最大潜力为患者提供优质服务，而医护人员的职业安全则是个薄弱点，甚至是个盲点。殊不知，没有医护人员的自身健康，又何来患者的健康维护。随着社会的进步，人们的健康意识普遍提高。医护人员作为普通公民，既要关注、关爱自己的健康，又要转变观念，提高职业防护意识，采取适当的防护措施，尽量减少职业危害。

第一节　医护职业防护相关概念

一、职业暴露

职业暴露指由于职业关系而暴露在危险因素中，从而具有被感染可能性的情况。医护人员在工作中接触患者和进行侵入性操作较多，易发生由于职

学习要点：
医护职业防护的有关概念。

业暴露而造成的职业损伤,如针尖刺伤、手术与手术配合中的锐利器械损伤、与患者接触中的意外伤害、操作时不慎被血液及其他体液污染等。

医疗护理人员因其职业的特殊性,其职业暴露具有接触的病原体未知、暴露路径多之特点。职业暴露可涉及各类医务人员,但以直接与患者的血液及其他体液有密切接触的医务人员为主要目标群体,如外科、口腔科、妇产科、急诊科、血库、ICU、血液透析病室、检验科、内镜室、消毒供应室、人类免疫缺陷病毒/获得性免疫缺陷综合征患者诊疗护理、分娩接产的工作人员。这类人群所面临的职业暴露机会比其他科室多,所受到的伤害程度也更大。当前对医院工作人员威胁最大的是乙型肝炎病毒(hepatitis B virus,HBV)、丙型肝炎病毒(hepatitis C virus,HCV)、人类免疫缺陷病毒(human immunodeficiency virus,HIV)、肺结核等。

根据世界卫生组织统计,医务人员人类免疫缺陷病毒感染发生率依次为:护士35.7%,临床科室实验人员13%,外科医生6.1%,医务管理人员5.7%,看护4.2%,非临床科室2.6%,透析人员1.5%,尸检技术员0.7%。鉴于此,加强医护人员自身防护,避免职业暴露的发生,已经迫在眉睫。

二、职业接触限值

职业接触限值是指劳动者在职业活动过程中长期反复接触职业性有害因素,对绝大多数接触者的健康不引起有害作用的容许接触水平。化学有害因素的职业接触限值包括时间加权平均容许浓度、短时间接触容许浓度和最高容许浓度3类。在实施职业卫生检查监督、评价工作场所职业卫生状况或者个人接触状况时,应正确运用时间加权平均容许浓度、短时间接触容许浓度和最高容许浓度的职业接触限值,并按照有关标准的规定,进行空气采样、监测,以期正确地评价工作场所有害因素的污染状况和劳动者接触水平。

三、医源性感染

医源性感染(nosocomial infection)指在医疗服务中,因病原体传播引起的感染。属于医院内感染的一部分,包括在医院实施手术、治疗、诊断、预防等技术措施(如静脉内插管、导尿管、注射针剂、输血、吸入疗法、烧伤治疗等)过程中,滥用抗生素以及应用免疫抑制剂等而引起的感染。引起此类感染常见的病原微生物有葡萄球菌、变形杆菌、铜绿假单胞菌(绿脓杆菌)等。

四、医院感染

医院感染是指住院患者在医院内获得的感染,包括在住院期间发生的感染和在医院内获得、出院后发生的感染,但不包括入院前已开始或者入院时已处于潜伏期的感染。医院工作人员在医院内获得的感染也属医院感染。

五、普及性预防

普及性预防(universal precaution,UP)是针对经血液传播疾病所制定的对医护人员的防护措施,是假定所有人的血液都具有潜在的传染性而在处理血液等体液时需要采取的防护措施。世界卫生组织推荐的普遍性防护原则认为,在为患者提供医疗服务时,无论是患者还是医务人员的血液和深层体液,也不论是阳性还是阴性,均应当视为具有潜在的传染性而加以防护。

六、职业性损伤与职业病

(一)职业性损伤

1.定义　职业性损伤是指由职业损害因素引起的各种损伤,轻则影响健康,重则严重损害,甚至导致严重的伤残或死亡。

2.职业性损伤致病模式　疾病的发生常由环境和相关遗传因素交互作用而引起。职业性有害因素是引发职业性损伤的病源性因素,但这些因素不一定使接触者必然产生职业性损伤。只有当职业性有害因素、作用条件和接触者个体特征结合在一起,符合一般疾病的致病模式时,才能导致职业性损伤。

(1)职业性有害因素的性质　有害因素的理化性质和作用部位与职业性损伤的发生密切相关。如电磁辐射透入组织的深度和危害性,主要取决于其波长;毒物的理化性质及其对组织的亲和性与毒性作用有直接关系,例如汽油有明显的脂溶性,对神经组织有密切的亲和作用,故首先损害神经系统;一般物理因素在接触时对机体有一定的影响,但脱离该环境后体内不存在残留,而化学物质在脱离接触后,作用还会持续一段时间或继续存在。

(2)作用条件

1)接触机会　如在工作过程中,经常接触某些有毒有害因素。

2)接触方式　经呼吸道、皮肤、血液或其他途径可进入人体。

3)接触时间　每天或一生中累计接触的总时间。

4)接触强度　指接触浓度或水平。改善作业条件,控制接触水平,减少进入机体的实际接受量,是预防职业性损伤的根本措施。

(3)个体因素　在相同的工作环境中,不同个体发生职业性损伤的机会和程度也有一定的差别,主要与以下因素有关。

1)遗传因素　患有某些遗传性疾病或存在遗传缺陷的人,容易受某些有害因素的侵袭,导致相关疾病,如气道高反应性人群易受粉尘因素影响,导致哮喘。

2)年龄和性别差异　例如妇女从事影像、放射等工作会对胎儿和哺乳产生一定的影响,少年和老年个体对某些有害因素的抵抗力较低等。

3)营养不良　如不合理膳食结构,可致机体抵抗力降低。

4)文化水平和生活方式　如缺乏卫生及自我保健意识、吸烟、酗酒、缺乏体育锻炼、过度精神紧张等,均能增加职业性有害因素的致病机会和程度。这些因素统称为个体危险因素。存在这些因素者对职业性有害因素较易感,称为易感者或高危人群。

5)其他疾病　例如患有皮肤病,可降低皮肤的防护能力;肝病会影响机体的解毒能力等。

(二)职业病

职业病是指企业、事业单位和个体经济组织等用人单位的劳动者在职业活动中,因接触粉尘、放射性物质和其他有毒、有害物质等因素而引起的疾病。各国法律都有对于职业病预防方面的规定,一般来说,符合法律规定的疾病才能称为职业病。

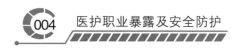 知识拓展

职业性损伤与职业病的区别

职业性损伤与职业病的区别在于:职业病是指与工作有关,并直接与职业性有害因素存在因果联系的疾病。而职业性损伤除了包括传统意义上的职业病外,还包括与工作有关的各种疾病,至少包括3层含义:①职业因素是该病发生和发展的诸多因素之一,但不是唯一的直接病因;②职业因素影响了健康,从而使潜在的疾病显露或者加重已有疾病的病情;③通过改善工作条件,可使所患疾病得到控制和缓解。

七、耐药菌株

耐药菌株(drug resistant strain)指的是由于种种原因,细菌内部结构产生了变异,对原来应用的某种抗生素不再敏感,继而产生更强的抗药性的菌株。产生耐药的主要环节是改变了药物结合部位和产生了灭活药物的酶。构成耐药的遗传因素是耐药质粒(R因子)传递给敏感细菌,使之耐药。此外,细菌的染色体也可发生突变。抗生素的不合理使用,提供了耐药突变株的选择环境等。

八、职业防护

职业防护是指针对职业损伤因素可能对机体造成的各种伤害,采取多种适宜的措施避免其发生,或将损伤程度降到最低。劳动者在不同的工作环境中,可能会接触到不同的职业损伤因素,要避免或减少这些因素对健康的损害,提高劳动者的职业生命质量,最根本的方法是加强职业防护。

九、职业生命质量

(一)职业生命

世界卫生组织将人类生命过程分为3个阶段:①生命孕育阶段,即从生命发生的一瞬间开始及儿童与青少年时期,实际也可看作职业生命的准备阶段;②生命保护阶段(职业生命阶段),20~60岁这段时期,是从事职业活动最具活力的阶段,在整个生命过程中占有重要地位;③晚年生命阶段,指60岁以上的年龄阶段,这时期的健康和生存质量,亦与青壮年时期的职业生命质量密切相关,是职业生命阶段的延续。

职业生命具有重要的意义,是创造财富、做出贡献和推动社会发展的时期。职业生命质量不仅对个人健康有重要意义,并且与国家富强和民族兴旺密切关联。

(二)职业生命质量

1.定义 职业生命质量是指劳动者对工作的感受和职业对劳动者的身心效应,如职业满意度、身心健康和安全等。职业生命质量和工作效果是一种复杂的因果关系,通过提高职业生命质量不仅可以直接提高工作效率,还可通过增进劳动者的交流、合作能力,提高其积极性和主动性,间接提高劳动效率。

2.提高职业生命质量

（1）提高劳动者职业生命质量，首先要避免和减少职业卫生和职业安全问题对劳动者造成的机体损害。通过规范组织、完善立法、加强监督管理等工作，改变不利于健康的环境和行为，这是减少职业性损伤、提高劳动者职业生命质量的根本途径。

（2）提高劳动者职业生命质量，还要关注劳动者的精神卫生和心理卫生。我国经济发展处于快速增长时期，新的产业、技术不断涌现，对劳动者的知识、技能、竞争力、适应性等均提出了更高的要求。由此而产生的职业紧张增加了职业人群心理疾病的发病率。因此，应当采取有效措施，如增加员工的交流协作、营造轻松的工作氛围等，来减轻员工的心理压力，改善其精神卫生状况，提高职业生命质量。

（3）提高劳动者职业生命质量，更需要提高和完善劳动者自身技术素质及防护意识。劳动者的职业培训，不仅在上岗前，还需要在整个职业生命阶段过程中，针对不同的工作环境，开展职业安全、职业卫生和职业心理学的教育，使劳动者了解自己所处的环境，包括生物和作业环境，可能接触的有害因素以及它们对健康的影响和控制的方法，并参与作业环境和作业方式的改造，控制危险因素，使员工自觉地增强自我健康责任意识和自觉健康行为自我效能，继而实施自我保健，提高职业生命质量并创造良好的支持性环境。

十、医务场所环境

（一）环境的概念

环境是人类周围一切客观存在的物质条件的总和，包括自然环境和社会环境两部分。

自然环境是指一切自然形成的物质和能量构成的总体，由空气、土壤、水、阳光、各种动植物等因素组成，围绕于人类周围，是人类进行生产和生活的物质基础。自然环境可分为原生环境和次生环境两部分。原生环境天然形成，没有或较少受到人类活动的影响，其中存在许多对健康有利的因素。次生环境是人类活动影响下形成的环境，其物质和能量的转化及信息传递均不同于原生环境。这种变化是否对人类健康有利，取决于改造后的环境能否达到新的平衡。

社会环境是人类在自然环境的基础上，经过长期有意识的劳动所创造的物质生产体系，包括生产、生活和社会活动过程中形成的生产关系、阶级关系和社会关系。人的本质是社会性的，必然受到社会经济、政治、文化、教育等因素的影响。社会环境对人类健康的影响有直接作用和间接作用两种形式，即社会环境可以直接影响不同人群或个体的健康状况，也可通过对自然环境的作用，间接影响人的健康。因此，社会环境对人类健康的重要性不容忽视。

（二）医务场所环境

医务场所环境，是指医疗服务机构用于诊疗护理、教学科研、预防和技术指导工作的一切外部条件。其中，既有自然环境、物质环境，也包括医疗机构的社会人文环境。工作期间，医护人员会经常暴露于各种职业危害中，受其侵袭。例如医务场所人员构成复杂，传染源多而密集，某些潮湿的环境和大量存在的血液制品、药物和各种液体适合病原体存活和繁殖；拥挤的就医空间，医护人员与患者之间的频繁接触构成接触传播；空调系统使整个场所气流密闭，容易造成病原体的空气传播；长期超负荷的紧张工作、医患和护患关系的处理等加重了医护人员的心理负担，这一切构成了医护人员工作的特殊环境。

十一、工作地点

工作地点是指劳动者从事职业活动或者进行生产管理而经常或者定时停留的岗位作业地点。对医护人员而言,工作地点则是指医护人员从事疾病的诊疗和护理或者进行医疗护理质量管理而经常或者定时停留的岗位作业地点。如医疗人员在病区重复性地进行每日3次的查房,护理人员每日在病区按照要求对每一位患者进行的重复性的护理活动。

十二、职业性有害化学因素

职业性有害化学因素指的是在职业劳动过程中,可引起职业病或职业损伤的化学有害因素,主要包括生产性毒物、刺激性毒物、神经性毒物、血液性毒物及生产性粉尘等。

十三、总粉尘

总粉尘是指可进入整个呼吸道(鼻、咽和喉、气管、支气管、细支气管和肺泡)的粉尘。技术上是用总粉尘采样器按照标准方法在呼吸带测得的所有粉尘。

十四、手传振动

手传振动是指生产中使用手持振动工具或者接触受振工件时,直接作用或者传递到人手臂的机械振动或者冲击。针对医护人员而言,手传振动指的则是在诊疗护理和检查等工作过程中,使用的具有振动性的医疗器具和化验监测设备,使医务人员的手臂直接受到机械振动或者冲击。

十五、职业禁忌证

职业禁忌证是指从业人员从事特定职业或者接触特定职业危害因素时,比一般职业人员更易于遭受职业危害损伤和罹患职业病,或者可能导致原有自身疾病病情加重,或者在从事作业过程中诱发可能导致对他人生命健康构成危险的疾病的个人特殊生理或者病理状态。

第二节　医护人员职业损伤环境的构成要素

> **学习要点:**
> 医护人员职业损伤因素分类。

随着现代医学科学的迅速发展,新的化学物质及高科技技术在临床上广泛应用带来了新的职业性危害,在诊疗、护理、操作过程中若不注意个人防护,容易造成职业性损伤,严重威胁医护人员的身心健康。严重急性呼吸窘迫综合征给中国的惨痛教训:中国内地感染严重急性呼吸窘迫综合征累计5 327例,医务人员达1 000名左右,占20%;因严重急性呼吸窘迫综合征死亡349人,有统计报告其中1/3是工作在第一线的医务人员;医院既是治疗严重急性呼吸窘迫综合征的场所,也是最重要的疫情传播地。医务人员职业防护不容忽视!具体而言,医务人员的职业危害因素分为4类,即生物性因素、化学性因素、物理性因素和心理社会性因素。

一、生物性因素

医护人员工作的环境,处于人类共同的自然环境、社会环境之中,又具有医务场所的特殊性。大量存在的生物因素,是自然环境的组成部分。但其中的某些生物,或其产生的生物活性物质,可以作为疾病的致病因素或传播媒介,对医护人员的职业健康产生不利影响。医务场所作为社会的一个窗口,集中反映了疾病类型和致病因素的变化。医护人员在新的致病因素面前,尤其是在重大突发公共卫生问题面前,在继续承担救死扶伤重任的同时,也将面临新的职业健康威胁。

环境中存在的对职业人群健康有害的病毒、细菌、真菌、衣原体、支原体、寄生虫、动植物及其产生的生物活性物质,统称为生物性有害因素。它们不仅可以引起法定职业性传染病,也是构成哮喘、外源性过敏性肺泡炎和职业性皮肤病的致病因素之一。医护人员与患者和患者的分泌物、排泄物、衣物及用具等接触密切,执行注射等有创性操作时发生针刺伤的概率较高,因而容易受到各种生物性有害因素的侵袭。如通过血液等体液传播的感染性疾病乙型肝炎、丙型肝炎、艾滋病等,通过空气、呼吸道传播的感染性疾病流行性感冒、肺结核、严重急性呼吸窘迫综合征等,通过排泄物传播的感染性疾病肠道寄生虫、痢疾等,通过直接接触传播的感染性疾病疱疹等。又如,一项来自北京的调查表明,感染丙型肝炎的医务人员中,护士的感染率最高。而美国的一则报道统计了 270 名患艾滋病的医务人员,其中护士 232 名,占 85.9%,可见护理人员是生物性有害因素致病的高危人群。

目前,医护工作环境中主要的生物性有害因素为细菌和病毒。

1. 细菌　医护工作中常见的致病菌有革兰氏阳性菌和革兰氏阴性菌,如葡萄球菌、链球菌、肺炎球菌、大肠杆菌等。细菌广泛存在于各种分泌物、排泄物、患者用过的器具和衣物中,通过呼吸道、血液、皮肤等途径感染医疗护理人员。

2. 病毒　病毒是一类体积微小、结构简单的微生物,必须寄生在活细胞内,并依赖宿主细胞进行复制。病毒由核酸和蛋白组成,还有些动物病毒外层有包膜,包膜表面有刺突。核酸是病毒的基因组,携带遗传信息并保证病毒复制。蛋白构成病毒的衣壳,保护基因组,并可以诱导机体产生免疫应答反应。包膜容易为乙醚破坏,使病毒失去感染性。包膜表面的刺突具有抗原性,可介导病毒与细胞表面的受体相互接触。

病毒感染的基本过程:病毒首先侵入宿主并在局部复制增殖,然后通过淋巴/血液系统或沿神经在体内传播,引起细胞的病理损伤。常见的病毒感染途径:①空气传播,如流感病毒;②接触传播,如单纯疱疹病毒、人乳头瘤病毒;③粪-口传播,如甲型肝炎病毒;④血液传播,如乙型和丙型肝炎病毒、人类免疫缺陷病毒;⑤媒介传播,如乙型脑炎病毒。

医护人员工作环境中,常见的病毒有肝炎病毒、艾滋病病毒、冠状病毒等,传播途径以呼吸道和血液传播较为多见。医护人员因职业损伤感染的疾病中,最常见、最危险的乙型肝炎、丙型肝炎和艾滋病均由病毒引起。

二、化学性因素

在人类社会和工作环境中,存在着种类繁多、性质各异的化学物质,这些化学物质有天然形成的,更多是人工合成的。这些物质一方面作为人类的财富,在生产、生活中广泛地应用,为人类的生存提供方便;另一方面,长期大量接触也会对人类的健康产生不良的影响,甚至造成严重的危害。美国国家职业安全与卫生研究院的资料显示,医院至少使用 159 种对皮肤或眼睛具有刺激性的物

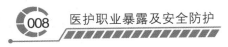

品,135种具有潜在危害的化学物品。

医疗护理人员在日常工作中,可以通过各种途径接触到各种化学消毒剂而使自身受到不同程度的污染,如化学治疗药物、消毒剂、麻醉药物等通过黏膜和皮肤接触危害健康。又如用甲醛、过氧乙酸、含氯消毒剂进行不同物品或环境的消毒,据报道,微量甲醛即可刺激皮肤、眼、呼吸道,引起结膜炎、气管炎、哮喘等病症。另外,国外研究证实,管理及使用抗肿瘤药物的人员可能通过皮肤直接接触、吞食(如在病区内吃饭)或吸入受到低剂量药物的影响,导致畸形、肿瘤及脏器损伤等。同时,还可以对骨髓产生抑制作用,并影响生殖系统的功能,以及引发过敏反应。肿瘤科护士在配药或注射的过程中,可能会接触到少量的化学治疗药物,虽然药量小,但每天无数次地配药和注射,以及长期接触药物所引起的药物蓄积,对护理工作人员的身体有着远期影响。中国医学科学院肿瘤医院的一项研究发现,长期职业接触抗癌药物,可损伤接触者的淋巴细胞中的DNA。国外也曾有文献报道,抗肿瘤药物是一种诱变剂,而诱变剂是一种能使细胞的遗传物质发生永久性、遗传性变化的物质,它可以引起DNA结构的变化。事实证明,长期接触细胞毒性药物的护士,有很大概率会受其影响,造成身体不同程度的伤害。

三、物理性因素

物理性因素可分为天然物理因素和人为物理因素两类。天然物理因素包括声、光、热和电磁辐射等。上述物理因素长期与自然同在,不仅对人类无害,还会给人体健康带来很大益处。相反,如物理因素在环境中存在的强度过高或者过低,就会给人体健康带来不利的影响。医疗护理人员在日常工作中,受到的多种导致危害的物理性因素大多为人为物理因素,如各种射线等。

(一)机械性损伤

常见的机械性损伤有跌倒、扭伤、撞伤等。特别是临床护理人员在工作中,体力劳动较多,并且劳动强度较大,特别是诸如骨科、急诊科、创伤科等,需要搬运患者,容易扭伤腰背,造成自身伤害。

(二)环境因素

环境因素主要包括温度性损伤、寒冷、潮湿、粉尘吸入等。常见的温度性损伤,如手术室医护人员长期在空调所致的低温环境中进行手术治疗和护理;供应室长期使用热力灭菌方法,干热和压力蒸汽灭菌,在使用过程中散发的热量使室内温度明显升高,使供应室护理人员长期处于高温高湿的环境中,对健康造成损害。洗涤工作是供应室工作程序中一个重要的环节,即使在寒冷的冬季,供应室的护士也不可避免地接触冷水。因此,寒冷、潮湿是危害供应室护理人员身体健康的因素之一。病区医护人员有热水瓶、热水袋所致的烫伤;易燃易爆物品,如氧气、乙醇等所致的各种烧伤;各种电器,如烤灯、高频电刀所致的灼伤等。除此以外,粉尘的吸入也是影响医疗护理人员健康的主要因素。如供应室护士在制作各种敷料、棉球和手工给橡胶手套上滑石粉时,纤维、粉尘到处飞扬;医疗人员给患者进行各种手术、穿刺、微创性检查,戴无菌手套前在手上涂抹滑石粉等,均使得粉尘极易吸入呼吸道,并长期刺激呼吸道,最终损害呼吸系统功能。

(三)放射性损伤

随着医学影像学的不断发展,介入治疗已经广泛用于临床,开展各种介入治疗,需要医疗护理人员的互相合作。长期在这样的环境中工作,射线随着少量多次的积累,如果医疗护理人员自我保护不当,可致放射性皮炎、皮肤溃疡坏死,甚至会造成机体免疫功能障碍,导致皮肤癌或者血液系统的功能障碍。特别需要提出的是,护理人员在日常工作中,常需要定期消毒病室,不可避免要接触紫外线,可能会造成皮肤红斑等不良反应。

（四）针刺伤

针刺伤是医疗护理人员最常见的职业损伤因素之一,而感染的针刺伤是导致血源性传播疾病的最主要因素。目前已证实有 20 余种病原体可经过针刺伤直接传播,其中最常见、危害性最大的是乙型肝炎病毒、丙型肝炎病毒和艾滋病病毒。同时针刺伤也可以对受伤者心理产生较大影响,多数伤者都会有重度或中度悲观情绪,有人甚至因此停止工作或调离原工作岗位。

（五）噪声

噪声主要来源于机器、物品及仪器的移动,或者在使用过程中发出的声音,如利用吸引器给患者吸痰时发出的声音等。医院内一般病室均能保持安静,避免噪声。但有些辅助科室,由于工作需要,机器启动及工作时声音较大,医疗护理人员长期处于这样的工作环境中,势必会受到损伤,引发听力、神经系统等的损害。

【案例导入与分析 1-1】
案例 1：

护士小雪(化名),29 岁,护校毕业后在广州某市一家"二甲"医院当合同制护士。某年 9 月的一天,小雪开始腹泻,这场长达 1 个月的离奇腹泻让她瘦得皮包骨头。住院检查查不出腹泻的原因,10 月底在取血液检查中发现人类免疫缺陷病毒阳性。随即转入广州市某医院,最后确诊小雪感染了艾滋病。记者在医院采访了小雪,躺在病床上的小雪泣不成声。医生在排除经血传播、母婴传播、性传播后,认为感染途径不明。小雪自己认为是在工作中染上的艾滋病,但是又无法提供证据。小雪对记者说："在工作中曾无数次接触患者的血液等体液,有时还被污染的针头扎伤。如果让我说是在哪一次扎伤,哪一次操作中感染的,我哪里说得清,我们做护士的接触患者尿液、血液和被扎伤的机会太多了!那时从来没有人要求我们在接触患者血液时要戴手套或采取其他防护措施。按规定,用过的一次性注射器、输液器必须由护士剪掉针头,放入安全盒。一天一两百个患者,来不及处理的时候,只能先放入污物箱,等下班或有空时再拿出来逐个剪掉,从污物箱拿出缠绕成一团的废弃物来剪掉针头时特别容易扎手……"

案例 2：

俞某,女,21 岁,某厂刷胶工(纯苯接触史),工龄 8 个月,因月经过多,于某年 4 月 17 日至卫生院门诊诊治无效。4 月 19 日到县中心医院就诊,遵医嘱于 4 月 21 日又去该院血液病门诊就医,因出血不止,收入院治疗。骨髓检查诊断为再生障碍性贫血。5 月 8 日因大出血死亡。

通过上述 2 个案例的比较分析,请回答问题:职业性损伤与职业病有哪些异同?
思路提示:
职业性损伤和职业病的共同点:均因为不同环境下各种因素的作用对机体的健康造成不良的影响,甚至危害生命。不同点:①职业病病因明确;②有明确的接触水平(剂量)-反应关系;③接触同一职业有害因素人群中有一定发病率,很少出现个别病例;④如能早期发现、及时处理,预后较好;⑤大多数职业病目前尚无特效治疗方法,发现越晚,疗效越差。

四、心理社会性因素

职业性有害因素除了传统的物理、化学、生物因素外,还包括心理社会方面的不良因素。我国经济体制转型和全球性技术革新,对劳动者的知识、技能、竞争力、适应性等均提出了更高的要求。由此所致就业状态的不稳定性、角色更迭以及人际冲突等现象,使得许多职业人群出现职业紧张,成为职业领域不容忽视的问题。其中,就护士职业而言,随着医学模式和健康观念的转变,护理工作要走向独立化、社会化、标准化和心理化。但由于我国目前的护士总人数与我国的人口总数相比,仍然存在护理人员不足现象,故护士目前的工作状况是超负荷的。同时由于各种因素的影响,某些患者及家属对护士工作存有偏见,容易导致护士与患者之间的矛盾激化。在处理护患关系这一环节中,护理人员往往保持着谨慎的态度,会带有紧张情绪。长期超负荷的工作以及紧张的工作气氛使护理人员不但容易发生职业倦怠和情绪耗竭,而且也会因过度疲劳导致机体患病,继而引发一系列生理、心理和社会功能方面的问题。调查发现,护士的心理健康水平比一般人群差,其中30～40岁是心理障碍发生最多的时期。

第三节　国内外职业防护的历史及进展

一、职业防护历史与进展

自从人类开始生产劳动以来,就出现了因接触生产环境和劳动过程中有害因素而导致的疾病。职业防护研究始于19世纪,随着预防医学的兴起而出现。19世纪下半叶,预防医学从医学中独立出来,发展成为一门新兴的学科,研究领域不断扩展和深入,出现了许多分支学科,职业医学和职业防护研究即是其中之一。

追溯历史,职业病伤的发生,往往随社会生产和生活方式而不断变化。生产劳动环境、有害因素的演变,决定了职业防护研究内容的变革。第二次工业革命期间,出现了大规模的采矿和冶炼,发明了合成染料。这个时期的职业防护集中于改善作业工人的生产环境,研究与此相关的急、慢性化学中毒和职业性肿瘤。20世纪以来,以原子能、高分子化合物和电子计算机为标志的第三次工业革命,带来了X射线、微波、红外线以及新的原料和化学物质,并在很大程度上改变了劳动方式。因此,这个时期的职业防护增加了很多内容,如慢性肌肉骨关节病、职业性外伤、职业性皮肤病等。进入21世纪,使人们享受高质量的生活成为国际社会共同的目标,世界各国越来越重视职业性有害因素对健康的影响。职业医学和职业防护研究成为临床医学和预防医学的交叉学科,服务于所有从事职业的个体和群体。至于职业防护的进展,仍以美国为例加以阐述。

经血液传播疾病是一个世界性问题,据美国疾病控制与预防中心统计,1985—1999年间,有55名医护人员感染人类免疫缺陷病毒,136名可能感染人类免疫缺陷病毒。丙型肝炎是慢性血液传播疾病中最常见的疾病,美国每年大概有400万人被感染。1983年有17 000名医护人员感染乙型肝炎病毒,1995年为800名。美国非常重视职业安全,政府设有专门机构如职业安全卫生管理局、疾病控制中心等。在医院,职业安全问题一般归感染控制科管理,从对医护人员的职业安全意识培训到职业暴露事件发生后的处理等都已形成常规,并成为每位员工工作的一部分。

血液和体液暴露,是美国医务人员安全模块最重要的监测项目。通过主动干预,减少医院感染危险因素和发病,是当前国际感染控制领域的热点和重点。美国第五个十年医院感染国际会议,设置了未来十年医院感染预防的议程,提出了关于预防和控制感染的国际和国内的观点。

特别是自 1981 年,Mclormick 等首次报道了医护人员因职业原因感染人类免疫缺陷病毒以来,医护人员的职业暴露及防护开始受到关注。国际职业安全和健康学会提供的资料也证实:美国每年有 60 万~80 万专业人员被针头刺伤,通过血液传播,引起严重的或潜在的致命感染,如乙型肝炎病毒、丙型肝炎病毒和人类免疫缺陷病毒的感染。故针对如何解除医护人员后顾之忧这一问题,20 世纪 80 年代中期,应各卫生团体的要求,美国职业健康安全管理局先后制定了普及性防护、抗肿瘤药使用法规等;针对职业受伤的医护人员,国际上建立了诸如英国医疗联合会等健康组织团体。1987 年美国疾病控制与预防中心颁布了《全面性防护措施》;美国职业安全卫生署在 1991 年已经规定,医院必须上报医护人员血液暴露及针刺伤发生的情况。美国、英国、加拿大、日本、澳大利亚、西班牙等国家都制定了针刺伤发生后的处理流程,而对职业暴露、职业安全进行了控制与管理。由于医务界研究人员和广大医护人员的不懈努力,美国于 2000 年通过了预防针刺伤方面的法案,把医护人员的职业防护问题提升到法律的高度。美国疾病控制与预防中心已将持续的职业安全防护教育作为强制执行的项目推荐给全美国的所有医院。2001 年,美国国会通过了针刺安全及防护法案,把医护人员的职业安全问题提升到法律的高度。

二、国际护士职业防护历史与进展

国际护士职业防护的历史起源仍需以美国为例。美国护理人员一直积极参与各类人员的职业防护工作,其历史可追溯到 1888 年。当时,宾夕法尼亚矿工医院一位名为 Betty Moulder 的护士为当地硅沉着病(矽肺)工人的职业防护做出了巨大的贡献。

随着 20 世纪初期工厂雇用大量的护士来抵制结核病等传染病的蔓延,每年企业雇主要为职员的疾病支付约 1 万亿元的医疗费用,在节约开支、最大化利润的驱使下,各企业董事会呼吁设立职业防护护士一职,以降低职业性致残率、损伤率和缺勤率,其职责包括临床专家、教育者、个案管理者、咨询顾问、合作管理等,职业防护工作越来越受到政府部门的重视。当今,美国、加拿大、新西兰及欧洲许多国家均有专职的职业防护护士并具有系统的资格认证体系。1982 年加拿大的职业防护护士建立了职业健康护士合作委员会以开发和管理职业健康护理认证教育,并于 1984 年与美国职业健康护士合作委员会共同开始对加入该项目的护士进行认证,取得认证资格的护士可以在两个国家内具备职业防护护士资格。

随着人们对职业防护的认识逐渐加深,在科技迅速发展的今天,护理人员职业防护的方法与用具不断改进。20 世纪 90 年代初期,继美国之后,日本、加拿大、西班牙等国采用了血液暴露防治通报网络系统。美国弗吉尼亚大学 Tereskeizpm 建议修改立法,为职业受伤的医务工作者提供更大、更公平的补救措施。美国还设有职业安全卫生管理局专业的护士职业防护联盟,拥有 9 000 余名会员,致力于护理人员职业健康与安全。通过提供教育、研究、公共政策和实践来影响护理人员的职业健康,护理人员的职业防护实践内容涵盖了疾病控制、环境健康、紧急救护前的准备及工作或社区环境中突发自然灾害、人为事故等突发事件中的护理人员自身防护。

有研究证实,护士防护意识不足是导致感染的主要职业因素。对此,美国疾病控制与预防中心要求所有医护人员工作中必须采取普及性预防措施,而医护人员早已把此当作工作常规。普及性预防措施可大大降低医护人员在工作场所感染人类免疫缺陷病毒、乙型肝炎病毒、丙型肝炎病毒等的概率,它是对院内感染传播控制措施的补充。之后,包括美国在内的几个发达国家已将职业安全防护教育和"普遍预防"的策略纳入医学教育的课程设置之中。基于卫生领域风险无法避免,但却可以通过相应的手段来进行调节和控制,从而达到职业安全管理的目的。多个发达国家共同研究开发了一个体系框架,用来进行职业风险估计和制订危险情况下最有效的调整措施。这个框架就是著名的"管理体系",通过该体系能系统地识别风险并产生调整策略的排序。

此外,美国在护士职业暴露的防护方面有 3 项规定:①美国疾病控制与预防中心的标准预防原则指出,护士应把所有患者的血液等体液都视为有传染性的,在可能暴露于这些物质时,必须采取个人防护措施,并严格遵守针刺伤预防原则。②美国设有的职业安全卫生管理局,1992 年发布了一个执行标准预防的管理规定,要求医院必须提供足够的手套、隔离衣、面罩、眼罩等个人保护设备,配备专门的感染控制人员(每 250 张床配置 1 人),提供标准预防知识的培训并进行效果评价,制订暴露后管理计划等。③使用安全性产品的法律。2000 年 4 月通过了联邦针刺伤预防法令,目前美国加利福尼亚州、得克萨斯州等 10 余个州已通过了强制性使用安全针头装置的法律,按此法律,医护人员有权要求使用安全性能好的产品。并且定期在互联网上向卫生人员公布安全性能良好的产品名单,以便卫生人员查询监督。

英国皇家护士学会于 2000 年启动了一项监测工程,这项监测工程涉及 14 个保健署下的基金机构,收集 1 445 例锐器伤害事故的分析资料及调查结果。2003 年,英格兰国家稽查办公室等机构报道针头刺伤率占医护人员总意外事件的 17%。其中,41.2% 的护士有过锐器伤害经历。Ippolito 等报道的 94 例确定通过职业传播而感染人类免疫缺陷病毒的医护人员中,护士占 49 例(52.1%),其感染多是由于注射或采血时及操作后处理注射器过程中针刺伤引起的。当发生锐器伤时,受伤者将面临经血液传染上艾滋病、乙型肝炎及丙型肝炎等危险。随后,锐器伤害所带来的危害日益受到社会重视。

在新加坡等发达国家,将针头、玻璃安瓿等与普通医院垃圾分别放置,有专用的利器盒,并由专门的部门负责收集和毁形针头等。对医院锐器损伤制定有严格的管理和报告制度,护士一旦发生职业暴露后,应及时上报医院有关部门,及时对受伤护士进行风险评估和指导处理,使受伤护士得到必要的检测、治疗及流行病学跟踪观察,尽量降低护士身体的损害。如护士被锐器或针刺伤,应立即报告医院,医院应立即评估暴露情况使受伤护士得到恰当的治疗。如果被人类免疫缺陷病毒污染的针头刺伤,可用高效抗艾滋病病毒疗法使受伤人员感染人类免疫缺陷病毒的危险性降低。

新加坡医护人员意外伤害管理办法规定,护理人员发生职业伤害时,应立即采取紧急措施,并完成事件上报程序。以手术台上护士被缝合针刺伤为例,处理程序如下:①护士立即下台,脱去手套,不断挤出血液,由近心端向远心端驱血挤出,同时在流水下连续冲洗伤口,然后用 30 000 mg/L 聚维酮碘(碘伏)消毒浸泡 3 min,最后,待干再贴上无菌敷贴。②报告手术室护士长和感染控制护士。③抽血检验。到指定的医护人员保健室填写"意外受伤报告",说明发生原因、时间和涉及人员等,并要求手术室护士长和保健医生签名。同时,巡回护士抽取该患者的血液连同有手术医生签名的病史报告表一起送往检验科。④治疗。如果洗手护士和患者的血液检验结果呈阴性,洗手护士须在 3 个月后再次复查;如果患者的血液检验报告是乙型肝炎阳性,则要求洗手护士立即注射高效免疫球蛋白,并接受其他相应的预防措施,3 个月后再次复查。⑤将检验结果填入"意外受伤报告"内,并报医院感染部门登记备案。

除此之外,澳大利亚护士的职业防护措施和较强的职业防护意识也值得我们借鉴。①手卫生。在澳大利亚不同类型的医院,每个病房均设有洗手设施,水龙头开关为感应式,常年温水供应,每个洗手设施的旁边均放置有干手纸巾、普通洗手液和含氯抗菌洗手液、各种型号不同的乳胶手套。每间病房门旁、每个治疗车上均放有乙醇类无水洗手液,医护人员使用起来非常方便。在任何可能造成手被污染的行为之后、在护理不同患者之间或为患者进行不同护理活动之间,护士们会自觉地用乙醇类无水洗手液洗手。科室配备有防水胶布,供手上有皮肤破损时使用。医院提供有润手霜,以防止工作人员经常洗手造成皮肤干燥。对于洗手方法,虽然没有明确的七步洗手法,但带教老师会强调洗手时洗手液一定要接触整个手表面,双手至少搓揉 10～15 s,要特别注意指尖、拇指和指缝。②个人防护。在每一间病房内均有锐器收集箱放在固定位置,医护人员使用过的针头等锐器可就近扔入其内,而无须带回治疗室,这就避免了途中的意外损伤及污染。护士在处理锐器与污染物品、在进行侵入性操作、接触非完整皮肤黏膜、具有接触患者的血液等体液、分泌物、排泄物的危险时均会自觉地戴乳胶手套,并采取其他防护措施,如更换引流袋时,护士会带上乳胶手套、口罩及防护眼镜;在每一项操作完成后、在护理不同患者之间或者在同一患者不同护理活动之间,护士会主动更换手套。所以,在澳大利亚医院内乳胶手套、乙醇类无水洗手液、干手纸巾、洗手液等个人防护用品的消耗量非常大。③环境卫生。良好的医院环境卫生是预防医院内获得性感染的重要因素。尽管澳大利亚的自然环境特别清洁,但在医院内仍然有严格的要求:保洁员每周两次清洁物体表面,包括一些易藏灰尘的地方,如电视机上方、窗台上、床的护栏上等,每日两次定时用消毒液擦拭床头柜和清洁地面。由于病床一律是带轮的,移动起来非常方便,所以地面上是不会留下死角的。早上 6 点至晚上 10 点保洁员会及时更换垃圾袋及盛放脏被服的污物袋,装有脏被服的污物袋将被暂时存放在病区的污物间内,每天固定时间由专人连同污物袋一起取走。

三、国内医护人员职业防护历史与现状

现代医院存在许多威胁医护人员健康的危险因素,有关医护人员的职业防护情况已成为当今不容忽视的问题。面临未来 10～15 年我国可能出现的第三次职业病高发期,以及医学模式、护理模式的转变和医护人员健康意识的逐渐增强,对医护人员职业性伤害与防护的研究已引起人们的日益关注和重视。

(一)我国职业防护历史

追溯历史,我国夏末商初就存在有关职业医学的论述。17—18 世纪,宋应星在《天工开物》中就介绍了煤矿井下作业的简易防护办法。职业病的发生往往伴随社会生产和生活方式的变化而不断变化。然而,我国长期受封建统治和殖民主义压迫,使得国家工业极不发达,生产条件恶劣,职业病无人过问。直至 20 世纪中叶,我国的职业医学和职业防护仍基本处于空白状态。新中国成立之后,国人开始意识到职业防护的重要性,逐步建立了覆盖全国的职业病防治网络,修订了职业病范围,积极研制职业病诊断标准,并制定了职业病管理法规,我国职业医学和职业防护研究的专业队伍逐渐壮大。

(二)我国医疗护理人员职业防护现状

尽管我国的许多医院也对医疗护理人员的职业安全健康管理工作相当重视,目前国内部分大型医院已逐步将 ISO 14000 环境管理体系系列标准和职业安全健康管理体系及职业安全健康管理体系审核规范引入了医院的管理范畴,并取得了一定的成效,但目前,我国医疗护理人员职业防护研究尚处于起始阶段,与发达国家相比,还存在一定差距。2003 年传染性非典型肺炎、2019 年新型冠状病毒感染的暴发,更暴露了我国职业防护方面的缺陷。此后几年,医疗护理人员自我防护的研究虽然在国内大幅度开展,但研究的视角和范围相当局限。纵观已有的文献报道,从研究的切入点来看,大多进行的是纵向研究,即以单独的科室为研究范围;从研究的对象来看,主要是针对医院不同科室护理人员的职业损伤进行研究,而对整个医疗和护理人员群体进行横向研究的报道较少,对不同类型医院从管理方面对造成医护人员职业损伤的因素进行多视角、多层面综合研究和剖析的报道仍非常匮乏;从研究方法来看,已有的文献报道大多以经验和体会为主,而理论性描述和实证研究相结合的文献报道也比较少。那么,对我国目前医护人员职业防护的现状进行归纳分析,其优

势和存在的不足主要体现在以下几个方面。

1. 我国医护人员职业防护存在的问题

(1)法律法规和医院管理方面

1)医院职业卫生立法和技术标准滞后　近年来,有关医务人员职业接触和防护相关政策、法规、标准的研究力度不断加大,但主要侧重于艾滋病、禽流感等社会关注度高的问题。目前,我国与医院职业危害防治相关的法律主要有《传染病防治法》《职业病防治法》《医疗废物管理条例》《突发公共卫生事件应急条例》《护士条例》和《工伤保险条例》等,部门规章有《医院感染管理办法》《传染性非典型肺炎防治管理办法》《医务人员艾滋病病毒职业暴露防护工作指导原则(试行)》和《放射工作人员职业健康管理办法》等,但仍缺乏保护医务人员健康和规范医务人员职业活动的综合性的职业卫生与安全规程。

2006年卫生部颁布实施的《医院感染管理办法》规定了医疗机构应当制定医务人员职业卫生防护工作的具体措施,提供必要的防护物品,保障医务人员的职业健康,但尚缺乏规范医院工作场所中常见生物危害因素的配套标准,医院工作场所职业卫生监督缺乏适用标准。

2)医务人员职业接触生物危害因素造成的健康损害尚未纳入职业病管理　卫生部和劳动保障部2002年4月18日下发的《关于印发〈职业病目录〉的通知》中只纳入了3种生物因素所致职业病:炭疽、森林脑炎和布鲁氏杆菌病。医护人员因职业接触感染严重急性呼吸窘迫综合征、乙型肝炎病毒、丙型肝炎病毒、人类免疫缺陷病毒等,不能诊断为职业病。虽然在严重急性呼吸窘迫综合征疫情期间,医护人员因救治严重急性呼吸窘迫综合征患者感染严重急性呼吸窘迫综合征按照工伤管理,但仍然缺乏法律依据。由于《职业病目录》尚未包括因职业接触而感染的人类免疫缺陷病毒、乙型肝炎病毒、丙型肝炎病毒,在职业暴露登记制度和健康监护制度尚不健全的情况下,医护人员职业感染人类免疫缺陷病毒、乙型肝炎病毒、丙型肝炎病毒很难纳入工伤认定范围,医护人员因职业活动而感染疾病的社会保障待遇更难以落实。

3)医疗卫生机构对所有医护(技)人员职业接触防护的重要性普遍认识不足　医疗卫生机构属于事业单位,是一种特殊类型的用人单位,医护(技)人员与医院的关系也是一种劳动用工关系。因此,医疗卫生机构有义务和责任为医护(技)人员创造健康的、安全的医疗工作环境,履行保护医务人员健康的责任。医护(技)人员有权利要求医疗卫生机构提供符合卫生标准的工作条件和防护措施。但是,一些医疗卫生机构的领导层,对医护(技)人员职业接触防护的重要性认识不足,对《职业病防治法》的适用范围认识有偏差,没有认识到医疗卫生机构是用人单位,医护(务)人员是劳动者,导致医疗卫生机构缺乏有效的职业卫生防护制度和措施,缺乏对医护(技)人员职业卫生防护知识的培训,医疗卫生机构职业防护医师不足。

调查显示,医护(技)人员职业防护知识不足,防护意识薄弱,医疗卫生机构普遍缺乏个体防护用品的配置标准和采购、发放及使用标准,医务人员个体防护用品的数量和质量得不到有效保证。

4)医护人员职业健康状况和职业防护研究不深入　由于我国医护人员职业感染研究起步较晚,受经济发展水平、医护人员自我保护意识和传统观念的影响,我国医护人员职业健康状况的整体情况尚不清楚,相关研究也不深入,制定相关政策缺乏足够依据。主要表现在:对医护人员职业感染的流行病学缺乏系统研究,如医护人员乙型肝炎病毒携带率与一般人群的差异、血源性病原体接触后感染率、医护人员结核病的发生率及主要影响因素;对医护人员感染管理与控制措施的研究及效果评价不够,缺乏相关疾病负担分析和预防措施的成本效益分析。

5)受制于我国职业危害的严峻形势和职业卫生监管工作的困境　目前我国职业病危害形势严峻,煤矿、化工、建筑等行业尘肺和职业中毒等传统职业病没有得到有效控制,仍然是政府、社会关注的重点。一些由于社会发展和工作模式改变造成的与职业有关的"新职业病",如颈椎病、腕管综合征和工作紧张导致的健康问题等,还得不到重视和有效的预防控制,而职业卫生技术服务市场化不充分,满足不了社会发展的需要。

（2）医护人员自身方面

1）医护人员职业暴露的概率高,危害性大　有文献报道,10.7%的医护人员在过去1个月的医疗活动中遭受过锐器伤,护士损伤率明显高于医生,主要人群仍以护士为主,与国外有关锐器伤研究的结果一致。医护人员锐器伤多发生在外科手术、输液配制、医疗废物处理、针头放入锐器盒时;以针刺伤和玻璃伤为主;病区是发生锐器伤最常见的场所,其次是手术室、监护室,与这些科室频繁使用针头及注射器有关。

目前已证实有20种病原体可经针刺传播,其中针刺伤后可能发生致命感染的有人类免疫缺陷病毒和乙型肝炎病毒。针刺伤发生时一般只需0.004 mL血液就足以使受伤者感染。锐器伤是医院职工感染血源性传播疾病的主要原因。因此,做好锐器伤的预防是确保医护人员避免血源性传播疾病感染的关键措施。

2）缺乏标准预防知识,自身安全意识薄弱　《羊城晚报》曾报道,广州有一位患者被检出艾滋病病毒,使9位抢救他的医生身陷险境。这9位医生均要接受为期1年的医学观察。该消息被许多媒体竞相转载,医护人员的职业防护再度成为医务圈里的热门话题。有观点认为,虽然经过了严重急性呼吸窘迫综合征的艰难考验,但医护人员的职业防护意识仍然有待加强,医护人员的职业暴露问题必须引起有关方面的高度重视。

3）职业防护知识的缺乏　职业防护知识的缺乏也是影响医护人员防护意识的一个重要因素。

从客观的角度来讲,主要原因是:①职业防护教育未受到重视。中国临床医学教育和护理教育体系中尚无有关课程,医护人员上岗前没有进行系统的防护知识教育。②医院和社会对防护知识的宣传和重视力度不够。医院管理者对医护人员的职业防护不够重视,往往只注重患者的安全而忽略了医护人员自身的职业安全。很多医院没有设立职业暴露及防护管理组织,没有制定职业防护和管理制度,没有制定职业暴露后的处理报告制度,医护人员发生职业暴露后不能得到及时有效的处理,导致医护人员身体受到不应有的损害。③传统价值观的影响。中国传统的劳动价值观长期强调不怕脏、不怕累的敬业精神,也是造成职业防护落后现状的主要因素之一。④防护用具不到位。医院没有提供适当的防护用具,例如:大量普及使用的一次性注射器、输液器都没有安全保护装置;安全静脉留置针、无针连接管、正压输液针头、真空采血器等医疗护理用品,在基层医院由于种种原因,很难被使用;医院没有为医疗护理人员提供随手可得的符合国际标准的锐器收集器,连起码的防漏、耐刺、密封的锐器收集箱也很难被使用,这就更进一步增加了医护人员职业暴露的危险。

从主观的角度分析,主要原因是医护人员的自身防护不到位。对此,有关医务人员接受职业防护知识培训的调查结果显示:245位（40.8%）医务人员受职业防护知识培训,93.6%的医护人员有期望接受职业防护知识及技能培训的要求。发生职业暴露后不报告或报告不及时现象普遍,尽管医院设立相关部门对医护人员锐器伤害进行管理,建立损伤报告和登记制度,但在1个月内只收到职业暴露报告2例,与实际的发生数相差甚远。部分医务人员对职业暴露麻痹大意,对发生感染存侥幸心理,认为既然暴露已经发生,报与不报无所谓,导致漏报或超时（48 h）报告严重。

鉴于此,首先应重视职业暴露相关知识教育,建议采取多种形式培训,提高医务人员自身的防护知识水平。医院是各种疾病较为集中的场所,医务人员在高风险环境中工作,职业暴露常威胁着医务人员的身体健康。举办以"血液传播性疾病职业暴露防护教育"为主题的继续教育培训班,加强职业安全教育,采用具有安全装置的医疗护理用具,避免锐器伤是防范血源性感染的有效措施。特别要对重点科室的人员加强防护知识和技能训练,使之牢固树立自我防护意识,修正不良操作行为,减少锐器伤发生。

其次是完善制度建设,提高执行力度。建立执行标准预防措施的监管制度,规范锐器物使用的操作流程和锐器伤处理流程;将参加职业安全防护教育培训纳入年度考核项目;并指导对其伤口进行及时处理和对伤后的医护人员进行乙型肝炎病毒、丙型肝炎病毒及人类免疫缺陷病毒抗体检测;采取相应的干预措施,对锐器伤报告制度的实施进行定期检查和监督,自觉遵守防护要求,使之成为习惯性行为,降低医护人员与患者之间传播的危险性,从而有效地预防职业暴露后血源性疾病的感染。

2. 国内医护人员职业防护取得的成效和研究进展

(1)职业防护渐入人心　各级医院逐渐建立健全各项职业防护相关管理制度,对医护人员的职业安全实行规范化和制度化管理,用规章制度指导医疗护理工作。制度包括《医院感染管理制度》《消毒隔离技术与标准》《医疗废物管理制度》《无菌技术操作原则》等。同时,医院管理者还完善了口腔科、血液透析室、ICU、手术室、供应室、检验科等高危科室的各项制度,医院感染监控科定期检查督促制度执行情况,提高了医护人员职业防护整体素质。

(2)职业暴露后处理流程初步建立　国内某些医院已经制定明确的医护人员职业暴露的紧急处理流程。紧急局部处理:①用肥皂和清水清洗被污染的皮肤,用生理盐水冲洗黏膜;②如有伤口应轻轻挤压,尽可能挤出损伤处的血液,用肥皂水或清水清洗;③对受伤部位进行消毒,伤口应用消毒液(如 750 mL/L 的乙醇,2 000 ~ 5 000 mg/L 的过氧乙酸)浸泡或涂抹消毒并予以包扎,被暴露的黏膜应用生理盐水或清水冲洗干净。

(3)医院感染控制初见成效　国内很多医院已经建有医院感染控制办公室,负责院内感染情况的调查、细菌学监测、医护人员消毒隔离实施情况调查,对传染病和医源性感染按照程序逐级上报,保护患者安全的同时也逐渐重视医护人员的自身防护。

(4)医院开始重视流程改造　为了做好医护人员的职业防护,对于以往不科学的工作流程与分工进行改造就显得十分迫切。目前,很多医院管理者已经意识到这一点,例如,建立静脉药物配置中心、化学治疗中心,采用锐器盒和快速擦手消毒液等,用先进的理念和设备将医护人员工作中经常面对的职业危害拒之门外,一定程度上降低了医护人员职业危害的发生率。某些医疗机构制定有较为完善的静脉药物配置中心质量管理规范,在符合规定的环境中对静脉用药进行集中配置,对参与静脉药物配置工作的人员进行培训,并对医疗机构静脉药物配置进行全过程的质量管理。

(5)研究角度多样化　目前的医护职业防护研究,呈现出多角度、多层次的特点:从致病因素入手,进行生物因素、物理因素、化学因素和心理社会因素方面的研究;从研究对象入手,对医院医护人员、诊所医护人员和社区及基层医院的医护人员的职业防护进行研究;从工作场所入手,对手术室、病房、实验室、门诊、急诊等不同的科室或部门进行研究,并彰显上述各科室或部门自身具有的职业防护特点;从产生的影响入手,对职业损伤的类型或损伤的部位进行研究,如神经性损伤、眼部损伤、运动系统损伤等。例如,一项针对妇产科医院的研究着重考察护理人员的眼部损伤因素,总结出化学物、药物、机械、尿液 4 个可伤及眼睛的主要危险因素,并指出,防护眼镜和持续教育是主要的防护措施。

(6)医护人员职业防护研究的规模和方法不断改进　研究人员广泛采用调查、测量和访谈等方法收集资料。与传统的单一问卷调查法相比,利用结构式和半结构式访谈获得第一手资料,再用测量方法提高数据的精确度,可促使医护人员的职业防护研究朝更高、更宽、更深和更精的方向发展。

此外,关于医护人员职业防护的研究规模正逐渐扩大,跨地区甚至跨国家的合作型研究也逐渐增多。

(7)重视心理社会性因素和心理健康 一是重视心理社会性因素对医护人员的职业损伤作用,突破了以往仅以生物、物理、化学因素进行研究的局限性。医护人员的工作疲惫感、职业紧张、脑力与体力并重的劳动特点等,均已成为国内外研究的热点,心理社会性因素受到更多的关注。二是在研究生物、物理、化学因素导致躯体疾病的基础上,了解其长期暴露对医护人员心理健康的影响。例如,对于接触过艾滋病患者血液或其他体液的医护人员,研究发现其短期和长期心理变化都较明显。医护人员的反应方式可分为四类:暴露效应最小化、减轻易获得病菌感染、选择性地告诉别人、赋予含义。工作中的患病、意外伤害和死亡等均会引发医护人员的忧伤情绪,从而影响其工作和生活态度。目前的一项研究显示,改善护理人员及其他健康工作者的职业安全,有助于其以良好的态度主动向艾滋病感染者提供卫生服务。

(8)防护立法增多并强调落实 目前,多数国家都是通过立法或制定相应文件的形式,建立综合性的职业防护网络,医护人员的职业防护也是如此。尤其是经过严重急性呼吸窘迫综合征以后,医疗护理工作的职业危害得到世界范围内的关注,立法不断增多。我国也相继出台和完善了相应的法律法规,并对锐器收集方法、医疗垃圾分类处理等做出了明确规定。近年来,防护规定和措施的落实逐步得到重视。

总之,医务人员的职业性危害已引起了国内外的普遍关注,医学科学的不断发展将会伴随新的职业危害因素的产生。因此,职业防护工作是一项长期系统的工程,目前我们应尽快地制订出适合我国国情的医务人员职业安全教育规范并加大力度实施,将职业安全防护教育列入护理及医学院校的教材及课程设置中,加强管理,实施有效的防护措施,让广大医务工作者积极参与,确保医务人员的职业安全。

(赵美玉)

思考题

1. 理解并掌握医护职业防护有关概念。

2. 医护职业暴露和损伤环境的构成要素有哪些?

3. 目前我国医护人员职业防护方面存在哪些问题?应采取哪些方面的改进措施?

第二章　医护人员职业安全防护

▓▓▓▓ 学习目标 ▓▓▓▓

　　1.知识目标　①掌握:突发性公共卫生事件时的职业防护原则;医护人员的个人防护原则;医护人员个人防护的各种手段与方法。②熟悉:突发性公共卫生事件的概念和特征;能理解软件建设基本防护原则。③了解:硬件建设基本防护原则。
　　2.能力目标　能采取医护人员个人防护的各种手段与方法预防职业暴露;能遵循医护人员的个人防护原则,在工作中保护自身安全,避免职业暴露;能举例说明突发性公共卫生事件时的职业防护的原因。
　　3.素养目标　增强护生的自我保护意识以及掌握正确科学的防护方式。

　　对于医疗护理职业所面临的安全问题,国际国内都有大量的论述,尤其是对医疗护理风险和医疗护理安全两者关系的认识,目前仍是国际论坛上讨论的焦点。因此,形成对医疗护理安全问题的全面认识,必须首先认识医疗护理风险问题以及医疗护理风险对医疗护理安全问题带来的影响和两者的关系。在医疗护理风险问题的探讨上,以医护领域专家 Bonnie Rogers 博士提出的论述最为著名,他指出了医疗护理职业安全健康问题中可能存在的 5 类风险,即感染风险、化学侵蚀风险、环境风险、体力操作风险和心理风险。有护理研究者认为护理安全与护理风险有因果关系:护理风险意识低,护理风险系数高,护理安全系数低;反之,护理安全系数就高,护理安全保障可靠性大。

　　目前发达国家已经建立一套医疗护理人员职业暴露后的披露机制,在保护医疗护理人员个人隐私的同时,也不妨碍公共卫生检测与管理的执行。英国《职业防护伦理指南》指出,在以下 7 种情况下,医护人员可以披露职业暴露的信息:①经过当事人允许;②虽然不能或难以获得当事人的允许,但披露信息是当事人明确的意愿;③法律要求;④明确影响了公众利益;⑤为了保卫国家安全或防止严重犯罪;⑥如果可避免严重公共卫生危机的发生;⑦某种情况下为了医学研究的目的,例如,被人类免疫缺陷病毒、乙型肝炎病毒、丙型肝炎病毒感染的医护人员如果想要继续工作,必须遵循相应的法律和指导意见。

第一节　医护人员职业防护基本原则

　　医护人员的职业安全防护,包括硬件建设和软件建设两部分。前者包括医院的建筑合理、设施齐全、环境整洁,后者包括思想意识、制度到位、措施得力等,二者缺一不可。

> 学习要点:
> 　医护人员职业防护的原则、方法。

一、硬件建设

(一)建筑

医院建筑和环境的总体要求是有利于医院功能的开展,诊疗工作流程最优化,最大限度地减小患者、医护人员和其他人员在医院接触病原体的概率,减少交叉感染。减少社会公害,保护医务人员和患者的身心健康。医院建筑除了满足一般使用功能外,还要达到严格的卫生标准要求,在选址、功能区的划分、科室的设置、污染源(如污水站、污物站、太平间等)的安排、建筑材料的选择等方面均应符合上述要求,且有利于室内通风、采光甚至节能。

(二)设施

医院用于医疗的设施不但应满足临床工作需要,同时也应满足安全的要求。即医院不仅应具备先进完善的用于患者诊断和治疗的设施和设备,而且还应同时具备一些保证医务人员健康要求的设施,如通风设备、消毒设备、隔离设备、空气清新设备、洗涤设备等。如某医院核磁共振检查室,室内缺少良好的通风装置,检查室内弥漫着浓厚的装饰材料气味以及其他混合气味。可想而知,医技人员长期在这样的环境中工作,必然会影响自身的身体健康。

(三)环境

医院环境应符合卫生要求,否则由此所带来的危害将是难以挽回的,它可以使医院成为社会上最大的传染源和污染源,使患者和医护人员获得感染和职业中毒的概率大大增加。因此,医院环境对医务人员健康的影响必须引起足够的重视。

1. 医院大环境的要求　医院环境总体布局要合理;要按照医院特点进行绿化美化,环境要清洁、整齐、安静,保持空气清新无污染;对医院易受污染的区域要定时消毒,并进行灭蚊、灭蝇、灭鼠和灭蟑螂等卫生工作;做好饮水饮食的管理,饮水应达到国家饮用水的卫生标准,饮食管理应严格按照国家《食品卫生法》进行;污水污物要按国家统一规定进行处理,污水排放要达到国家标准;污物及医疗垃圾必须分类收集,分类处理,要划定专门地点、专门时间由专人负责处理。

2. 医院小环境的要求　医院各部门应按医疗功能要求明确划分清洁区、半清洁区和污染区;应设立足够的消毒设施,如洗手池、污物间或消毒间;医院的保洁应以湿扫为主;应根据不同科室的要求设置病床数,床位之间不宜过于拥挤,保持一定的床位面积;室内应保持空气清新,保证室内采暖、采光、干燥和通风、无辐射及低噪声等。

二、软件建设

(一)加强职业安全教育培训,提高防护意识

目前,对医护人员进行职业防护教育已被多数国家认为是减少职业暴露的主要措施。美国疾病控制与预防中心已将该项工作作为强制执行的项目推荐给全美国所有的医院。加强对医护人员的教育培训是有效减少职业性损伤的有效措施之一。因不同层次的医疗护理人员防护知识掌握情况不同,所以教育培训应有针对性。教育培训内容包括有关医院感染、接触危险药品及应急防护措施、心理健康保健知识、相关法律知识等,方法包括集体宣教、专题讲座,利用板报、画报,运用广播、录像等多媒体。McCoy 等研究发现,医疗机构内持续的培训对医护人员坚持标准预防非常重要,而标准预防对有效减少职业暴露的作用已被证实。

（二）树立防护观念，规范操作行为

我国《医院感染管理规范》主张所有患者的血液及其他体液无论是否具有传染性，都应充分利用各种屏蔽防护设备，以减少职业暴露危害性，最大限度地双向保护医护人员和患者的安全。医疗护理人员在实际操作中应自觉采取防护措施，如戴手套、口罩，穿隔离衣等，养成操作后正确洗手的习惯。日常工作中要有慎独精神，防范意识须落实到每一项操作的每一个环节，加强自我环节监控，遵守操作规程，认真执行消毒隔离制度及规范，做好各类物品的保管工作，医疗废弃物应分类管理，危险品应有明显的标志，输液袋和注射器应设专人收集，集中在毁形设备下处理，以免一次性废物外流造成环境污染和疾病的传播。改变危险行为，如用双手回套针帽等。树立以患者为中心的观念，加强职业道德规范，加强责任心，以避免纠纷和暴力事件的发生。

（三）增加安全防护设施，改善医疗工作环境

首先是行政管理部门的重视。各级政府和卫生行政管理部门要充分认识医护人员职业暴露的危险性、严重性，充分认识搞好医护人员职业防护的重要性、迫切性。在思想上给予高度重视，在行动上给予人力、物力、财力和政策、技术支持，把医护人员的职业防护当成经常性的工作来抓，这是搞好医护人员职业防护的基础。

其次是医院管理者要充分认识职业暴露的危害性，创造安全健康的工作环境，完善监测系统，在有限的资金条件下尽可能完善医疗设备和防护设施，为医护人员提供职业安全保障，加快对安全性好的医疗器具（注射器、输液器等）的研究与推广使用，以有效减少血源性病原体职业暴露。安全注射装置已问世，如自动回缩注射器、自动变钝静脉切开装置等。据统计，使用安全性能好的装置，能减少 62% ~88% 的锐器伤。目前，美国十多个州已通过法律强制性使用。医院防护设备应定期检查维修，减少噪声、辐射等损伤；医院工作人员编制合理，恰当安排班次、工作时间，进行人性化管理，给医护人员创造一个良好的工作氛围。医疗环境安全不仅有利于医护人员的安全，而且关系到患者的安全。良好的医疗环境有助于避免差错事故的发生。

再次是医护人员自身的重视。医护人员要充分认识职业暴露的危害和防护的重要性，树立普遍预防的职业防护观点，增强自我保护意识，时时处处注意防范各种危险因素可能对身体造成的损害。改变传统的工作模式，如传染病隔离。以往的工作模式是发现传染患者后进行隔离，而现在则要求凡是传染病疑似病例，均要及时地采取隔离措施，防患于未然。

（四）建立健全相关规章制度，有效保障医疗护理工作安全

建立健全职业伤害登记制度评定系统，可为控制和预防措施的制订提供流行病学资料；同时，提高处理事故的正确性和及时性，并将信息反馈给医护人员，提高他们的安全意识，减少职业损伤。完善保险制度，由个人、单位、保险公司共同建立职业保险，消除医护人员的后顾之忧。建立医护人员健康档案，定期为医护人员健康体检，对高危科室工作人员进行乙型肝炎疫苗免疫接种。

（五）职业暴露后及时采取措施，有效降低职业伤害

Varghese 等的研究表明，暴露后预防能降低 81% 人类免疫缺陷病毒的感染。可见，医护人员发生职业暴露后及时采取补救措施是降低职业危害的有效方法。医护人员应以理性和健康的心态对待职业暴露，采取正确的措施。锐器刺伤后应立即在伤口旁边从近心端向远心端轻轻挤压，尽可能挤出损伤处的血液，再用肥皂液和流动水进行冲洗；禁止反方向及伤口的局部挤压。用 75% 乙醇或者碘伏进行伤口消毒。如伤口较深，必要时包扎或缝合。然后向主管部门汇报及登记，进一步检测处理，必要时请有关专家评估、指导用药，并加强暴露后心理咨询，有效降低或避免医护人员因职业暴露引起的心理伤害。

（六）使用先进仪器或器具

为了减少化学性危害，有条件的单位应尽可能配备先进的仪器设备，如器械清洗机、内镜及各种导管清洗消毒机，消除因人工清洗致污水溅入眼里和锋利器械损伤手的事故隐患；购买高效戊二醛，用于腹腔镜、胸腔镜、鼻窦镜等硬镜的消毒（只需浸泡 5~10 min）；淘汰戊二醛、甲醛等对人体有害的化学消毒剂；手术室安装空气净化的层流设备，废除紫外线消毒、空气熏蒸消毒；配备中心吸引、中心供氧、自动感应开启门等装置，降低噪声的分贝数，避免搬动氧气筒等重体力工作。封装不可高压消毒的器械送供应室环氧乙烷消毒，废除甲醛热熏消毒箱。提倡物理消毒灭菌法，减少化学消毒剂的使用。

为避免化学治疗药物的危害，宜将化学治疗药物集中配置，增加防护措施（如生物安全柜），建立静脉药物配制中心。另外，用负压标本试管采血，日常注射使用有安全装置的注射器，可避免 62%~88% 的锐器伤发生。

三、突发公共卫生事件时的职业防护原则

（一）突发性公共卫生事件的概念和特征

1. 概念　突发性公共卫生事件是指突然发生，造成或者可能造成社会公众健康严重损害的重大传染病疫情、群体性不明原因疾病、重大食物和职业中毒及其他严重影响公众健康的事件。也就是说，突发性公共卫生事件不仅仅指重大传染病疫情，群体性不明原因疾病、重大食物和职业中毒及其他严重影响公众健康的事件也属于突发性公共卫生事件的范畴。而重大传染病的概念也不专指甲类传染病，乙类与丙类传染病暴发，或多例、罕见的或已消灭的传染病，临床及病原学特点与原有疾病特征有明显差异的疾病，新出现的传染病或疑似病例等均属于重大传染病。如新出现的传染病、各类中毒事件、生活意外事故、自然灾害以及生物恐怖事件经常发生。因此，预防和控制突发性重大公共卫生事件的发生仍然是当前乃至今后相当长时段内的重要任务。

2. 特征　突发性重大公共卫生事件具有突发性、意外性、群体危害性及危害的严重性等特征；在处理上具有综合性、系统性以及协作性等特征；在发生上可分为自然灾害和人为因素引起两类，后者常与责任心不强有直接关系。

突发性公共卫生事件强调的是一种紧急状态。"紧急状态"在各国立法上的定义内涵不尽一致，比较有代表性的定义是欧洲人权法院对"公共紧急状态"（public emergency）的解释，即"一种特别的、迫在眉睫的危机或危险局势，影响全体公民，并对整个社会的正常生活构成威胁"。紧急状态有以下几个特征：必须是现实的或者是肯定要发生的，威胁到人民生命财产的安全，阻止了国家政权机关正常行使权力，影响了人们的依法活动，必须采取特殊的对抗措施才能恢复秩序；等等。

（二）突发性重大公共卫生事件的原因

1. 生物因素引起的疾病　主要指传染病（包括人畜共患传染病）、寄生虫病、地方病区域性流行或暴发流行或出现死亡，预防接种或预防服药后出现群体性异常反应；群体性医院感染等。有资料显示，自 20 世纪 70 年代以来，全球相继发现 30 余种新传染病，其中有一半左右已在我国出现。在我国，乙型肝炎病毒携带者占世界总数的1/3，结核患者占全球总数的1/4，严重急性呼吸窘迫综合征占3/5，性病发患者数也正在大幅增长。

2. 食物中毒　食物中毒是指人食用了含有生物、化学有毒物质后出现的非传染性疾病。引起重大食物中毒的主要毒性物质有农药、鼠药、细菌、有毒动植物（如误食河豚和毒蕈）。

3. 环境污染　由环境污染引起的突发性重大公共卫生事件是指由毒物污染水体、大气或由放

射污染等所造成的群体中毒、死亡或其他危害。据统计，全世界每分钟有28人死于环境污染，每年有1 472万人因此丧命。总体来看，中国的环境污染范围在扩大，程度在加剧，危害在加重。环境污染波及范围极广，危害严重且影响持久，不但造成严重的生命财产损失，而且常可危及下一代。

4. 自然灾害　自然灾害是指地震、火山爆发、泥石流、台风、洪涝等。由自然灾害引起的重大公共卫生事件的危害是多方面的，如洪水淹没房屋倒塌所致外伤、生态环境破坏、环境恶化等。自然灾害可引发多种疾病，特别是传染性疾病的暴发和流行。例如饮用水严重污染引起肠道传染病暴发流行、食物匮乏引起的营养缺乏症及食物中毒、高温中暑等。由此带来严重的包括社会心理因素在内的诸多公共卫生问题，从而产生和激化各种社会矛盾。

5. 意外事故　意外事故是指一些重大生产安全或其他重大事件，如煤矿瓦斯爆炸、飞机坠毁、空袭等。这类事件由于没有事先的准备和预兆，往往会造成巨大的经济损失和人员伤亡。资料显示，在全球范围内，每年约有350万人死于意外伤害事故，约占人类死亡总数的6%，是自然死亡以外人类生命健康的第一杀手。

6. 不明原因引起的群体发病或死亡　指暂时不能明确原因的疾病或死亡。这类事件由于原因暂不明确，公众缺乏相应的防护和治疗知识，日常也没有针对该事件的监测预警系统。同时，由于原因不明致使控制困难，故常常造成更加严重的后果。

（三）突发重大公共卫生事件时医护人员的防护原则

根据突发性公共卫生事件发生原因的不同，救治的方法和医护人员自我防护的措施也各有所异。但总体而言需从以下几个方面加强防护。

1. 提高防护意识　由于突发性公共卫生事件具备突发性、意外性、群体性等特征，故防护意识在突发性重大公共卫生事件和医护人员自我防护中具有非常重要的作用。首先要做好自身防护，对突发性公共卫生事件相关的知识进行全面的了解，对其危害要有深刻的认识，从而有效地预防和控制突发性重大公共卫生事件发生时容易造成的职业损害。

2. 强化医护人员自身的应急能力　应急体系是指在发生突发性公共卫生事件时，能够在短时间内配备的人力、物资和能源，并且迅速采取有效措施，将危害减少到最低程度的一种体系。应急体系包括应急准备与计划、资源储备、人员调动和应急管理。医护人员的能力和应急意识，对控制灾害蔓延、减少灾害损失和做好自身防护至关重要。特别是2003年初面对严重急性呼吸窘迫综合征的突然侵袭，医护人员最初几乎茫然无措，由于应对不力，导致大量医护人员感染，并使医院成为最大的疫源地和传播扩散中心。这一教训，我们一定要吸取。同时也警示我们，在突发性重大公共卫生事件特别是重大传染病暴发时，正确进行应急处理和自身防护，是医务人员特别是临床工作人员亟待解决的重大问题。

3. 建立突发性重大公共卫生事件的预警系统　做好突发性重大公共卫生事件的预警，不仅有利于突发性重大公共卫生事件的处理，而且对于医护人员来说，可以获得一定的时间，从而比较从容地在有限的时间内做好救治患者和防护自身的准备。

4. 提高对各种突发性公共卫生事件的认识和进行相应的知识培训　要提高医护人员对突发性公共卫生事件的应急处置能力，就必须建立一套完善的在职培训体制，定期进行相关知识和能力的培训。培训的具体内容：传染病疫情培训、中毒知识培训、自然灾害和意外事故知识培训、心理健康培训等。

5. 加强传染病防护　预防和救护传染病患者是医护人员做好自身防护的主要组成部分。特别是在传染病暴发时，针对传染病扩散和传播的各个环节，采取有效的措施，具有重要的意义。如控制传染源、切断传播途径、保护或者隔离易感人群等。医护人员也属于易感人群范畴，应采取以下措施达到防护的目的:紧急预防接种、药物预防、个人防护技术的应用。

6.调整工作节奏,注意休息 合理安排医护力量,使医护人员有一定的休息和放松时间,劳逸结合,以增强抵抗力。

第二节 医护人员的个人防护

一、医护人员个人防护原则

(1)医院内所有区域应当采取标准预防。视所有患者为潜在感染患者,即认为患者血液等体液、分泌物、排泄物均具有传染性,必须进行隔离。不论是否有明显的血液或是否接触非完整的皮肤与黏膜,接触上述物质时必须采取防护措施。要防止经血传播性疾病的传播,又要防止非经血传播性疾病的传播。强调双向防护,既要预防疾病从患者传到医务人员,也要预防疾病从医务人员传给患者。

(2)个人防护用品的标准和使用。医务人员使用的防护用品应当符合国家医用级标准。

(3)熟悉各种防护用品的作用和使用技术,包括手套、避污纸、各种口罩、眼罩或面罩、隔离衣、防护服、防水鞋和工作帽等。

(4)防护对象。不仅要保护医务人员,避免发生医院感染,同时也要强调防止患者发生医院感染。医务人员防护采取的技术不仅针对患者的全部体液,而且包括患者的分泌物与排泄物等污染物。

(5)预防传染病的防护方法包括接触隔离、空气隔离与飞沫隔离,有效地控制传染源、传播途径和保护易感人群。

(6)进入感染区时要遵循由洁到污的原则,做好个人防护,合理安排工作秩序。

(7)被污染的医疗用品和仪器设备要及时处理,以防止其暴露及污染其他患者、医务人员和物品,防止病原微生物在其他患者、医务人员、探视者与环境间的传播。

(8)做好职业暴露的防护工作,正确使用各种防护技术。锐器和针头应小心处置,及时放入锐器盒内,以防刺伤。

(9)预防化学、放射的职业暴露。做好专业培训与教育,建立防护的工作制度和使用防护用品,降低职业安全事件发生率。

二、医护人员个人防护的手段与方法

医护人员要提高职业防护意识,改变过去那种认为戴手套就是怕脏、就是嫌弃患者、就是不敬业的错误观念。若自身没有健康的体魄,又怎能为患者服务呢? 因此,医护人员必须认真做好职业防护,保持健康,更好地为患者服务。具体而言,要求医护人员在工作中要做到如下几点:将所有患者的血液及其他体液、分泌物、排泄物等分别对待,直接接触时要戴手套,接触血源性传染性疾病患者或医护人员手有破损时,应戴双层手套。排泄物可能溅到面部或身体,还需戴口罩、防护眼镜,穿隔离衣或围裙。接触患者血液及其他体液后,要认真用肥皂及流水洗手。

> **学习要点:**
> 医护人员个人防护的手段与方法。

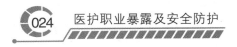
(一)洗手

医护人员在工作中操作较多,接触患者的频率高,手被污染的机会最多。据国外报道,通过院内洗手可以降低30%的院内感染率,经计算医护人员特别是护理人员洗手应不少于35次/d。医护人员洗手时应严格遵守洗手原则,每一步都要在活水下认真清洗,了解洗手的要求和步骤,加强自我防护,采用七步洗手法。①第一步洗手掌:流水湿润双手,涂抹洗手液(或肥皂),掌心相对,手指并拢相互揉搓;②第二步洗背侧指缝:手心对手背沿指缝相互揉搓,双手交换进行;③第三步洗掌侧指缝:掌心相对,双手交叉沿指缝相互揉搓;④第四步洗拇指:一手握另一手大拇指旋转揉搓,双手交换进行;⑤第五步洗指背:弯曲各手指关节,半握拳把指背放在另一手掌心旋转揉搓,双手交换进行;⑥第六步洗指尖:弯曲各手指关节,把指尖合拢在另一手掌心旋转揉搓,双手交换进行;⑦第七步洗手腕、手臂:揉搓手腕、手臂,双手交换进行。根据个人工作环境和其他情况,洗手全过程要认真揉搓双手15 s以上。

用肥皂和清洁剂洗手,可使手的细菌减少90%。但是研究表明,用普通手拧式水龙头洗手后,医护人员手消毒后微生物指标合格率仅为77.66%,洗手后用手拧污染的水龙头是造成医护人员手微生物超标的原因。为了减少医护人员手的接触,应改为感应式、肘碰式或脚踏式开关。洗手后最好用烘干机将双手烘干,或者用洁净的纸巾将双手擦净。

(二)手消毒

1939年Devenish就已经指出,手术结束时约有24%的手术者手套有刺破针眼,微生物可以通过针眼进入手术伤口而造成感染,甚至发生败血症。临床上,手消毒的指征:①护理具有传染性或对多种抗生素耐药的患者之后;②接触被致病微生物污染的物品后,如被黏膜、血液及其他体液、分泌物等污染;③接触伤口之后;④护理免疫力低下的患者或者新生儿之前;⑤实施侵入性操作之前。

手消毒的方法和程序应根据其消毒指征而定,如护理传染性疾病患者之后,应先浸泡1~2 min后再洗手;为达到保护性隔离或在侵入性操作之前,则应反之;特殊情况无法按规范要求洗手时,可用浸有消毒剂的纱布或者棉片擦手。

(三)戴手套

大多数情况下,手部皮肤表面上的暂住菌可通过洗手而去除。所以,只要洗手保持清洁,可不必戴手套。医护人员的手是接触感染的第一屏障,当预料到手要接触血液及其他体液或污染物时,要戴手套进行操作,减少皮肤接触血液。特别是医护人员手上有伤口时应戴双层手套操作,加强防护。虽然戴手套不能防止针刺伤,但可以减少血液进入人体的量而减少感染的机会。操作中,手套破损后要立即更换,脱手套后仍需立即彻底洗手。在治疗护理操作中抽血、静脉穿刺、伤口换药、料理血液污染的器械、持血标本等需戴手套进行,脱手套后需立即洗手,戴手套不能代替洗手。

(四)戴口罩和护目镜

一般呼吸道传染病是通过空气飞沫经呼吸道传染的。戴口罩可以防止吸入悬浮在空气中的含有病原微生物的微粒(飞沫液滴及飞沫核)。飞沫液滴较大,在空气中悬浮的时间不长,医护人员只有在密切接触(一般在1 m之内)这类感染患者时才需戴口罩。飞沫核在空气中悬浮的时间较长,能长距离传播,所以,医护人员在进入这类患者隔离室时应戴口罩。戴口罩及护目镜可以阻止感染性血液及其他体液、碎屑等物质溅到医务人员眼睛、口腔及鼻腔黏膜上。每治疗1名患者应更换1次口罩;N95口罩或高效过滤口罩(可持续应用6~8 h)、护目镜每班更换,12层以上纱布口罩每4 h更换;使用纱布口罩时,应经常清洗、消毒;口罩变湿后或被血液及其他体液污染后要立即更换。提倡使用一次性口罩,由过氯乙烯纤维制成的高效过滤口罩的隔离效果较好,但被水汽浸湿之后失效,建议每 4 h 更换一次,用毕丢入医用垃圾桶内。要求医护人员戴口罩时,口罩边缘在距下眼睑 1 cm 处,下缘要包住下巴,四周要遮掩严密。不戴时,应将口罩贴脸面叠于内侧,放置于清洁袋内,定期更换。配制化学消毒剂时,要戴口罩、帽子及手套,避免直接接触;进行紫外线照射及紫外线强度监测时,应戴防护眼镜、帽子、口罩,避免皮肤、黏膜直接暴露在紫外线灯光下。

(五)穿隔离衣

在医护人员的衣服有可能被传染性的分泌物、渗出物污染时应使用隔离衣,但进入隔离室的所有人员必须穿隔离衣。一般情况下用洗净的隔离衣即可,隔离衣样式同手术衣,不可用前面对襟的工作衣代替。隔离衣为一次性用物,潮湿后失效,应立即更换。病原体可通过水或其他溶液作媒介透过衣服时,必须穿防水隔离衣。

穿脱隔离衣时应遵循正确的步骤:①穿隔离衣:洗手→穿隔离衣并系好颈后领带及腰带→戴口罩→戴手套。②脱隔离衣:解开腰带→脱手套→洗手→脱口罩→解开颈后领带,并将污染面向里脱下,放入污衣袋内→洗手。

脱下隔离衣后,应将其污染面朝内,放在污衣袋内,做隔离标记,运送至洗衣房进行清洁、消毒处理。

(六)个人防护用物

个人防护用物是指用于防止血液或其他传染性物质接触医护人员的身体和衣物的用具和物品。防护用物种类和数量的选择取决于微生物的特点、所进行的操作和接触的类型,离开工作场所时应将防护用物脱去。

配制及注射化学治疗药时要穿低渗透的隔离衣,戴口罩及手套、圆顶帽、护目镜;操作完毕用清水擦拭操作柜内和台面,脱去手套后用肥皂及流水彻底洗手。洗手是减少污染和防止药液吸收的重要手段。接受化学治疗的患者,48 h 内其血液及其他体液、分泌物、排泄物中都含有化学治疗药,处理这些污物时要戴帽子、口罩及手套。怀孕的护士应避免接触化学治疗药物,以免出现流产、胎儿畸形。

(七)其他防护用具的使用

除了手套、护目镜、口罩、隔离衣外,还可以选择面罩、防水围裙等防护工具,主要用于防止血液或其他传染性物质接触医护人员身体,减少医护人员通过破损皮肤和黏膜感染的危险性。医护人员在操作前要评估被体液污染的危险程度,根据情况选择合适的防护用具,如急诊科处理大出血的患者要考虑穿防水围裙,气管插管和吸痰时则应戴护目镜和面罩;妇产科医护人员辅助接生时应穿防水围裙,避免羊水喷溅造成的污染等。

(八)锐器物处理

所有锐器物的处理均应谨慎,被血液污染的锐器刺伤后有被感染的危险,皮肤的创口又是感染的途径。用后的针头或其他锐器应及时、正确地放入专门的容器中。操作后要自己料理用物,以免他人在清理用物时被刺伤。禁止徒手处理破碎的玻璃,以免被刺伤。禁止直接传递锐器,手术中锐器用弯盘或者托盘传递;使用后的针头等锐器物立即丢弃到锐器收集容器内;禁止直接接触医疗垃圾。

(九)免疫接种

采取必要的预防措施,增强体质,如预防接种多价肺炎球菌疫苗,注射流行性感冒疫苗、乙型肝

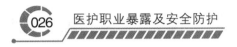

炎疫苗、乙型肝炎免疫球蛋白等。

(十)血渍清理

地面、墙壁、家具上有血渍时不能直接用抹布或者拖把去擦,应先用 1∶10 的漂白粉水浸润在血渍上 10～30 min,然后戴手套用抹布去擦,擦后立即彻底洗手。

(十一)医疗废弃物的处理

医疗废弃物是一种危害极大的特殊废物,这些废弃物主要来自患者的生活废弃物及医疗诊断、治疗过程中产生的各类固体废物,它含有大量的病原微生物、寄生虫,还含有其他有害物质。如果处置不当,将对人体健康和生命安全构成巨大威胁,对环境造成危害,尤其是废弃的一次性塑料医疗器具,被非法倒卖后制成生活用品,危害极大。因此,正确处置一次性医疗废物显得特别重要。有资料显示,日本医疗废弃物中塑料制品约占医疗垃圾总量的 30%,美国占 20%。我国每年的医疗废弃物量达 97.8 万吨,塑料制品占 30% 以上。随着人口和医疗机构的增加及医疗条件的改善,医疗废弃物的产生量每年以 3%～6% 的速度增长,塑料制品的数量也相应增长。一次性医疗物品的种类主要有注射器、输液器、输血器、各种液袋、导管及包装物等。医疗废弃物应放置在专用的黄色垃圾袋和容器中,锐利物品须置于硬质有盖的容器内,由专用密闭运货车送往规定地点进行焚烧处理。

【案例导入与分析 2-1】

没有人愿意再提那一台急救手术,尽管那是一台非常成功的外科手术……

2020 年 7 月 23 日,某医院正在急救。当天中午,一名满身刀伤、昏迷不醒的中年男子被 120 急救车送入医院。当时,这名男子手和脚的肌肉、筋腱均被砍断,血肉模糊。急诊科医生打开裹在该男子四肢上的简单包扎查验伤情时,伤口的血顿时喷涌出来,溅至两名急诊科医生的身上、脸上以及眼中。后经了解,这名 30 岁男子未有固定职业。他曾因伤人入狱,出狱后在广州白云区赁屋而居,此次受伤系仇家报复。

7 月 23 日,6 名仇家冲进他居住的出租屋,对着他的手、脚一顿猛砸猛砍,他顿时不省人事。由于伤势严重,医院直接将其送入手术室急救。据悉,当天参与急救的医生有一半是骨科大夫。医护人员经过 6 个小时的手术,将伤口一一清理缝合。手术中,由于伤者出血不止,有的医生的手术衣、口罩被血浸透,其中一名来实习的外科研究生的手指被针扎破。

急救非常及时,手术也相当成功。这名男子很快脱离险境。但 3 天后,一桩意想不到的事情出现了:血液检验结果显示,这名男子是一名艾滋病病毒携带者———这意味着,与这名患者有过血液接触的 9 名医生,有被感染的可能。

根据上述案例,结合学过的知识请思考回答下列问题:

问题 1:临床最容易发生职业暴露的人群有哪些?

问题 2:临床医护人员采取哪些严密的防护手段、方法和措施才能避免类似该案例的情况发生?

思路提示 1:临床发生职业暴露的人群可涉及各类医务人员。特别是直接与患者的血液等体液有密切接触的医务人员,如外科、口腔科、妇产科、急诊科、血库、ICU、血液透析病室、检验科、内镜室、消毒供应室、直接为人类免疫缺陷病毒/获得性免疫缺陷综合征患者诊疗护理、分娩接产的工作人员。

思路提示 2:为了避免类似案例的发生,首先要遵守职业暴露的防护原则,从 3 个方面着手:一是医院的硬件建设方面要达标。二是软件建设方面,加强职业安全教育培训,提高防护意识;树立防护观念,规范操作行为;增加安全防护措施,改善医疗工作环境;建立健全相关规章制度,有效保障医疗护理工作安全;职业暴露后及时采取措施,有效降低职业损害;使用先进的仪器设备。三是对医护人员个体而言,要严格采取以下防护手段和方法,杜绝职业暴露的发生:规范洗手,进行手的消毒;戴手套,必要时戴双层手套;戴口罩和护目镜,必要时戴面罩;穿隔离衣,必要时穿防水隔离衣或者防水围裙。另外,要及时地进行免疫接种,增强自身抵抗力;处理锐器物时应谨慎,禁止徒手操作;对血渍进行规范处理,接触患者血液后彻底洗手消毒,对医疗废弃物分门别类进行正确处理。

(赵美玉)

思考题

1. 简述突发性公共卫生事件的概念和特征。
2. 发生突发性公共卫生事件的常见原因有哪些?
3. 突发性重大公共卫生事件时医护人员应遵守哪些原则做好自我防护?

第三章　生物性职业暴露及防护

▨▨▨▨▨▨ **学习目标** ▨▨▨▨▨▨

　　1.知识目标　①掌握:艾滋病基本概念、职业暴露后的处理方法、职业暴露的预防;正确描述乙肝、丙肝的基本概念,掌握防护措施的方法以及职业暴露后的紧急处理方法;SARS职业暴露后的处理方法,医护人员防护标准,方法与流程;消化道传播疾病的职业防护方法;破伤风、狂犬病的职业防护方法。②熟悉:生物性职业暴露的条件,基本措施;艾滋病感染途径和职业暴露;SARS的病区的管理,临床上常见SARS冠状病毒的消毒方法;禽流感的职业暴露的因素,预防以及控制方法;破伤风、狂犬病职业暴露的因素。③了解:生物性职业暴露的因素;艾滋病流行病学特征、临床表现;乙肝、丙肝临床表现,病原学诊断;乙肝和丙肝等血源性传播疾病的管理;SARS、禽流感基本概念、临床表现、流行病学特征、辅助检查;伤寒、霍乱的基本概念、临床表现、诊断、治疗方法;破伤风、狂犬病的基本概念、临床表现。

　　2.能力目标　具备知"艾"、防"艾"能力;具备艾滋病职业暴露防护的能力;具备在遇到不同类型的生物性职业暴露时,正确采取适合的方式进行处理,采取正确的防护方式的能力。

　　3.素养目标　具备很强的预防艾滋病、乙肝、丙肝、呼吸系统、消化系统、皮肤接触传播疾病感染和职业暴露防护意识;利用自己所学知识帮助社会进行艾滋病预防方面的健康教育;对具有传染性疾病的患者具备良好的关爱精神。

　　生物性职业危害指的是护理工作中病原微生物对医护人员机体的伤害。在医院这个特殊的环境中,不同病种的患者带来不同的微生物。因此,医院中病原微生物种类繁多、相对集中。而医护人员又是患者接触最密切的人群之一,因此职业暴露感染各种传染性疾病的危险因素较多。若病原微生物通过各种途径侵入机体诱发各种传染性疾病,将直接威胁到医护人员的安全与健康。

第一节　概　述

一、生物性职业暴露的发生

　　医护人员因职业暴露而导致的各种感染属于医院内感染,必须具备3个基本条件,即感染源、传播途径和易感宿主,当三者同时存在并相互联系构成感染链将导致感染。本章生物性职业危害中的易感宿主主要指医护人员。

（一）感染源

感染源即感染的来源,指病原微生物自然生存、繁殖及排出的场所或宿主（人或动物）。主要包括以下感染源:

1.已感染的患者及病原携带者　已感染的患者是最重要的感染源,病原微生物从感染部位的脓液、分泌物中不断排出,它们往往具有耐药性,而且容易在另一易感宿主体内定植。此外,病原携带者由于病原微生物不断生长繁殖并经常排出体外,也是另一主要的感染源。

2.医护人员自身　医护人员的肠道、上呼吸道、皮肤、泌尿生殖道及口腔黏膜上寄居的人体正常菌群,或来自环境并定植在这些部位的微生物,它们在一定条件下（疲乏、抵抗力下降）可引起自身感染或成为感染源。

3.环境储源　医院潮湿的环境或液体可成为某些微生物存活并繁殖的场所,绿脓杆菌、沙门菌等兼有腐生特性的革兰氏阴性杆菌可在这些场所存活达数月以上。此外,医院的设备、器械和物品、垃圾、食物等也容易受到各种病原微生物的污染而成为感染源。

（二）传播途径

传播途径是指病原体从感染源传到新宿主的途径和方式。

1.接触传播　接触传播是指病原微生物通过感染源与易感宿主之间直接或间接的接触而进行的传播方式,是造成医护人员生物性职业危害的主要传播途径。

（1）直接接触传播　感染源与易感宿主有身体上的直接接触,感染源（不经媒介）将病原体直接传给易感宿主,如沙眼衣原体、柯萨奇病毒等的传播感染。

（2）间接接触传播　病原体通过媒介传递。常见的传播媒介是医务人员的手及各种用具。间接接触传播既可引起呼吸道传染病（如白喉）,也可传播消化道传染病（如伤寒、痢疾）。

2.空气传播　空气传播是以空气为媒介,空气中带有病原微生物的微粒子,随气流流动,而造成感染传播,也称为微生物气溶胶传播。常见于呼吸道感染的传染病,如急性非典型肺炎、麻疹、百日咳、流行性感冒、肺结核等。当感染呼吸道传染性疾病的患者大声说话、咳嗽、打喷嚏时,含有病原体的黏液或细胞碎片可能形成飞沫随气流经口、鼻喷出。一个喷嚏可以喷出 10 000 ~ 40 000 个飞沫。

（1）飞沫传播　从感染源排出的液滴较大,在空气中悬浮时间不长,只在易感者和患者近距离接触时才发生感染,其本质是一种特殊形式的接触传播,如严重急性呼吸窘迫综合征、麻疹。

（2）飞沫核传播　从感染源传出的飞沫,在降落前,表层水分蒸发,形成直径只有 1 μm 的含有病原体的飞沫核,可在空气中悬浮若干个小时或更长时间,长距离传播,如肺结核、白喉。

（3）菌尘传播　物体表面上的传染性物质干燥后形成带菌尘埃,通过吸入或菌尘降落于伤口,引起直接感染;或菌尘降落于室内物体表面,引起间接传播。与飞沫传播不同,易感者往往没有与患者的接触史,如结核、肺炭疽。

3.血液及其他体液传播　医护人员在治疗护理操作中由于防护不当,接触到污染的血液及其他体液,常见于乙型和丙型肝炎病毒、艾滋病病毒的传播等。

4.饮水、食物传播　饮用水和食物中常带有各种致病菌,常引起消化道的传染性疾病,如霍乱、痢疾等。

控制感染发生的主要措施是控制感染源、切断传播途径、保护易感人群。因此,可以针对生物性职业危害发生的特点,对这三方面采取相应的职业防护措施。掌握职业防护的一般常识,是医护人员避免因职业暴露而发生感染性疾病的重要保障。

二、常见生物性职业暴露的因素

医院是一个特殊的公共场所,大量传染源和易感人群存在,极易引起感染性疾病的传播与流行。加强职业安全、控制医务人员感染是预防和控制传染病流行的重要手段之一,为此,医务人员必须做到防患于未然。

常见的职业性生物性职业危害因素主要有细菌、病毒,其次有真菌和寄生虫等。接触者是否发病以及病情的轻重程度视接触致病微生物或其毒素的种类、暴露剂量、暴露方式、接触者的免疫力等不同而异。常见的职业性病毒性危害因素有人类免疫缺陷病毒、乙型肝炎病毒、丙型肝炎病毒、柯萨奇病毒及支原体病毒、变异冠状病毒等;常见的职业性细菌性危害因素有金黄色葡萄球菌、钩端螺旋体、斑疹伤寒、立克次体等;常见的职业性真菌性危害因素有皮肤癣真菌、着色真菌和孢子丝真菌等;常见的职业性寄生虫危害因素有血吸虫及蚊、蝇、蚤、虱等有害昆虫。医务人员可以通过与传染性疾病患者的直接接触或接触污染的物体,如患者的分泌物、组织、血液及其他体液而导致感染。

(一)病毒

病毒是最微小、结构最简单的微生物。完整的成熟病毒颗粒称为病毒体,是细胞外的结构形式,具有典型的形态结构,并有感染性。病毒体大小的测量单位为纳米(nanomenter, 1 nm = 10^{-3} μm)。各种病毒体大小差别很大,如痘苗病毒,最小约为 300 nm;如脊髓灰质炎病毒、鼻病毒等,最小约为 30 nm。由于体积小,因此须借助于电子显微镜将其放大几万至几十万倍后方可观察。多数病毒呈球形或近似球形,少数为子弹状、砖块状。

病毒在医学微生物中占有十分重要的地位。在微生物引起的疾病中,由病毒引起的约占总数的 75%。常见的病毒性疾病有肝炎、流行性感冒、病毒性脑炎、艾滋病及严重性呼吸窘迫综合征和人感染高致病性禽流感等。这些病毒性疾病传染性强,在人口迅速广泛流动的今天,能迅速造成大范围流行,而且很少有特效药可以对其进行有效的治疗。除可引起急性感染外,有些病毒还可引起持续性感染或者使感染者成为慢性病毒携带者,有些感染者可以没有症状,但可持续带毒而成为重要的传染源,在人群中不断地传播病毒,危害人类的健康。正因为如此,病毒在职业性相关的微生物中占有重要地位。

1. 职业危害相关的病毒种类 病毒种类多种多样,理论上绝大多数的病毒均有可能通过各自特有的传播途径和感染方式在职业环境下感染暴露者。按照传播途径和感染方式的不同,可大体将与职业危害有关的病毒分为表3-1所示的几类。

表3-1 常见的可能造成职业危害的病毒及其传播途径和感染方式

传播途径	感染方式	病毒种类
呼吸道	空气、飞沫、尘埃或皮屑	流行性感冒病毒、禽流感病毒、鼻病毒、麻疹病毒、腺病毒、冠状病毒(严重急性呼吸窘迫综合征的病原体)、肠道病毒、水痘病毒等
消化道	污染水或者食品	甲型肝炎病毒、丙型肝炎病毒、其他肠道病毒、部分腺病毒

续表 3-1

传播途径	感染方式	病毒种类
破损皮肤、黏膜	昆虫等媒介节肢动物的叮咬,手术或者护理意外人为威胁	人类免疫缺陷病毒、脑炎病毒、出血热病毒
注射、针刺	手术或护理意外、人为威胁或者伤害	人类免疫缺陷病毒、乙型肝炎病毒、丙型肝炎病毒

2.病毒的致病作用　病毒感染人体后,可仅局限于入侵部位并在此处增殖而导致疾病,引起局部的感染。例如鼻病毒仅在上呼吸道黏膜细胞内增殖,引起普通感冒。多数病毒经一定途径感染机体后,可进入血液循环或者淋巴系统,并借此入侵靶器官中的易感细胞,在该细胞中繁殖、损伤细胞并引起疾病。这种感染过程因涉及全身或数种组织或器官,从而引起全身感染。此外,病毒感染机体后,常可导致机体免疫功能的下降或者缺陷,严重者可导致人体的死亡。例如人类免疫缺陷病毒可选择性地入侵机体的巨噬细胞和 CD_4^+ T 淋巴细胞(也称为 T 辅助细胞),经过多种机制可使 T 辅助细胞数量大大减少,功能下降,导致机体免疫能力的显著降低,从而合并条件致病菌的感染而发展至艾滋病,机体最终因免疫系统的彻底崩溃而死亡。

(二)细菌

1.职业危害相关的细菌种类　目前根据国际上最具权威性的伯杰(Bergey)细菌分类系统可将细菌分为 4 类、35 个群,包括所有的医学细菌。常见的与职业因素有关的细菌根据其传播途径和感染方式的不同大致分为表 3-2 所示的几类。

2.细菌的治病作用　细菌侵入宿主机体后,进行生长繁殖、释放毒性物质等而引起不同程度的病理过程。同时,宿主免疫系统产生一系列的免疫应答与之对抗。其结果根据致病菌和宿主两方面力量的强弱而定,可以是未能形成感染;形成感染但逐渐消退,患者康复;或感染扩散,患者死亡。

细菌能引起感染的能力称为致病性或病原性。细菌的致病性是对特定宿主而言,有的只对人类有致病性,有的只对某些动物有致病性,有的则对人类和动物均具有致病性。不同的致病菌对宿主可引起不同的病理过程。致病菌的致病性强弱程度称为毒力,即致病性强度,是量的概念。各种致病菌的毒力常不一致,并可随不同宿主而异,即使同种细菌也常因菌型、菌株的不同而表现出不同的毒力。致病菌的致病机制,除与其毒力强弱有关外,还与其侵入宿主机体的菌量以及侵入的部位有密切的关系。

表 3-2　常见的可能造成职业危害的细菌及其传播途径和感染方式

传播途径	感染方式	细菌种类
呼吸道	空气、飞沫、尘埃或皮屑	炭疽杆菌(肺炭疽)、脑膜炎奈瑟菌(流行性脑脊髓膜炎)、溶血性链球菌(猩红热)等
消化道破损皮肤、黏膜或直接接触	污染水或者食品昆虫等媒介节肢动物的叮咬,手术或者护理意外人为威胁、直接接触野生动物排泄物、土壤等	炭疽杆菌(肠炭疽)、金黄色葡萄球菌(急性感染或败血症)、破伤风杆菌(破伤风)、钩端螺旋体(钩端螺旋体病)、莫氏立克次体(地方性斑疹伤寒)等

(三)真菌

真菌是一种真核细胞型微生物,有典型的细胞核和完善的细胞器,但不含叶绿素,也无根、茎、叶的分化。真菌广泛分布于自然界,种类繁多,有多达10余万种。大多数真菌对人类无害,有些真菌对人体健康还非常有益。人类可利用某些真菌用来进行发酵以制造食品。有些真菌还被广泛应用于现代生物技术研究和高新生物技术产业中。能感染人体并引起人体疾病的真菌有300余种,包括致病真菌、条件致病真菌、产毒以及致癌的真菌。与职业环境和职业危害有关的真菌主要是产毒真菌,种类较少。近年来,由于滥用抗生素引起菌群失调,应用激素和某些药物导致免疫力低下以及艾滋病在全球各国的广泛流行,使真菌引起感染的疾病明显上升。

真菌可分为单细胞和多细胞两类。单细胞真菌呈圆形或卵圆形,称酵母菌。其中对人致病的主要有新生隐球菌和白假丝酵母菌,这类真菌以出芽方式繁殖,芽生孢子成熟后脱落成独立个体。多细胞真菌大多长出菌丝和孢子,交织成团称丝状,又称霉菌。各种丝状菌或霉菌长出的菌丝和孢子形态不同,是鉴别真菌的重要标志。不同于细菌的芽孢,真菌的孢子对外环境的抵抗力不强,加热至60~70 ℃,短时间内即会死亡。

1. 职业危害相关的真菌种类　主要致病性真菌按其侵犯机体的部位和导致个体产生的临床表现,可分为浅部感染真菌、深部感染真菌和条件致病菌。而与职业危害关系最为密切的是浅部感染真菌。此外,深部感染真菌中的新生隐球菌在某些职业人群特别是鸽子饲养员中有时也可以见到。

(1)浅部感染真菌　表面感染真菌主要寄居于人体皮肤和毛发的最表层,因不接触组织细胞,很少引起机体的细胞反应。

(2)深部感染真菌　深部感染真菌是指能侵袭深部组织和内脏及全身的真菌,以新生隐球菌病较为常见。

2. 真菌的致病作用　在某些职业人群中,人体因吸入或食入某些真菌菌丝或孢子时可引起各种类型的超敏反应性疾病,如荨麻疹、变应性皮炎与哮喘等。

真菌感染的发生与机体的自然免疫状态有关,最主要的是皮肤黏膜屏障。一旦皮肤破损或受创伤,真菌即可入侵。

(四)寄生虫

1. 职业危害相关的寄生虫种类　人体寄生虫包括寄生的原虫、蠕虫和昆虫。原虫为单细胞真核动物,广泛分布于地球表面的各类生态环境中,由于体积小,往往可随风飘扬,遇到适宜的条件就发育滋长,大量繁殖。蠕虫包括吸虫、绦虫和线虫。血吸虫是最重要的与职业因素相关的人体寄生虫,在我国有广泛的流行。昆虫属于节肢动物,据估计,传染病中有2/3是由昆虫作媒介。

2. 寄生虫的致病作用　　血吸虫最主要的致病因子是血吸虫的虫卵。血吸虫虫卵沉积在肝脏及肠壁导致血吸虫卵肉芽肿,长期慢性病变导致肝纤维化和门静脉阻塞等,危及生命。昆虫可通过直接与间接两种方式对被寄生人造成危害。直接危害包括瘙痒、吸血及引起变态反应等。间接危害则主要指其传播其他致病微生物(如致病性细菌和病毒等)。在生物性传播时,昆虫作为致病微生物特定的不可缺少的生活史环节而发挥作用。只有经过在这些昆虫体内的发育或繁殖阶段,致病微生物才能成熟并具备感染人体的能力,例如疟原虫必须经过蚊体内的发育才能成熟并能感染人体。

三、生物性职业暴露发生后的危险性

大多数的职业暴露是不至于引起感染的,引起感染的因素包括病原体的种类、什么样的接触、接触的体液量、接触患者体液中病原体的含量。针刺伤后是否引起血源性传播疾病的感染还与针头种类及受伤时是否戴手套密切相关。同一直径的静脉穿刺针比缝合针可携带更多的血液,针头越粗、刺入深度越深或直接刺入动脉、静脉,则感染的概率增加。

【案例导入与分析3-1】

职业暴露——针刺伤的危害

Arnold Lynda,23岁,2020年5月获美国某学院外科护理学学士后分配到宾州一家地区医院监护病房工作,在她毕业后不到半年的时候,9月的一天,她正在值夜班,接到一位从门诊收进来的患者,除了知道他可能因肺炎而住院以外,对于其他的情况一无所知。患者呈半昏迷状,蜷缩着身体,状态安静。她为患者做好心电监护及给氧后,又为患者建立静脉通道,在成功穿刺后插入了一个静脉留置针,在完全拔出针芯时,患者的臂膀突然动了一下,碰到了她的右臂,其握在右手的被血液污染过的针芯尖部顿时刺入了她左侧手掌,当时她对流血的伤口做了处理并对此事进行了登记上报。这位患者在10 d后死亡,之后证实这是一位晚期艾滋病患者……

在意外发生的3个星期后,她开始出现喉咙痛,发热,出疹子,经过医生处理、治疗,疹子与其他的症状很快消退了。在被刺伤8个星期后,又出现腹痛、恶心呕吐等症状……

但她完全没有意识到这就是艾滋病早期症状。

她在发生针刺伤后取血作了基线检查,人类免疫缺陷病毒为阴性,接着第6周、第12周都做了血液检测,人类免疫缺陷病毒检测为阴性。然而,2021年4月7日——也就是暴露后第6个月,血液检测结果人类免疫缺陷病毒为阳性,Arnold Lynda被确诊感染了人类免疫缺陷病毒。

通过上述案例,请谈谈阅读上述案例后的体会和认识?

思路提示:

通过阅读案例,我们认识到,针刺伤是临床医护工作者最常见的一种职业性损伤,医护人员在完成患者的检查、诊断、治疗、护理等工作中存在着被医疗锐器物刺伤的潜在危险,特别是在临床护理工作中,护士要完成大量的注射、采血、输血、输液等操作,被注射针头刺伤的发生率更高。认识到在我们的职业生涯中所面临的自身职业安全风险,懂得职业安全防护的重要性,注重保护我们自身的职业安全与健康。同时,也给我们的管理者提出警示。

四、生物性职业暴露防护的基本措施

由于感染源及易感人群较难控制,因此,切断感染链、终止各环节的联系是防止职业性危害的最主要的手段。医护人员首先应根据各传播途径采取相应的防护措施。

(一)切断传播途径

切断传播途径的防护措施主要有洗手、戴口罩及护目镜、戴手套、穿脱隔离衣及其他防护用具的应用。具体内容请参考第二章第二节。

(二)控制感染源

1.隔离已感染的患者及病原携带者　隔离是将传染病患者、高度易感人群安置在指定的地方,暂时避免和周围人群接触。对传染性疾病患者采取感染源隔离,其目的是控制感染源,切断传播途径,对易感人群实施保护性隔离。因此,控制感染源的主要措施是隔离。不同疾病的传播途径不同,所以其隔离措施也有所不同,根据传染病的种类可分为:严密隔离、接触隔离、呼吸道隔离、肠道隔离、血液-体液隔离、保护性隔离。不同种类的隔离均应严格遵守隔离原则:①病房和病室门前悬挂隔离标志,门口放用消毒液浸湿的脚垫及手消毒的用物,另挂避污纸;②进入隔离室应按规定戴口罩、帽子,穿隔离衣,只能在规定范围内活动,一切操作要严格遵守隔离规程,接触患者或污染物品后必须消毒双手;③穿隔离衣前,必须将所需的物品备齐,各种治疗护理操作应有计划并集中执行;④病室每日进行空气消毒,可用紫外线照射或消毒液喷雾;⑤传染性分泌物3次培养结果均为阴性或已渡过隔离期,医生开出医嘱后,方可解除隔离。

2. 按规定程序处理污染物及废弃物　所有医疗废物,包括一次性锐利器械、各种废弃标本、感染性敷料及手术切除的组织器官等,均应放在有标记的塑料袋或专门容器内,送往规定地点进行无害化处理,防止医务人员误伤或在运送途中流失。各科患者用过的被服可集中起来,送到被服室,经环氧乙烷灭菌后,再送洗衣房清洗备用。医务人员的工作服应与患者的被服分开清洗和消毒。医疗器械也是导致感染的重要途径之一,必须根据医院用品的危险性分类及其消毒、灭菌原则进行妥善的清洁、消毒、灭菌。

3. 环境储源的防护措施　医院环境常被患者、隐性感染者排出的病原微生物所污染,成为感染的媒介。因此,医院环境的清洁和消毒是控制感染传播的基础。可用物理、化学及生物等方法,使室内空气中的含菌量尽量减少到无尘、无菌状态。在未发现感染性疾病的情况下,对可能被病原微生物污染的环境、物品、人体等进行消毒,对粪便及污染物进行无害化处理。在有明确感染源存在的情况下,应采取措施进行随时消毒和终末消毒。

(三)保护易感人群

易感者是指对感染性疾病缺乏免疫力而易感染的人,作为一个整体,即称为易感人群。医护人员与患者或病原携带者接触密切,极易受传染。影响易感人群易感性的因素有:①年龄、性别、种族等;②正常的防御功能不健全;③营养状态;④生活形态;⑤精神面貌及持续的压力等多方面因素。因此,可以通过改善营养,提高人群的非特异性免疫力;有计划地进行预防接种,提高人群主动和被动的特异性免疫力;加强个人防护和药物防护;减轻医护人员的工作压力,改善精神面貌等措施,避免感染。

生物性职业危害中的病原微生物可以是细菌、病毒、真菌、立克次体、衣原体等。造成生物性职业危害的常见疾病既包括传统的传染性疾病,如结核、病毒性肝炎、伤寒,也包括新出现的危害性较大的传染病,如艾滋病、严重急性呼吸窘迫综合征、新型冠状病毒感染;传播途径多样化,既包括经血液及其他体液传播的疾病,如艾滋病,乙型、丙型病毒性肝炎,也包括通过近距离空气飞沫和密切接触传播的疾病,如严重急性呼吸窘迫综合征、新型冠状病毒感染、流行性感冒等;还包括通过污染的水、食物、日常生活接触传播的疾病,如甲型病毒性肝炎、霍乱、伤寒等。

随着传染性疾病的蔓延,医务人员因职业暴露感染的潜在危险性日趋严重。医务人员一旦发生职业感染,势必造成医疗资源的匮乏,并产生严重的家庭和社会危机,因此,职业防护迫在眉睫。掌握各种传染性疾病的发生、发展及防护措施有益于医护人员的职业健康与安全。

第二节　血源性传播疾病的暴露与防护

血源性传播疾病是指致病因子可以通过血液传播引起易感者感染的疾病或综合征。可通过血液传播的致病因子很多,经血液传播致病因子所致疾病也有多种。目前已经确定的对医护人员身心健康危害较大的血源性传播疾病有乙型肝炎、丙型肝炎、获得性免疫综合征等。

一、艾滋病

艾滋病又称获得性免疫缺陷综合征,是人类免疫缺陷病毒感染人体后引起的一种传染性疾病。临床上有明显的后天获得性免疫缺陷表现,以发生各种机会性感染及恶性肿瘤为特征,预后险恶,病死率极高,曾有"超级癌症"之称。人类免疫缺陷病毒感染是指人类免疫缺陷病毒进入人体后的带毒状态,个体即称为人类免疫缺陷病毒感染者。人类免疫缺陷病毒感染者出现较严重的临床症状,称获得性免疫缺陷综合征患者。

艾滋病具有传播速度快,波及地区广及死亡率高等特点。自 1981 年美国首次报道获得性免疫缺陷综合征以来,获得性免疫缺陷综合征已在全球广泛流行,目前全球共有 4 000 万人类免疫缺陷病毒感染者。每天有 16 000 人感染人类免疫缺陷病毒。我国于 1985 年发现首例获得性免疫缺陷综合征患者。目前,获得性免疫缺陷综合征的流行已进入快速增长期,全国人类免疫缺陷病毒感染者估计已达 84 万人,各省、自治区、直辖市均已发现人类免疫缺陷病毒感染者。据专家估计,2010 年已达到了 1000 万人。性接触传播为本病的主要传播途径,还可经血液途径传播和母婴传播。近年来医护人员在工作中,不慎被染有人类免疫缺陷病毒的注射针头、刀具等刺伤皮肤或通过眼、鼻、口腔黏膜直接接触患者血液而感染获得性免疫缺陷综合征的案例也时有报道。

(一)临床表现

潜伏期尚不完全清楚,短者数月,长者可达 10 余年,一般认为潜伏期是 2～10 年。其进展过程决定于感染过程中的不同阶段和受累的器官系统。急性或原发性感染表现为流感样。然后进入潜伏期,长短不一,可以表现为全身淋巴结肿大。如感染进一步发展,可由机会性感染或艾滋病病毒本身引起症状,如体重下降、食欲缺乏、发热、腹泻、带状疱疹等。再进一步恶化时,一般伴有 CD_4 细胞减少,随后可出现威胁生命的机会性感染和恶性感染,身体任何器官或系统均可受累,但多见于呼吸系统、消化系统、中枢神经系统和眼部。艾滋病患者从感染艾滋病病毒到出现临床症状,一般可分为 4 期。

1. 急性感染期

(1)一过性单核细胞增多症或流感样症状:表现为一过性发热、出汗、乏力、咽部疼痛、厌食、腹泻、关节、肌肉痛等症状。体征有淋巴结肿大、皮疹等。实验室检查血液中单核细胞增多。

(2)无菌性脑膜炎:头痛、发热、呕吐、颈项强直等症状,也有发生周围神经炎者。

一般人类免疫缺陷病毒感染后 2～6 周出现症状,但并非所有患者均有明显的急性感染期,发生率为 50%～75%。在感染人类免疫缺陷病毒后 2 周可查到人类免疫缺陷病毒,但是检测不到人类免疫缺陷病毒抗体。此期症状约有 70% 在 2 周内完全消失,病程多为自限性,且临床表现不具有特征性,易被忽视。

2. 无症状感染期　可以从急性感染期进入无症状感染期,也可无急性感染期,直接进入此期。此期可持续 2～10 年或更久,持续时间长短与感染人类免疫缺陷病毒的数量、类型、传入途径、免疫系统抑制的程度、营养状态及生活习惯有关。约 30% 的人类免疫缺陷病毒感染者在 2～5 年发病,50% 的人类免疫缺陷病毒感染者在 10 年内发病,一部分人可以长期甚至终身隐匿。此期实际上是艾滋病的潜伏期,特点是没有明显的临床症状。这个时候的艾滋病病毒感染者有传染性,艾滋病病毒抗体的阳性率几乎是 100%,有时也可检查到抗原和分离出的艾滋病病毒。

3. 全身性持续性淋巴结肿大　随着艾滋病病毒在体内的不断复制,开始破坏全身的免疫系统,出现相关的临床症状。

(1)非特异性全身性症状　持续发热、腹泻、乏力、头痛、原因不明的体重减轻。

(2)全身淋巴结肿大　除腹股沟外,全身有两处以上部位的淋巴结肿大,直径 0.5 ~ 2.0 cm,无疼痛感,无粘连、可活动,有弹性。一般持续肿大 3 个月以上,部分患者淋巴结肿大 1 年后消散,亦有再次肿大者。

艾滋病病毒抗体检测呈阳性,而抗原有时可呈阳性,血中 CD_4 细胞减少。

4. 艾滋病期　艾滋病期是疾病发展到最终的临床阶段,也称为艾滋病晚期。由于身体内免疫系统严重破坏,出现各种病毒性、真菌性的感染和肿瘤,临床可出现以下一些症状。

(1)全身性症状　不规则发热超过 1 个月,全身乏力、不适、厌食、慢性腹泻和易感冒等症状,持续性全身淋巴结肿大,可伴有肝脾大,体重明显下降(超过 10%)。

(2)多器官系统症状　主要表现为血液系统、神经和精神系统、消化系统、泌尿系统、呼吸系统、心血管系统,以及皮肤、黏膜等多方面的症状和体重下降。

(3)机会性病原体感染　如肺孢子菌肺炎、结核、隐孢子虫病、隐球菌性脑膜炎、白念珠菌感染、巨细胞病毒感染、弓形虫感染等。

(4)因免疫缺陷而继发的肿瘤　如卡波西肉瘤、非霍奇金淋巴瘤等。

(5)免疫缺陷并发的其他疾病　如慢性淋巴性间质性肺炎等。

(二)艾滋病职业暴露

艾滋病职业暴露是指工作人员在从事艾滋病防治工作,以及相关工作的过程中被艾滋病病毒感染者或艾滋病患者的血液及其他体液污染了破损的皮肤、黏膜,或被污染有艾滋病病毒的针头,或其他锐器刺破皮肤而具有被艾滋病病毒感染的可能性的情况。

1. 职业暴露的感染源　人类免疫缺陷病毒职业暴露的感染源主要来自艾滋病患者或人类免疫缺陷病毒感染者的血液或含血体液;患者或感染者的精液、阴道分泌物、母乳、羊水、心包液、腹水、胸腔积液、关节液、脑脊液等深层体液;含人类免疫缺陷病毒的实验室标本、生物制品、器官等。接触患者或感染者的粪便、尿液、涎液、鼻涕、痰、眼泪、汗液、呕吐物等体液不会感染,除非这些体液含有血液。

由于艾滋病的潜伏期很长,人类免疫缺陷病毒感染者从外表无法辨别,却具有传染性;此外,艾滋病没有特异的临床表现,患者常到各科(内科、皮肤科、神经科、口腔科等)就医,就诊时不易及时做出正确诊断。所以,医护人员在临床工作中面对更多的是潜在的感染源。

2. 职业暴露的原因　长期以来,医务人员对职业暴露的危险性认识不足,不少人存在侥幸心理,认为艾滋病主要涉及传染科和疾病控制部门,自己不可能接触到艾滋病患者或人类免疫缺陷病毒感染者,而且缺乏对艾滋病相关知识的了解,未接受职业安全教育,缺乏自我防护知识和技能,因怕麻烦而长期养成一些不规范的操作习惯,或因管理者担心成本增加而不注意医护人员必需的防护等。与医护人员有关的常见操作如下:

(1)与针刺伤有关的操作　导致医护人员职业暴露的罪魁祸首是污染的针刺伤及其他锐器伤,如针头、缝针、刀片等,约占 86%。医护人员是医院中针刺伤发生率最高的职业群体,急诊科、手术室、产房及透析室是针刺伤的高发科室。针刺伤最容易发生的环节是在针头使用后到针头丢弃这一段过程。

1)医护人员将使用过的锐器进行分离、浸泡和清洗,如将一次性医疗用品(注射器、输液器、输血器等)进行初步分类和处理,抽血后取下针头将血液注入试管内等操作容易造成针刺伤。

2）将使用过的注射器或输液器针帽套回针头的过程也容易导致针头刺伤操作者,其危险性不小于拿着一个暴露的针头,由此动作所发生的针刺伤占针刺伤总数的10% ~25%,甚至高达50%。

3）工作中将使用过的输液器上的头皮针及无针帽的注射器面向别人或自己造成误伤。

4）操作后污染物的处理,也是医护人员被针刺的重要环节,如医师清创后,手术器械的整理过程中被刺伤,或者医师清创后由未参加清创的护士来清理,而护士对于手术刀、手术探针等锐器的位置不了解,容易造成刺伤。

5）临床上很多医院用塑料袋等不耐刺的容器装用过的一次性针头、手术刀片等,医护人员在各项诊查治疗和护理操作后处理这些医疗垃圾时也极易被刺伤。

（2）接触血液及其他体液的操作

1）处理工作台面及地面、墙壁的血液及其他体液时没有先进行消毒,而是直接按常规处理,或将血液及其他体液从一容器倒入另一容器等有可能污染双手的操作时没有戴手套。

2）在急诊科可能随时要抢救治疗或护理大批外伤患者,而医护人员的手可能存在自己知道或不知道的破损。在急救过程中,医护人员的手或衣服可能接触患者的血液及其他体液时,却没有及时佩戴有效的防护用品;或者可能发生意外,患者的血液、分泌物溅入医护人员的眼睛、鼻腔、口腔中。

3）在为患者实施心肺复苏时,应先清理患者口腔内的分泌物及血液,尽量使用人工呼吸器代替口对口人工呼吸,或用设有过滤器的面罩辅助呼吸。

3. 职业暴露后的危险性 引起感染的相关因素:病原体的种类、接触的方式、接触的血量、接触患者血中的病原体的量。

（1）感染艾滋病病毒的概率 在医务人员群体中,遭遇职业暴露概率最大的是护理人员（事故率为63%）;其次是临床医师（事故率为14%）,包括外科医生、实习生、牙科医师;再次是医疗技师、实验员（事故率为10%）。职业暴露后存在着感染艾滋病病毒的危险性。研究资料表明:针刺的平均血量为1.4 μL,一次针头刺伤感染艾滋病病毒的概率为0.33%,若暴露于较多血液量和（或）高病毒载量的血液时,其传播危险率将会更高,可能大于等于5%;黏膜表面暴露后感染艾滋病病毒的概率为0.09%;无破损的皮肤表面暴露者感染艾滋病病毒的概率为0。由于职业原因,医护人员持续的暴露累计起来感染人类免疫缺陷病毒的危险较大。一位外科医生累计感染人类免疫缺陷病毒的危险可高达1% ~4%,护士是医生的2倍。

（2）增加感染危险性的暴露因素 可能增加职业暴露后的危险性情况有以下几项:①接触污染血液的量多;②受损的伤口较深;③空心针头刺伤比实心针头的危险性大;④造成伤口的器械上有可以见到的血液;⑤器械曾置于患者的动、静脉血管内;⑥体液离开身体的时间越短,危险性越大;⑦无保护接触患者血液时间较长;⑧晚期患者或患者病毒载量较高。

（3）职业暴露后的处理

1）职业暴露后应遵循的处理原则 及时处理原则,及时报告原则,保密原则,知情同意原则。

2）职业暴露发生后的处理程序 局部紧急处理,根据事故情况采取相应的处理方法。①如发生皮肤针刺伤、切割伤、咬伤等出血性伤口,应立即脱去手套,对伤口轻轻挤压,由近心端向远心端不断挤出损伤处的血液,再用清水或肥皂水冲洗;②受伤部位可用75%（750 mL/L）乙醇、2 000 ~5 000 mg/L过氧乙酸或者5 000 mg/L碘伏等消毒液涂抹或浸泡,并包扎伤口。同时尽快寻求专业人士的帮助;③血液及其他体液等溅洒于皮肤表面,应立即用肥皂水和流动水清洗,如血液、体液溅入眼睛、口腔黏膜等处可用生理盐水反复冲洗,衣物污染应脱掉隔离衣,更换干净衣物;④涉及污染物的重大损伤及泼溅应及时疏散人员,防止污染扩散;通知实验室主管领导、安全负责人,确定消毒程序;进行生物安全柜和(或)实验室的熏蒸消毒;穿防护服,被溅的地方用消毒剂浸泡的物质覆盖,消毒剂起作用 10 ~ 15 min 后,再进行清理。

建立安全事故报告与登记:美国职业安全与卫生署早在 1991 年就已经规定,医院必须上报医务人员血液暴露及针刺伤发生的情况,并通过专门的软件对所监测到的数据进行分析,了解高危人群、高危操作及高危产品等信息,并将这些信息及时地反馈给医务人员,从而达到对职业暴露、职业安全的控制与管理。在我国现阶段,对因职业暴露感染经血液传播疾病尚未引起足够的重视,职业暴露后报告体系尚不完善。随着对职业暴露认识的不断提高,报告体系将日趋完善。事故发生后事故单位或事故当事人要立即向当地疾病控制中心详细报告事故原因和处理过程。重大事故在紧急处理的同时要立即向主管领导及有关专家报告,主管领导及有关专家要立即到现场根据情况进行评估,确定是否采用暴露后药物预防;如果需要用药,向地区性抗人类免疫缺陷病毒安全药品储备库报告,力争在暴露后最短时间内(24 h 内)开始预防性治疗。小型事故可在紧急处理后立即将事故情况和处理方法一并报告主管领导和专家,以及时发现处理中的疏漏之处,使处理尽量完善妥当。

对安全事故的发生应建立意外事故登记簿,详细记录事故发生过程并保存。登记的内容:安全事故发生的时间、地点及经过;暴露方式;损伤的具体部位、程度;接触物种类(血液、血性体液、精液、阴道分泌物、脑脊液、脑膜液、腹水、胸腔积液、心包液、滑膜液、羊水和组织或病毒培养物等)和含人类免疫缺陷病毒的情况;原患者状况(如病毒载量、药物使用史);记录处理方法及处理经过(包括赴现场专家或领导活动);是否采用药物预防疗法,若采用则详细记录治疗用药情况,首次用药时间(暴露后几小时和几天),药物不良反应情况(包括肝肾功能化验结果),用药的依从性状况;定期检测的日期、项目和结果。

3)进行暴露的风险评估　暴露发生后应尽快由专业人员进行危险性评估,根据暴露级别和暴露源的病毒载量水平或危险程度,确定采用暴露后预防的建议方案。

暴露程度的级别如下:

1 级暴露:黏膜或可能损伤的皮肤暴露于血液或含血体液,接触的时间短、量少。

2 级暴露:黏膜或可能损伤的皮肤暴露于血液或含血体液,接触的时间长、量大或是健康完整的皮肤被实心针头或尖锐物品刺伤或表皮擦伤。

3 级暴露:被中空针具刺伤、割伤,伤口较深,器械上可见到血液等。

暴露源级别如下:

轻度:暴露源人类免疫缺陷病毒滴度低(<1 500 copis/mL),患者无症状,CD_4 计数高。

重度:暴露源人类免疫缺陷病毒滴度高(>1 500 copis/mL),患者有症状,艾滋病患者、艾滋病急性感染期,CD_4 计数低。

(4)暴露后的预防　暴露后预防是指暴露于艾滋病病毒后,在对暴露程度和暴露源状态进行正确评估,决定是否进行抗逆转录病毒预防性用药和选择合适的用药方案。

1)暴露后预防用药的最佳时间　应该是开始用药时间愈早愈好,最好在暴露后 24 h 内服药预防。动物研究实验证明,24 h 内服用齐多夫定(叠氮胸苷)(zidovudine,AZT)进行预防可 100% 保护,48 h 内用药 50% 保护,72 h 内用药 25% 保护。回顾性病例对照研究证明暴露后预防用药是具有保护作用的,可减少约 81% 的人类免疫缺陷病毒传播的危险性。对于危险性高的接触,如深层的创伤、患者刚受感染或已进入末期艾滋病等,即使时间延迟了(如 1 ~ 2 周)仍应服用 AZT。因为即使不能防止感染,早期治疗对减轻人类免疫缺陷病毒急性感染也有好处。

2)暴露后预防用药的选择　暴露后的预防用药有 3 类制剂,包括核苷类逆转录酶抑制剂、非核苷类逆转录酶抑制剂和蛋白酶抑制剂,可用于暴露后预防。目前,所有预防性治疗的处方均应考虑使用齐多夫定,因为齐多夫定是临床数据唯一能证明其效力的药物,它能使暴露后的血清阳转率下降79%。暴露后预防用药有两个方案。①基本两联方案:一般是两种核苷类逆转录酶抑制剂的联合用药。为了增加抗逆转录病毒的效力和对许多耐齐多夫定的毒株的效力,拉米夫定通常应同齐多夫定一起使用。②强化三联方案:当暴露源的人类免疫缺陷病毒已知或疑有对一种或多种抗病毒药物耐药,或为高危的暴露时(如血量较多的暴露或暴露源为人类免疫缺陷病毒滴度高的晚期患者),则推荐在基本两联用药方案的基础上加用蛋白酶抑制剂。

3)暴露后预防用药的疗程　服药持续多长时间效力最佳,目前还不清楚。动物及职业暴露预防试验提示,服药4周才有一定保护作用。因此,若无明显的不良反应或者虽然有明显的不良但能承受,那么,预防性治疗时间均应持续4周。如出现严重的毒性或耐药时可停药,但轻微的不良反应应坚持用药。

4)暴露后预防用药的药物副作用检测　在暴露后预防用药开始后应当检测服药后产生的副作用,开始服药和服药2周均要进行全血检测、肾功能和肝功能检测。一旦发生主观或客观的不良反应,应在专家指导下考虑减量或用其他药物替代。

5)预防用药的注意事项　在进行风险评估后,由事故当事人在知情同意的情况下对专家提出的建议做出选择。育龄妇女使用齐多夫定作为预防用药期间应避免或终止妊娠。动物实验表明,齐多夫定可使怀孕的小鼠增加癌症的危险。鉴于医务人员暴露后的感染率很低而用药的预防用药方案不良反应较大,所以应严格掌握用药的指征。

6)其他　如果暴露源的人类免疫缺陷病毒感染状态或暴露级别不明,暴露后的预防应结合临床病历、流行病学资料、暴露的类型来分析暴露源为人类免疫缺陷病毒抗体阳性的可能性。如果有人类免疫缺陷病毒传播的可能性,就应开始实施基本用药方案,等暴露源的人类免疫缺陷病毒检测结果明确后再采取措施。人类免疫缺陷病毒阴性,应终止预防服药;若人类免疫缺陷病毒阳性,应重新评估,根据评估结果调整或修改预防用药方案。

(5)暴露后随访　人类免疫缺陷病毒职业暴露发生后,应立即抽取被暴露者的血样做人类免疫缺陷病毒抗体本底检测,以排除是否有既往人类免疫缺陷病毒感染。如本底检测结果阴性,无论经过危险性评估后是否选择暴露后预防服药,均应在事故发生后随访咨询、检测和评估。据研究,95%的人类免疫缺陷病毒感染者将于暴露后6个月内出现血清抗体阳转,约5%感染者于暴露后6~12个月出现人类免疫缺陷病毒抗体阳转,其中大多数感染者在暴露后2个月内出现抗体阳转。已服药的人类免疫缺陷病毒感染者不会延长其抗体阳转的时间。因此,应在事故发生后第6周、3个月、6个月和12个月时分别抽取血样检测人类免疫缺陷病毒抗体,以明确是否发生感染。

除监测人类免疫缺陷病毒外,还应对暴露者的身体情况进行观察和记录。要观察暴露者是否有人类免疫缺陷病毒感染的急性期临床症状,一般在6周内出现,如发热、皮疹、肌肉疼痛、乏力、淋巴结肿大等,既可以更加准确地估计感染的可能性,及时调整处理措施或用药方案;还可以了解暴露后是否存在除人类免疫缺陷病毒感染以外的其他危险,如外伤、感染引起的败血症等,并给予相应的治疗。对于人类免疫缺陷病毒暴露后预防用药的人员,可以了解药物的不良反应发生情况、身体耐受药物情况、药物治疗的依从性等。

(6)被暴露者在生活中的注意事项　从暴露发生起1年的时间内,应将被暴露者视为可能的人类免疫缺陷病毒传染源加以预防。主要措施:被暴露者应在每次性交时使用安全套;育龄妇女暂缓怀孕;孕妇要根据危险性评估的结果权衡利弊,决定是否终止妊娠;哺乳期女性应中断母乳喂养改用人工喂养;在生活中避免与他人有血液或感染性体液的接触或交换等。

（三）艾滋病职业暴露的预防

随着人类免疫缺陷病毒感染者和获得性免疫缺陷综合征患者越来越多，将有更多的临床医护人员面临治疗和护理获得性免疫缺陷综合征患者的工作。获得性免疫缺陷综合征患者需要治疗和护理，医护人员作为专业人员，应以同情、客观、迅速、有效的治疗和护理来帮助患者。但是，在治疗护理过程中，很有可能发生医护人员被获得性免疫缺陷综合征患者传染的事件。虽然暴露后有些药物可以预防人类免疫缺陷病毒感染，但并不是百分之百有效。目前，国外已经至少有21例预防失败的报道。一旦感染发生后，后果将会十分严重。因此，应该重视临床医护人员关于该病的职业暴露的问题，制定相关的防护措施，防止医护人员因职业暴露而感染人类免疫缺陷病毒。

医护人员因职业暴露被艾滋病感染的最主要的途径，是被污染的针头或锐器刺破皮肤造成的，也有因破损的皮肤或非消化道黏膜，如眼结膜、鼻黏膜接触患者的血液或体液造成的。所以，在临床治疗和护理工作中，医护人员应当严格遵守操作规程，遵循控制医院内感染的规则，防止意外感染。

1. 普及性防护措施　世界卫生组织推荐的普遍性防护原则中认为，在为患者提供医疗服务时，无论是患者还是医务人员的血液和深层体液，也不论其是阳性还是阴性，都应当作为具有潜在的传染性加以防护。在所有的患者都有可能是艾滋病患者的指导思想下，1985年美国疾病控制与预防中心提出了"普遍预防"的概念，1996年又提出标准预防，即假定所有人的血液等体内物质都有潜在的传染性，接触时均应采取防护措施，防止职业感染经血液传播疾病的策略。通过采取综合性防护措施，不但可以减少受感染的机会，还可以避免一些不必要的歧视和误会。这些措施如下：

（1）洗手　手接触污染物机会最多，暴露时间长，但若无皮肤损伤一般不构成危险。洗手是预防人类免疫缺陷病毒传播最经济、方便、有效的方法。医护人员在接触患者前后，特别是接触排泄物、伤口分泌物和污染物品前后，无论是否戴手套均要洗手。医护人员手上沾着的体液，可以很容易地用肥皂和水清除干净。因此，洗手是任何医护人员接触患者前要做的第一件事，也是他们离开患者或隔离病区要做的最后一件事。

（2）避免直接接触血液或体液　医护人员应常规地实施屏障，防止皮肤、黏膜和患者的血液及其他体液接触。常用的防护措施包括手套、口罩或防护眼罩，穿隔离衣。手套等防护物品要备在固定而又随手可得的地方，便于取用。

1）戴手套　当医护人员接触患者的血液、体液或患者的皮肤、黏膜与创伤，或者进入患者体腔及有关血管的侵入性操作，或接触和处理被患者的体液污染的物品和锐器，特别是医护人员手上有伤口时，均应戴手套操作。研究证实，经常戴手套的护理人员其皮肤黏膜被医疗器械损伤和直接接触患者血液的机会均明显小于不戴手套者，且并不会因为戴手套操作不便而导致皮肤的损伤。在接触每位患者和检查、治疗、护理另一位患者前要更换手套。手套不能重复使用，使用一次后要丢弃处理。手套发生撕裂、被针刺破或其他原因导致破损时，要立即更换手套。操作完毕，应尽快脱去受血液或深层体液污染的手套，脱去手套后，即使手套表面上并无破损，也应马上彻底清洗双手。

2）戴口罩或防护眼罩　医护人员在处理血液及其他体液、分泌物等有可能溅出的操作时，特别是在行气管内插管、支气管镜及内窥镜等检查时，应戴口罩和防护眼罩。可以减少患者的体液、血液等传染性物质溅到医护人员的眼睛、口腔及鼻腔黏膜上。一般使用过氯己烯纤维制成的高效过滤口罩。口罩只能使用一次，潮湿后要及时更换。口罩要盖住口鼻部，禁止挂在颈上反复使用。防护眼罩每次用后均应进行消毒处理。一般常规性治疗护理人类免疫缺陷病毒感染者不需要戴口罩或防护眼罩，如有其他传染病存在或有指征时需要戴上口罩。

3）穿隔离衣　在预测衣服有可能被血液及其他体液、分泌物、排泄物污染或执行特殊手术时应穿上隔离衣。

（3）安全处置锐利器具　虽然医护人员被锐器（针刺）伤害是不可避免的,但美国疾病控制与预防中心的评定表明,62%～88%的锐器伤害是可以预防的。因此,对针头、手术刀或其他尖锐物品应谨慎处理,避免被针头或其他锐器刺伤。针对导致针刺的高危操作,建议严格执行下列操作规程：①操作后要立即将使用过的一次性的注射器和锐器丢弃在针器收集器中,不必套回针帽,当必须套回时,要采取单手操作;不要用手折断或折弯针头,不要从一次性注射器上取下针头。②勿将锐利废弃物同其他废弃物混在一起。尽快将用过的注射器、锐器、手术刀片直接放入坚固、耐穿破的容器内,容器外表应有醒目标志,转送到处理部门。③在进行侵袭性操作时,一定要保证光线充足,尽可能减少创口出血。手持锐器时不要让锐利面对着自己和他人,避免刺伤。在处理创口时,要特别注意减少意外刺伤。④无论在什么情况下,不要把用过的器具传递给别人。所有操作后应由操作者自己处理残局,避免意外刺伤的发生。⑤采血时要用安全的蝶形真空针具,以降低直接接触血液的危险性。执行注射、抽血等操作时应戴手套。

（4）改善医疗护理操作环境　针刺伤和锐器伤除了与所涉及的操作过程有关外,还与医疗护理器材的设计有关。当针头产品的设计在使用后可以分离的或还需操作的易发生针刺伤。因此,目前国外开发了不少安全产品,包括以下几类：一是无针头的产品,如可收缩针头的静脉通路装置,减少了针头的使用频率;二是具有安全保护性装置的产品,如可收缩针头的注射器、针头可自动变钝的注射器、针头可自动锁住的套管针等,这类产品可使针头在使用后或使用时与使用者处于隔离状态;三是个人防护产品,如用于单手将针头套上针帽的装置等;四是锐器收集器,使用防刺破、防渗透的塑胶收集容器可降低50%的针刺伤,是理想的减少针刺、锐器伤害的方法。因此,使用安全产品可在一定程度上减少职业暴露。

（5）血液（体液）溅出的处理　①小面积的溅出：首先应戴上手套,用一次性手巾或其他吸水性能好的物品清除剩余的血液或其他体液,用肥皂水和清水清洗,再用消毒液（如漂白粉）消毒被污染的表面;②大面积的溅出：应先用一次性手巾盖住,然后用 1 000 mg/L 漂白粉浸泡 10 min,再按上述步骤处理;③如有血液溅到口腔内,应用生理盐水反复冲洗口腔,用消毒溶液反复漱口;对溅到身上的血液,用吸水纸擦拭,再用去污剂洗涤,最后用消毒剂擦拭。

（6）标本的存放　标本容器应用双层包装并标记明显的警告标志,放入坚固防漏的拉锁罐内密封以防漏出。外层要保持干净,如有污染应用消毒剂洗净。

（7）废弃物及排泄物的处理　对患者用过的一次性医疗用品及其他固体废弃物,应放入双层防水污物袋内,密封并贴上特殊标记,送到指定地点,由专人负责焚烧。没有条件焚烧,应先经过消毒后再处理。排泄物、分泌物等污物倒入专用密闭容器,经过消毒后排入污水池或下水道。

（8）抢救患者时的防护　在抢救患者的过程中,医护人员应避免皮肤、黏膜接触血液、涎液等体液。除了一般的防护措施,在急救过程中还应准备面罩、人工呼吸皮球或其他人工呼吸装置,避免做口对口人工呼吸。

2. 有针对性的消毒

（1）人类免疫缺陷病毒的抵抗力　引起艾滋病的人类免疫缺陷病毒是在 1983 年被发现的,为逆转录病毒,属于慢性病毒。人类免疫缺陷病毒对外界的抵抗力较弱,远较乙型肝炎病毒的抵抗力弱。人类免疫缺陷病毒对热敏感,在 56 ℃下加热 30 min 部分灭活,60～122 ℃可被杀死。世界卫生组织推荐 100 ℃ 30 min 进行逆转录病毒灭活,但在室温液体的环境下可存活 15 d 以上。因此,医疗用品经过高温消毒、煮沸或蒸汽消毒完全可以达到消毒目的。人类免疫缺陷病毒不耐酸,较耐碱,pH 值降至 6 时病毒滴度大幅度下降,pH 值高达 9 时,病毒滴度仍较稳定。人类免疫缺陷病毒对消毒剂、去污剂也较敏感,700 mL/L 乙醇、1 000 mg/L 漂白粉、1 000 mL/L 戊二醛、100 mg/L 甲醛溶液、20 000 mg/L 氯氨等均可灭活该病毒;对紫外线、γ 射线、β 射线的耐受力较强。

（2）人类免疫缺陷病毒污染物品的消毒方法　患者与健康人的一般生活接触不会引起艾滋病病毒的传播,在公共场所没有血液及其他体液和分泌物时不必消毒。但在医院和患者家庭内应针对性地对被艾滋病病毒污染的场所和物件进行消毒。如果环境中有血液或其他体液溅出,参照本节中血液（体液）溅出的处理方法进行处理。

1）皮肤、黏膜和手的消毒　医护人员的手接触污染物的机会最多,暴露时间长,手被大量细菌污染,仅一般性的洗手不能消除手上的细菌。因此,必须在洗手后再进行手的消毒。手的消毒比洗手有更高、更严格的要求:①接触患者前后应用肥皂和流动水冲洗 10 s 以上。②若有污染或明显污染的可能,应先用消毒剂浸泡或擦拭,再用肥皂及流动水冲洗。一般日常接触轻度污染可用 700 mL/L 乙醇浸泡 2 ~ 5 min;血液及其他体液、分泌物等污染,可先用 1 000 mg/L 次氯酸钠或 2 000 mg/L 过氯乙酸清洗消毒,除去血迹并浸泡 10 min;黏膜可用 5 000 mg/L 碘伏擦拭消毒。③戴手套接触患者或污染物品后,应先在 5 000 mg/L 次氯酸钠溶液中浸泡 1 ~ 2 min,再脱去手套,然后用肥皂和流动水冲洗。

2）物品和环境的消毒　被艾滋病患者的血液及其他体液、分泌物和排泄物污染的环境和设施,如地面、墙壁、桌椅、台面、床柜及车辆等,均应消毒。空气一般不做特殊处理。最有效而又适用的方法是含氯消毒剂,使用浓度按污染轻重和性质而定,可选用 1 ~ 10 g/L 的次氯酸钠溶液,也可用 1 000 mg/L 过氧乙酸。次氯酸钠对金属有腐蚀性,易腐蚀的设施可用 2 000 mg/L 戊二醛擦拭、浸泡。消毒的方法和时间可根据不同的化学物品而定。患者出院或死亡后对病室应进行一次终末消毒,可用上述消毒剂擦拭,也可用消毒剂熏蒸。熏蒸时可用甲醛 235 mL/m³,作用 12 ~ 24 h,也可用过氧乙酸 1 ~ 3 g/m³,作用 1 ~ 2 h。

3）医疗器械的消毒　在各种污染物品中,污染的医疗器械是最危险的传播因素,特别是针具及剪刀等锐器。器械无论是一次性使用或可反复使用者,用后必须先经消毒才可做进一步的处理。污染的医疗器械应按消毒—清洗—灭菌的程序处理。医疗器械的消毒以热力消毒为主,效果可靠,损坏性小。可先用 80 ℃以上的热水清洗或先进行煮沸,然后进行彻底清洗,干燥包装,再进行热力灭菌。热力灭菌的要求是:压力蒸汽 121 ℃作用 15 min,126 ℃作用 10 min,134 ℃作用 3.5 min;干热 121 ℃作用 16 h,140 ℃作用 3 h,160 ℃作用 2 h,170 ℃作用 1 h。不宜使用热力消毒的医疗器械可用适宜的化学消毒剂做浸泡处理。血液污染的器械可浸入 0.5% 的次氯酸钠溶液（含有效氯 5 000 mg/L）中 10 min,污染轻微的器械可浸入 3% 的过氧化氢溶液中 60 min,易腐蚀的器械可用 2 000 mg/L 的戊二醛浸泡 30 ~ 60 min。消毒注射器时,必须将注射器芯抽出,针头取下,全部浸泡水中煮沸或浸泡于消毒液中。处理时要小心,勿让针头刺伤手指。橡胶手套和橡胶管等器材,可以煮沸 30 min。血压计如被污染,用去污剂去污,再用 1∶10 的漂白粉溶液擦拭。温度计放入盛有 750 mL/L 乙醇的加盖容器内消毒。

4）污染物及排泄物的处理　运输废弃物的人员必须戴厚乳胶手套。处理液体废弃物必须戴防护眼镜。未被血液或其他体液污染的废弃物,可按一般性废弃物处理。①污染的固体废弃物品:如患者用过的一次性医疗用品及其他固体废弃物,应放入双层防水污物袋内,密封并贴上"危险""小心"等特殊标记,送到指定地点,由专人负责焚烧。无条件焚烧时,则应先经过消毒后再抛弃。消毒可用煮沸法,也可用次氯酸钠或 1 000 mg/L 过氧乙酸溶液。②排泄物、分泌物等液体废物:这些污物倒入专用密闭容器,然后用等量的含氯消毒剂混合搅拌均匀,作用 60 min 以上,排入污水池,或用 5 000 ~ 10 000 mg/L 过氧乙酸溶液作用 30 min。③痰盂、便器等用物:用 5 000 mg/L 的有效氯溶液浸泡或涮洗。④衣物消毒:对艾滋病患者用过的衣服、卧具要先消毒后清洗。把污染衣物装入防水污物袋内,做标记实施消毒处理。一般无明显污染痕迹的衣物,放入次氯酸钠溶液(含有效氯1 000 mg/L)浸泡60 min;对耐热、耐湿衣物用高压蒸汽灭菌法,温度在121 ℃,作用时间为20~30 min,或在0.5%肥皂液中煮沸30 min;对易褪色、怕热衣物可用2 000 mg/L戊二醛溶液浸泡30 min。在消毒时一定要把衣物完全浸没。消毒后在80 ℃热水中加洗涤剂清洗。⑤餐具、茶具消毒:一般情况下,餐具、茶具无须做特殊处理。艾滋病患者应使用单独的餐具、茶具,在使用后最好煮沸消毒20 min或流通蒸汽消毒20 min;对有严重污染的餐具、茶具应煮沸消毒30 min或在0.1%的次氯酸钠溶液(含有效氯1 000 mg/L)中浸泡30 min。

5)手术室内的消毒 为艾滋病患者施行外科手术是一项危险的操作,应采取下列严格措施进行消毒:①手术室的消毒:选择易于隔离的手术室,室内按常规方法进行消毒。②患者的术前准备:避免患者各种外部损伤,术前不要剃毛,必要时可用化学脱毛剂,做好患者的术前皮肤清洁。③手术人员的准备:参加手术者应按严格隔离要求,须穿防水隔离衣。减少使用锐器的机会,有条件时使用激光切开或止血。术中使用的锐器应放入专用容器内,其他器械用后放入专用防水包内,便于处理。④术后处理:原则上不允许将污染物暴露带出手术室。患者衣物如有污染应及时更换。开放性伤口严密覆盖,须引流者采用闭式引流。隔离用品统一放入专用袋内,并贴上标签。脱手套前先用0.1%的次氯酸钠溶液(含有效氯1 000 mg/L)洗去手套上的血液,再脱下消毒。暴露部位按皮肤消毒要求消毒。手术室内要彻底消毒。⑤病理检查物:病理检查的组织或器官要浸泡在盛有10%甲醛液的容器中,再放入另一个不透水的容器内。⑥交通工具:运送患者的交通工具先用200 g/L(20 000 mg/L)漂白粉液或其他含氯消毒剂喷洒,待干燥后再擦干净。

3.阻断医院内人类免疫缺陷病毒的感染途径 除了医护工作者由于职业暴露而存在感染艾滋病的危险外,其他患者在接受治疗、护理的过程中也同样存在此类问题。由于受多种因素影响,人类免疫缺陷病毒传播给患者的危险性难以统计,但比医护人员的职业暴露危险性要低。总之,在卫生医疗机构中应当严格遵守标准,遵守医院内感染控制的原则,以防止艾滋病的交叉感染。

(1)隔离 一般艾滋病患者不需要单独住隔离房间,可同室隔离。但是当患者出现以下情况应住隔离房间,并采用红色标记:即患者的血液、分泌物以及排泄物污染环境时;患有传染性的机会性感染(结核病等);患者意识不清,不能自理者。

(2)实行安全注射 世界卫生组织对安全注射的定义:对接受注射者无害,不使卫生保健人员因接触产生任何危险,注射器产生的废弃物没有对社会构成危险。临床工作中应尽量做到安全注射,能用口服药物代替的,可避免使用注射用药物。在进行注射操作时,一定要用经过严格消毒的针头和注射器,最好使用一次性注射器,在进行预防接种时要坚持一人一针一管制度。

(3)严格消毒 凡接触患者血液及其他体液或有可能被患者血液污染的各种医疗器械,在使用前必须进行彻底消毒。

(4)保证安全供血 因为血液制品受污染而引起患者感染艾滋病的事件也时有报道。因此,所有输血和血液制品、生物制品必须进行严格的相关检验。尽量避免不必要的输血,鼓励并实施无偿献血制度。血液的采集、使用和管理必须符合《中华人民共和国献血法》的要求。

(5)规范捐献器官的管理 对器官捐献者(包括骨髓、角膜、皮肤、内脏、精子和卵子等)应进行相关检查,合格者方可捐献。

(四)艾滋病疫情报告

在我国,获得性免疫缺陷综合征属于乙类传染病,执行职务的医疗护理保健人员、卫生防疫人员,发现人类免疫缺陷病毒感染者或疑似人类免疫缺陷病毒感染者应按甲类传染病向当地卫生防

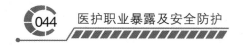

疫机构报告疫情,即城镇 6 h 之内、农村 12 h 之内上报。

(五)艾滋病职业暴露组织与管理

1. 建立职业暴露安全药品储备点　在省内建立一个职业暴露安全药品常备储备点,为增加职业暴露事故发生后提供预防性药品的可及性,也可多建立几个职业暴露安全药品临时储备点。

2. 各部门(单位)职责明确

(1)省艾滋病、性病防治中心负责全省职业暴露安全药品的管理,提供职业暴露事故的技术咨询,负责全省职业暴露预防与控制的师资培训,负责全省职业暴露事故资料的汇总和上报。

(2)省职业暴露技术指导中心提供职业暴露事故的技术咨询,负责职业暴露事故的直接处理,参与全省职业暴露预防与控制的师资培训,为职业暴露事故单位(或事故当事人)提供预防性药物。

(3)各市、县、区级疾病预防控制中心负责职业暴露事故的直接处理,组织当地职业暴露预防与控制的二级培训,为职业暴露事故单位或事故当事人提供技术咨询和风险评估,负责职业暴露事故处理后的定期监测和随访,负责职业暴露事故的登记和报告。

(4)各医疗保健机构加强对医护人员职业暴露预防的宣传教育,建立预防职业暴露的各项规章制度,负责职业暴露事故的登记和报告,为相关工作人员提供必要的防护用品。

3. 建立职业暴露事故登记制度　事故登记的内容:事故发生的时间、地点及经过,暴露方式,暴露的具体部位及损伤程度,暴露源种类(培养液、血液或其他体液)和含有艾滋病病毒的情况,处理方法及处理经过(包括赴现场专家或领导活动),是否实施预防性用药、首次用药时间(暴露后几小时或几天),药物不良反应(包括肝肾功能化验结果)及用药的依从性情况,定期检测及随访情况。

4. 建立职业暴露报告制度　在发生艾滋病病毒职业暴露事故后,事故当事人要立即向单位负责人报告,同时事故单位要立即向当地疾病控制中心(或省职业暴露安全药品储备点或省艾滋病性病防治中心)报告,以便专家进行风险评估和确定是否采取预防性服药。各级疾病预防控制中心于每年 7 月 5 日前和 1 月 5 日前分别将上半年和下半年填写的"艾滋病职业暴露人员个案登记表"报至省艾滋病、性病防治中心。省艾滋病、性病防治中心于每年 7 月 10 日前和 1 月 10 日前,分别将"艾滋病职业暴露人员事故汇总表"报至省卫生计生委,并抄报中国性病艾滋病预防控制中心。

5. 职业暴露安全药品的管理　各省性病、艾滋病防治中心负责向各储备点发放职业暴露安全药品,并在药品的失效期临近之前,负责与国家疾控中心和有关药厂联系,及时更新储备药品。每个储备点需要常规储备 2~3 种药物,包括两种逆转录酶抑制剂和一种蛋白酶抑制剂。常备储备点可应急处理 2~5 次事故的用药量储备,区域储备点可应急处理 1~2 次事故的用药量储备。各储备点要定期将职业暴露安全药品的库存情况向省艾滋病、性病防治中心反馈。各储备点必须建立严格的药品入库和使用登记制度,并实行专人管理。职业暴露药品只用于全省各级医疗卫生、公安、司法、科研等单位发生的职业暴露事件,并实行免费,不得擅自用于非职业性暴露事件。区域储备点按程序发放预防性药品。

6. 建立健全各项规章制度　各级各类医疗卫生机构要建立消毒管理制度、实验室安全操作规程、锐利器具和废弃物的安全处置、一次性医疗用品的毁形和回收制度、发生艾滋病病毒职业暴露后的应急处理程序等。建立健康监测制度,对有发生职业暴露可能的医务人员进行定期的艾滋病病毒抗体检测。

(六)职业暴露的教育与培训

现阶段,我国医护人员对经血液传播疾病的职业安全意识较淡漠。一方面是因为学校对职业安全防护相关知识的教育重视不够；另一方面是管理层出于经济成本的考虑，一次性手套、防护眼罩及不透水的隔离衣等防护用具提供较少。因此，应加强职业暴露预防知识的宣传和培训，可通过多种形式如培训班、宣传画册、录像带等对医护人员进行经血液传播疾病的职业安全教育，以提高医护人员和相关工作人员的防护意识，减少和避免职业暴露的发生。

【案例导入与分析3-2】

职业暴露的处理

马某是艾滋病定点医院的护士，她将所有的废弃物都混装在一个编织袋中，在处理污物时，不小心被一根混在污物中的穿刺针刺破手指，当时有可视性出血。该院住院患者均为晚期艾滋患者。对此，你认为应该怎么处理？

思路提示：

1. 伤口的处理过程：立即用流动的自来水冲洗，并使劲轻挤出血部位，然后给予碘酒、酒精消毒皮肤；在24 h内服用抗病毒药物，采用强化用药方案，服用28 d；分别在6周、3个月和6个月时检测人类免疫缺陷病毒抗体，均为阴性。

2. 医疗废物的处理流程：物品的放置应该如何？在处理一次性医疗用品时，要将针头、刀片等锐器与其他物品分开存放和处理，锐器等要装在耐刺的塑料桶中，以免发生被混在污物中的锐器扎伤等事故。

3. 学会评估：暴露级别为2级，暴露源级别为重度类型。

4. 在发生职业暴露后马上进行局部紧急处理是对的，但不能使劲挤压伤口。

5. 发生职业暴露后，最好在4 h内服药，即使超过了24 h仍然要服药。

二、乙型肝炎和丙型肝炎

乙型肝炎是血液传播性疾病，主要经血（如不安全注射史等）、母婴传播及性传播，皮肤黏膜破损传播也有一定比例，如文身、扎耳洞、内窥镜检查等。虽然血液制品现已严格控制，乙型肝炎传播可能性大大减少，但仍然是医护人员面临的传播危险性最大的血液传播性疾病。我国为乙型肝炎高发区之一，乙型肝炎病毒总的感染率高达60%，乙型肝炎表面抗原携带率为9.75%。在慢性感染和病毒携带者血液中的乙型肝炎病毒浓度很高。实验证明，HbsAg阳性的血浆稀释1 000万倍给易感者注射后，仍可引起乙型肝炎病毒感染。因此，医务人员尤其是外科、口腔科、妇科、产科、内科检查的医生、护士感染乙型肝炎病毒甚多。

丙型肝炎也和乙型肝炎一样，人类普遍易感。我国丙型肝炎的感染率一般为3%，受血者或者接受血制品、血液透析患者和接触血液的医疗护理人员感染率高达50%～60%。国内外学者根据流行病学的研究认为，丙型肝炎病毒的传播途径50%可通过血液，10%可通过性接触，40%仍然不十分明确。但近年来因输血引起的丙型肝炎时有发生，且呈上升趋势。特别是研究证明，即使是最轻微的血液接触也可被感染。

鉴于此，医护人员在医院特定的环境中，被感染的概率大大增加。且感染后大多数成为慢性肝炎。

（一）临床症状与分型

潜伏期6周至6个月，一般为3个月左右。

1. 急性乙型肝炎

(1)急性黄疸型肝炎　按病程可分为 3 期,总病程 2～4 个月。黄疸前期:起病较缓,主要为厌食、恶心等胃肠道症状及乏力。少数有呼吸道症状,偶尔可高热、剧烈腹痛,少数有血清病样表现。本期持续数天至 2 周。黄疸期:巩膜及皮肤黄染明显,于数日至 2 周内达高峰。黄疸出现后,发热渐退,食欲好转,部分患者消化道症状在短期内仍存在。肝大,质软,有叩痛及压痛。有 5%～10%的患者脾大。周围血白细胞一般正常或稍低,血清丙氨酸氨基转移酶显著升高,此期持续 2～6 周。恢复期:黄疸渐退,各种症状逐步消失,肝脾回缩至正常,肝功能恢复正常,本期持续 4 周左右。

(2)急性无黄疸型肝炎　起病徐缓,症状类似上述黄疸前期表现,不少患者症状不明显,在普查或查血时,偶尔发现血清丙氨酸氨基转移酶升高,患者多于 3 个月内逐渐恢复,约有 5%～10%转为慢性肝炎。

2. 慢性乙型肝炎　肝炎病程超过半年,亦可隐匿发病,常在体检时发现。症状多种多样,反复发作或迁延不愈。消化功能紊乱症状多见,表现为食欲缺乏、厌油、恶心、腹胀、便溏等。

多数患者有乏力、肝区不适。常于劳累、情绪改变、气候变化时症状加重。部分患者有低热及神经功能紊乱表现,如头昏、失眠、多梦或嗜睡、注意力不集中、记忆力减退、急躁易怒、周身不适、腰腿酸软等。部分患者可有出血倾向,表现为齿龈出血、鼻出血、皮下出血点或瘀斑。少数患者无任何自觉症状。中重度慢性肝炎患者健康状况下降,可呈肝性病容,表现为面色晦暗,青灰无华。可见肝掌、蜘蛛痣,肝脾肿大,质地中等或较硬,有触、叩痛,脾脏可进行性肿大。部分患者发生内分泌紊乱,出现多毛、痤疮、睾丸萎缩、男性乳房发育、乳头色素沉着,乳房可触及界限清楚的硬块。实验室检查显示丙氨酸氨基转移酶及胆红素反复或持续升高,天门冬氨酸转氨酶常可升高,部分患者 r-谷氨酰转肽酶、精氨酸琥珀酸裂解酶、碱性磷酸酶也升高。胆碱酯酶及胆固醇明显减低时常提示肝损害严重。靛青绿滞留试验及餐后 2 h 血清胆汁酸测定可较灵敏地反映肝病变。

中重度慢性肝炎患者清蛋白降低,球蛋白增高,清蛋白、球蛋白比值倒置,γ 球蛋白和 IgG 亦升高。凝血酶原的半寿期较短,能及时反映肝损害的严重程度,凝血因子 V、Ⅶ常减少。部分患者可出现自身抗体,如抗核抗体、抗平滑肌抗体,抗线粒体抗体,类风湿因子及狼疮细胞等阳性。

肝外系统表现可发生于病毒性肝炎的任何病期,以慢性肝炎为多见。消化系统可有胆囊炎、胆管炎、胃炎、胰腺炎等;呼吸系统可有胸膜炎、肺炎;肾可有肾小球肾炎、肾小管酸中毒等;循环系统可有结节性多动脉炎、心肌炎、心包炎等;血液系统可有血小板减少性紫癜、粒细胞缺乏症、再生障碍性贫血和溶血性贫血等;皮肤可见痤疮、婴儿丘疹性皮炎(Gianotti 病)、过敏性紫癜、面部蝶形红斑等;神经系统可有脑膜炎、脊髓炎、多发性神经炎、格林-巴利综合征等;还可有关节炎、关节痛等症状。病毒性肝炎时肝外系统表现的发生与下列因素有关:①病毒的侵犯及机体对病毒感染的反应;②免疫复合物的形成和沉积;③机体细胞免疫反应引起的病变;④继发于肝实质损害的影响。

3. 重型乙型肝炎

(1)急性重型肝炎　又称暴发型肝炎。初起类似急性黄疸型肝炎,但病情发展迅猛。起病 10 d 内出现精神症状,如兴奋、性格行为反常、答非所问、日夜倒错、步履不稳、视物不清、昏迷等症状。黄疸迅速加深,肝浊音界迅速缩小,有扑翼样震颤及病理反射。病程中出现明显出血倾向、低血糖、高热、腹水。发生脑水肿概率高,部分患者发生肝性脑病。晚期发生顽固性低血压、急性肾功衰竭。患者周围血白细胞总数升高,血清胆红素>171 μmol/L,或平均每日以 17.1～34.2 μmol/L 的速度迅速增长。多数患者出现酶疸分离现象。病情危重、预后甚差,病程常不超过 3 周。

(2)亚急性重型肝炎　又称亚急性重型肝炎。发病时常类似急性黄疸型肝炎。症状较严重,患者极度乏力,明显食欲缺乏,频繁恶心呕吐,腹胀难忍,出现腹水。肝界进行性缩小,黄疸迅速上升,血清胆红素大于 171 μmol/L,明显出血倾向,凝血酶原时间延长、活动度小于 40%。血清蛋白降低,清蛋白/球蛋白比值倒置,早期血清丙氨酸氨基转移酶上升,随后出现酶疸分离,天门冬氨酸转氨酶、丙氨酸氨基转移酶比值大于 1。肝性脑病常出现在病程后期,后期还可出现严重出血、电解质紊乱,肝-肾综合征,严重感染,发生多脏器衰竭。病程较长,可达数月。部分患者可恢复,但多发展为坏死后肝硬化。

(3)慢性重型肝炎 临床表现酷似亚急性重型肝炎。但它是在慢性肝炎、肝硬化或乙型肝炎病毒携带状态的基础上,发生了严重肝功能损害。可由慢性肝炎反复发作,渐进性加重而成为慢性重型肝炎,亦可起病如同急性或亚急性重型肝炎,死后尸解证实诊断。主要表现为黄疸进行性加深,凝血酶原活动度进行性下降,出现难以消退的大量腹水、反复严重感染、难以纠正的电解质紊乱。此型患者常有低氧血症,存在通气换气障碍。近年由于治疗的加强,半数以上患者不出现肝性脑病,或仅在临终前出现,常因上消化道出血、肝-肾综合征及严重感染而死亡。

4.淤胆型肝炎 急性淤胆型肝炎起病类似急性黄疸型肝炎,但自觉症状较轻,黄疸进行性加重并持续 3 周以上,患者皮肤瘙痒,大便色变浅,短期内可呈灰白色。肝大,血清胆红素明显升高,以直接胆红素为主。γ-谷氨酰转肽酶、碱性磷酸酶、胆固醇及血清胆汁酸均升高。疾病初起,丙氨酸氨基转移酶明显升高,但很快下降,出现酶疸分离。部分患者入院时凝血酶原活动度下降,但经补充维生素 K_1,3~7 d 即迅速得到纠正。B 型超声检查无肝外梗阻表现。

(二)病原学诊断

1.急性乙型肝炎 根据典型临床症状,参考流行病学资料,并排除其他疾病者,可诊断为急性乙型肝炎。血清胆红素在 17.1 μmol/L 以上者,可诊断为黄疸型。我国乙型肝炎病毒感染者众多,临床乙型肝炎患者要确定其为急性或慢性需作全面分析。急性乙型肝炎无既往 HBsAg 阳性病史,丙氨酸氨基转移酶升高幅度常在 500 U/L 以上,肝组织学改变以小叶内炎症和肝细胞变性为主,且均匀分布。慢性病例则以汇管区炎症和间质反应较明显,如有纤维增生、小叶结构改变可确定为慢性感染。急性乙型肝炎绝大多数在 6 个月内恢复、HBsAg 转阴。急性乙型肝炎时 IgM 抗-HBc 常呈现高滴度水平,慢性则为低滴度阳性或阴性。正确判断乙型肝炎的急性或慢性对于了解其预后、分析疗效具有重要意义。

2.慢性乙型肝炎 既往有乙型肝炎或 HBsAg 携带史或急性肝炎病程超过半年,而目前仍有肝炎症状体征及肝功异常者可诊断为慢性肝炎。对于发病日期不明者,需根据全面情况综合分析。按病原学分类,以炎症坏死的轻重分级(G)、纤维化的发展分期(S),将慢性肝炎分为轻、中、重度。轻度慢性肝炎(相当于轻型先天性肾上腺皮质增生症)是指病情较轻,症状不明显或虽然有症状、体征,但生化指标仅 1~2 项轻度异常者。中度慢性肝炎(相当于原中型先天性肾上腺皮质增生症)为症状、体征、实验室检查居于轻度和重度之间。重度慢性肝炎有明显或持续的肝炎症状,如乏力、食欲缺乏、腹胀、便溏等,可有肝掌蜘蛛痣,肝脾肿大而排除其他原因。部分患者出现肝外症状,如皮疹、肾小球肾炎、多浆膜炎、甲状腺炎、血管炎、肺炎、一种或几种血细胞减少。实验室检查血清 ALT 反复或持续升高,常有血清胆红素升高,清蛋白减低或清蛋白/球蛋白比值异常,自身免疫抗体阳性。凡白蛋白≤32 g/L、胆红素>85.5 μmol/L、凝血酶原活动度 60%~40%,三项检测中有一项达上述程度者即可诊断为慢性肝炎重度。组织学特征为重度碎屑样坏死、桥形坏死、纤维化伴小叶结构紊乱,可有结节形成。

3.重型肝炎

(1)急性重型肝炎 以急性黄疸型肝炎起病,起病 10 d 内迅速出现精神神经症状,凝血酶原活动度低于 40% 而排除其他原因者,肝界缩小,出血倾向,黄疸急剧加深。

（2）亚急性重型肝炎 急性黄疸型肝炎，起病 10 d 以上，凝血酶原时间明显延长，活动度低于 40%，并具备以下表现之一者：①出现 Ⅱ 度以上肝性脑病症状；②黄疸迅速加重（总胆红素 > 171 μmol/L），丙氨酸氨基转移酶升高或酶疸分离，A/G 倒置；③极度乏力，频繁恶心呕吐，重度腹胀或腹水。对急性黄疸型患者应密切观察病情发展，如发病前有过度劳累，酗酒等情况，起病后有严重消化道症状者，可先按重型肝炎处理。

（3）慢性重型肝炎 临床表现同亚重肝，但有慢性肝炎、肝硬化史或在 HBsAg 携带基础上发生者。有相应的体征和严重肝功能损害，虽然无上述病史，但影像学、腹腔镜检查或者肝活检支持慢性肝炎表现者。为了便于判断疗效和预后，根据临床表现，亚急性和慢性重型肝炎可分为早、中、晚三期。早期：符合重型肝炎基本条件，如极度乏力、明显消化道症状，血清胆红素≥171 μmol/L，凝血酶原活动度≤40%，或病理证实。但尚无明确的脑病、腹水等并发症发生。中期：有 Ⅱ 度以上肝性脑病、明显腹水或出血倾向、凝血酶原活动度≤30%。晚期：重型肝炎出现消化道出血、严重感染、Ⅱ 度以上肝性脑病、脑水肿、肝肾综合征等并发症。

4. 淤胆型肝炎 起病类似急性黄疸型肝炎，自觉症状常较轻，但有皮肤瘙痒、粪便灰白、肝脾明显肿大、血清胆红素明显升高，以直接胆红素为主，丙氨酸氨基转移酶可升高。黄疸持续至少 3 周以上，并除外其他肝内外梗阻性黄疸者，可诊断为急性淤胆型肝炎。在慢性肝炎基础上，具有上述临床表现者可诊断为慢性淤胆型肝炎。

5. 肝炎肝硬化 在慢乙型肝炎的基础上具有肯定的门脉高压症，如食管静脉曲张、腹水，影像学显示肝界缩小、脾大，门静脉、脾静脉增宽，脾功亢进，清蛋白/球蛋白比值明显改变。且除外其他引起上述征象原因者，可诊断为肝炎肝硬化。早期肝硬化单凭临床资料较难确诊，影像学（B 型超声、CT）诊断及腹腔镜诊断有参考价值，必要时做病理检查确诊。①活动性肝硬化：具备肝硬化的临床表现外，慢性乙型肝炎的改变依然存在，如血清转氨酶升高、黄疸波动、血清蛋白降低、PTA 的动态改变等。②静止性肝硬化：具备上述肝硬化的表现，乙型肝炎病毒现症感染指标阳性。血清转氨酶正常，无或仅有轻度黄疸，PTA 正常或降低，但无进行性降低。总之无明显肝脏活动性炎症的临床表现。

（三）防护措施

1. 医护人员应树立全面预防的概念 即将每一例患者的血液和其他生物材料都视为有传染性。在医疗护理活动中，对生物标本的采集、保存、运送、使用后的处理等，均按照有传染性的物品来对待，避免污染其他物品和感染医务人员。

2. 医护人员必须严格遵守医疗操作规程和消毒规程 即对受致病因子污染的医疗器械或物品，要分门别类，彻底消毒后洗刷，一次性医疗器械也应该彻底消毒后销毁；对乙型肝炎和丙型肝炎患者进行各项操作的过程中均要谨慎，避免意外损伤；乙型肝炎和丙型肝炎患者的血液标本在采集、保存、运送过程中需要注有特殊标记；采集乙型肝炎和丙型肝炎患者血液时，盛放患者血液和其他生物材料的器具均应加盖，避免皮肤和黏膜接触，且应预防带血针头意外刺伤；乙型肝炎和丙型肝炎患者标本取样检验后必须无害化处理，检验单应消毒后发出。

3. 医护人员必须时刻做好个人防护 如接触乙型肝炎和丙型肝炎患者血液或其他体液操作时必须衣帽整齐，戴手套，特别是在处理血液污染物品和进行大量血源性操作时，必须戴双层手套，必要时佩戴面罩和护目镜，以减少黏膜和皮肤直接接触患者血液和其他体液以及其他生物材料的机会。研究证明，医疗护理操作中戴手套可使皮肤的血液接触率从 11.2% 降低到 1.3%。接触患者血液或其他体液后要认真用肥皂和流动水洗手，严格洗手仍不失为预防血源性传播疾病的重要措施之一。有皮肤和黏膜破损的医护人员不主张进行乙型肝炎和丙型肝炎患者的医疗护理操作，非其不可时必须采取更为严密的防护措施。尽量使用一次性的医疗器械或用品,减少二次性接触造成的血源性致病因子传播。乙型肝炎和丙型肝炎患者用过的针头应妥善处理,针头装入耐刺容器,消毒毁形处理,减少针刺伤的发生。棉球、敷料等废弃物集中焚烧。

4. 开展科学研究 研制开发诸如体外碎石机、伽马刀、自动洗板机之类的高科技医疗设备,减少锐器使用率及医疗服务中的人工操作;开发使用自动洗刷机、减少人工洗刷中的锐器损伤,同时应加强基础研究,研制有效的预防即治疗药品,用于血源性疾病防治。

5. 对患者进行血源性致病性因子的检测 对每一例患者都进行乙型肝炎病毒、丙型肝炎病毒、人类免疫缺陷病毒、梅毒螺旋体及疟原虫等血源性致病性因子的检测,使医护人员了解患者的感染状态,以便在执行医疗护理服务中提高警觉意识,并采取有针对性的预防措施。

6. 采取必要的预防措施 减少血源性传播疾病传播 如充分利用安全有效的生物制品;对经常接触相应致病因子的医务人员定期进行免疫预防,并定期检测抗体水平;接种乙型肝炎疫苗或注射乙型肝炎免疫球蛋白等,以预防感染乙型肝炎病毒。研究表明,皮肤因针刺伤接触人类免疫缺陷病毒阳性血液后,服用齐多夫定可使医务人员感染人类免疫缺陷病毒的危险性减低79%。

7. 其他 职业暴露后应及时检查、治疗、观察,且建立预防医务人员因职业暴露所致血源性传播疾病感染的安全保障体系,医疗卫生部门应向医务人员提供必需的防护设备及预防药品,确保医务人员的合法权益。

(四)职业暴露后的紧急处理

1. 乙型肝炎 职业暴露后尽早检测抗体,并依据免疫状态及抗体水平采取相应处理措施,如肌注乙型肝炎高价免疫球蛋白等。

2. 丙型肝炎 应于职业暴露后3~4周进行抗体检测,6~9个月进行复查以确定是否感染丙型肝炎。如果感染丙型肝炎,应进一步检查肝功能,为尽早使用目前认为对慢性肝炎有一定疗效的α干扰素提供依据。

(五)乙型肝炎和丙型肝炎等血源性传播疾病的管理

1. 管理传染源 主要措施:①报告与登记;②隔离和消毒,包括乙型肝炎病毒、丙型肝炎病毒、人类免疫缺陷病毒的消毒方法、尸体的处理;③有关行业人员肝炎患者的管理;④托幼机构儿童肝炎患者的管理;⑤献血员的管理,乙型肝炎病毒、丙型肝炎病毒、人类免疫缺陷病毒患者不得献血;⑥乙型肝炎表面抗原携带者的管理,包括不得献血,不得从事直接接触入口食品和保育工作,注意个人卫生和经期卫生及行业卫生;⑦丙型肝炎病毒患者的管理同乙型肝炎表面抗原携带者。

2. 切断传播途径 主要措施:①提高个人卫生水平;②加强饮水、饮食和环境卫生管理;③加强托幼机构卫生管理;④各服务行业的公用茶具、面巾及理发、刮脸、修脚等用具应做好消毒处理;⑤防止医源性传播;⑥各级综合医院建立肝炎专科门诊;⑦阻断母婴传播;⑧加强血液制品的管理;⑨加强对娱乐服务场所的管理。

3. 保护易感人群 主要措施:①医务人员、幼儿和学龄前儿童注射甲型肝炎疫苗;②接触甲型肝炎患者的易感儿童应及早注射人血丙种免疫球蛋白,注射时间越早越好,不宜迟于接触后14 d;③乙型肝炎疫苗纳入计划免疫管理,主要用于阻断母婴传播和新生儿预防以及其他高危人群;④医务人员应按时预防接种。

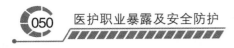

【案例导入与分析3-3】

职业暴露——针刺伤后感染丙型肝炎

护士小张,26岁,2016年护士学校毕业后在北京一家"三甲"医院肿瘤病房当合同护士。2021年8月初,在病房用真空采血器为一位肝癌合并丙型肝炎患者取血标本,取血后分离针头与持针器时针头从安全核里反弹出来,扎伤了她左手的中指。当时她简单地用酒精消毒后,接着又继续工作。9月中旬她感到全身乏力,身体不适,以为是工作累的,后来又感到胃部不适,检查才发现其转氨酶高,随即到传染病医院进一步检查,结果丙型肝炎病毒呈阳性,在发生针刺伤后的第8周确诊了这位年轻的护士感染了丙型肝炎。

针对上述案例,请回答下列问题:

问题1:请认为丙型肝炎职业暴露有哪些特点?

问题2:该护士职业暴露后应采取哪些紧急处理措施?

问题3:医院管理部门应该采取哪些措施进行职业暴露防范?

思路提示:

问题1:丙型肝炎职业暴露具有以下几个方面的特点:①丙型肝炎的感染率一般为3%,受血者或者接受血制品、血液透析患者和接触血液的医疗护理人员感染率高达50%～60%。②丙型肝炎病毒的传播途径50%可通过血液,即使是最轻微的血液接触也可被感染。③医护人员在医院特定的环境中,被感染的概率大大增加,且感染后大多数成为慢性肝炎。职业暴露后潜伏期6周至6个月,一般为3个月左右即可发病。

问题2:该护士职业暴露后,首先应立即对伤口进行处理,如用肥皂液和流动水清洗污染的皮肤,用生理盐水冲洗黏膜;如有伤口,应当在伤口旁端轻轻挤压,尽可能挤出损伤处的血液,再用肥皂液和流动水进行冲洗。禁止进行伤口的局部挤压;受伤部位的伤口冲洗后,应当用消毒液,如碘伏(5 000 mg/L)进行手部消毒,并包扎伤口;被暴露的黏膜,应当反复用生理盐水冲洗干净。其次,立即向感染办公室上报,并应于职业暴露后3～4周内进行抗体检测,6～9个月内进行复查以确定是否感染丙型肝炎病毒。如果感染丙型肝炎病毒应进一步检查肝功能,为尽早使用目前认为对慢性肝炎有一定疗效的α干扰素提供依据。再次,应于职业暴露后给予α干扰素500万单位(50 μg)进行皮下注射,每周注射3次,连续注射4周。同时给予利巴韦林遵医嘱口服,连续口服4周。

问题3:医院应采取下列措施进行职业暴露防范:①医护人员应树立全面预防的概念;②医护人员必须严格遵守医疗操作规程和消毒规程;③医护人员必须时刻做好个人防护;④开展科学研究,研制有效的预防即治疗药品,用于血源性疾病防治;⑤对每一例患者都进行乙型肝炎病毒、丙型肝炎病毒、人类免疫缺陷病毒、梅毒螺旋体及疟原虫等血源性致病性因子的检测,使医护人员了解患者的感染状态,以便在执行医疗护理服务中提高警觉意识,并采取有针对性的预防措施;⑥采取必要的预防措施减少血源性传播疾病传播;⑦职业暴露后应及时检查、治疗、观察,且建立预防医务人员因职业暴露所致血源性传播疾病感染的安全保障体系,医疗卫生部门应向医务人员提供必需的防护设备及预防药品,确保医务人员的合法权益。

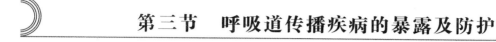

第三节　呼吸道传播疾病的暴露及防护

一、传染性非典型肺炎职业暴露及防护

传染性非典型肺炎(简称非典)是一组发病急、传染性强、病死率较高、全新的急性呼吸道传染病,具有家庭和医院聚集性发病的特点。世界卫生组织将传染性非典型肺炎称为严重急性呼吸窘迫综合征(severe acute respiratory syndrome,SARS),并确认严重急性呼吸窘迫综合征的病原体为一种新型冠状病毒,其主要通过近距离空气飞沫和密切接触传播。

自 2002 年 12 月始在我国的珠江三角洲地区流行传染性非典型肺炎,随后在我国其他省市及世界其他国家或地区相继出现了这种传染性疾病。本病流行早期,由于没有充分认识到该病的流行病学特点,医护人员在近距离接触、治疗、护理严重急性呼吸窘迫综合征患者时并没有采取严密的自我防护措施,致使医护人员的感染率高达 30%,成为本病的高危人群。因此,加强医护人员的防护,降低医护人员的感染率,减少职业暴露具有非常重要的意义。

(一)临床表现

1. 潜伏期　一般为 1 ~ 14 d,平均 5 d。

2. 临床表现　严重急性呼吸窘迫综合征是一种以肺炎为主要临床症状的呼吸道疾患。起病急,变化快,肺部体征不明显,从起病至第 10 天进展至疾病高峰,如无并发症则逐渐平稳好转。

(1)常见全身症状　以发热为首发症状,体温一般高于 38 ℃,偶尔有畏寒;可伴有头痛、关节酸痛、肌肉酸痛、乏力;少数近期有手术史或基础疾患的患者不以发热为首发症状。

(2)呼吸道症状　早期不明显或无呼吸道卡他症状;在中后期可有咳嗽,多为干咳、少痰,偶尔有血丝痰;可有胸痛,咳嗽或呼吸加深时加重,部分患者在第 10 ~ 15 天出现呼吸频率增加、气促,或有明显的呼吸窘迫,甚至威胁患者的生命。肺部体征不明显,部分患者可闻及少许湿性啰音。抗生素治疗效果不明显。

(3)其他症状　少部分患者有腹泻,某些地区可超过 50% 有腹泻的症状;也有心悸,个别出现心功能、肝功能、肾功能损害。

(4)并发症　可伴有气胸、纵隔气肿、皮下气肿、细菌或真菌感染、休克、心律失常、消化道出血、肝肾功能衰竭等。严重病例病情进展很快,可先是一侧肺炎,24 ~ 48 h 发展至双侧,氧分压明显下降,患者迅速进入呼吸衰竭死亡。

流行病学特点:①与发病者有密切接触史,或属受传染的群体发病者之一,或有明确传染他人的证据;②发病前 2 周内曾到过或居住在报告有传染性非典型肺炎患者并出现继发感染疫情的区域。

3. 辅助检查

(1)实验室检查　外周血白细胞计数一般不高或出现降低;常有淋巴细胞计数减少。

(2)影像学检查　早期 X 射线胸片无异常,在病程 10 d 左右胸部 X 射线检查可发现肺部有不同程度的片状、斑片状浸润性阴影或呈网状改变,部分患者进展迅速,呈大片状阴影;常有多叶或双侧改变,阴影吸收消散较慢;肺部阴影与症状体征可不一致。若检查结果阴性,1 ~ 2 d 后应予复查。

个别有并发症,出现双肺多个空洞,应考虑有真菌感染,特别是曲霉菌感染。

(3)抗体和抗原的检测 由于冠状病毒在感染后10 d才产生特异性抗体,因此,检测抗体对早期诊断帮助不大,但对后期诊断分析有帮助,可在确诊中确定是否为严重急性呼吸窘迫综合征。抗原的检测可在疾病早期应用,但方法的敏感性和特异性有待临床考核。最理想的方法是收集标本后集中检测,从动态变化来确诊。

(二)职业暴露

1.职业暴露的感染源 严重急性呼吸窘迫综合征职业暴露的感染源来自严重急性呼吸窘迫综合征患者和(或)病原携带者。急性期严重急性呼吸窘迫综合征患者的咽拭子、痰标本中可检出严重急性呼吸窘迫综合征相关的冠状病毒且病毒含量很高。因此,传染性非典型患者一般在出现发热或咳嗽等症状时最具传染性,但目前还不清楚症状出现后多长时间才具有传染性。恢复期患者大便中可检测出较低水平的严重急性呼吸窘迫综合征相关的冠状病毒,所以对于恢复期患者仍要注意传染性问题。该病的潜伏期为2~16 d,不排除潜伏末期传播的可能性。重症患者往往因为频繁咳嗽或需要气管插管、呼吸机辅助呼吸等,呼吸道分泌物多而成为主要的传染源。职业暴露者通过直接吸入含有病原体的空气飞沫和尘埃;或通过手接触被呼吸道分泌物污染的物品、用具、玩具等,经口腔、鼻腔、眼睛而感染;还可通过直接接触患者的呼吸道分泌物或体液,或在治疗、护理过程中与患者密切接触而感染。

2.职业暴露的原因 2003年严重急性呼吸窘迫综合征流行期间,导致职业暴露最主要的原因是发病初期医务人员未充分认识到该病的传染性及流行病学特点,以致在进行一些近距离治疗护理操作过程中未采取严密的防护措施。与医护人员职业暴露有关的因素如下:

(1)高危操作 如吸痰、支气管镜检、气管内插管、气管切开等,严重急性呼吸窘迫综合征新鲜标本的实验室加工处理以及严重急性呼吸窘迫综合征患者遗体的尸检。所有的高危操作均有可能近距离接触到带有病毒的飞沫或痰液,引起操作者感染。因此,只有医学上确有必要时才进行此类检查,且应尽可能缩小手术范围,尽可能减少参加手术的人数。

(2)环境因素 严重急性呼吸窘迫综合征患者的被单上附着皮屑、病毒微粒、尘埃微粒等,基础护理操作中的扫床可使这些物质分散在空气中,由于空气的振动,使室内中的微粒包括病毒颗粒飞扬,加上病房环境通风不良则产生不安全环境,特别在实施气道开放的呼吸机辅助治疗的病房内更增加了护士职业暴露的机会。

> **学习要点:**
> 严重急性呼吸窘迫综合征职业暴露成因及职业暴露后的处理措施。

(3)身心因素 隔离病区内患者的一切治疗和饮食起居全部由护士负责,护理人员每天面对太多的任务,成为超负荷工作的承受者,消耗护士大量的体力,这种高强度的工作压力使得护士产生工作疲惫感。严重急性呼吸窘迫综合征患者病情变化快,紧张迅速,而护理人员对严重急性呼吸窘迫综合征专科护理知识和危重患者的监护知识比较生疏,知识技能的压力较大;同时护理人员担心由于自己的工作而使家人被传染;患者焦虑、忧郁的情绪也给护理人员带来了巨大的心理压力。由于身心疲惫、心理压力大使得护理人员的机体免疫力下降,较医疗人员增加了职业暴露的危险性。

(三)职业暴露后的处理

在工作中要注意防止发生锐器损伤,一旦被锐器损伤,要立即挤血、冲洗、消毒、包扎,并上报医院感染管理科和医院领导。医护人员在无防护或防护不到位的情况下,密切接触疑似患者或确诊患者后,应及时应用抗病毒药,并进行隔离治疗。其密切接触者需进行医学观察10~14 d。

（四）职业暴露的防护

1.严重急性呼吸窘迫综合征消毒隔离工作指南　由于严重急性呼吸窘迫综合征具有较强的传染性,可通过近距离空气飞沫、接触患者分泌物传播。因此,医院收治严重急性呼吸窘迫综合征患者时须做好医护人员的隔离防护工作。

（1）基本要求　主要包括以下几个方面:①全体医护人员要提高认识,特别是急诊和门诊工作人员要掌握严重急性呼吸窘迫综合征的临床特征、诊断标准和防护措施,及时发现患者,避免漏诊、误诊。②医院成立相对独立的发热患者门诊,诊室应通风透气。其他病区也要注意环境卫生,通风应良好。③坚持首诊负责制,若发现严重急性呼吸窘迫综合征疑似患者,应立即收治到专门的留观室,发热留观室须与其他留观室隔离。如无特殊原因,严重急性呼吸窘迫综合征患者或疑似患者应转到指定医院进行治疗。④医院重视消毒隔离工作,制定消毒隔离制度。各部门密切合作,确保消毒隔离措施落实到位,并定期进行消毒效果的监测。⑤做好预防医院内感染发生的各项综合措施,医护人员要增强体质,注意劳逸结合,避免过度劳累,提高抵抗疾病的能力。隔离区连续工作时间不得超过6 h,为危重患者进行特护、抢救、吸痰、气管切开等工作时适当缩短工作时间。进入临床一线工作时,可对医护人员应用提高机体免疫力的药物。

（2）严重急性呼吸窘迫综合征病区的管理　加强病区的管理,也是杜绝严重急性呼吸窘迫综合征传播的重要的手段。主要的措施包括:①非典型肺炎患者或疑似患者必须收治在专门的病区。专门病区内应分清洁区、半污染区、污染区,各区间无交叉;医护办公室与病房分隔无交叉,并尽可能保持一定的距离;疑似患者与确诊患者收治在不同的病房。②住院患者必须戴口罩,严格隔离、严格管理,不得离开病区。③严格探视制度,不设陪护,不得探视。

（3）普通病区　注意环境卫生、通风换气,做好清洁、消毒工作。

（4）医护人员个人防护　遵守医务人员的防护标准。

2.医务人员的防护标准　根据所在区域不同,进行医疗操作和接触污染物的危险程度不同及为了严格预防交叉感染,制定分级防护标准。工作人员应根据分级防护的原则,正确穿戴防护物品和掌握防护物品的使用方法,保证防护效果。

（1）一级防护　适用于普通门（急）诊、普通病房、医技科室等非隔离区的医务人员进行日常医疗、护理、诊疗、检查及后勤保障服务。主要措施:①穿普通工作服、戴筒式工作帽和12层以上纱布口罩。②接触分泌物、血液或其他体液及污染较重的物品要戴乳胶手套,需要时可戴护目镜。③要注意洗手。安装感应式洗手水龙头及洗手肥皂,配置卫生纸巾擦手,并配备5 000 mg/L氯己定（洗必泰）擦手剂。每次接触患者后立即进行手的清洗和消毒。手消毒用5 000 mg/L碘伏消毒液或快速手消毒剂（洗必泰、750 mL/L乙醇等）揉搓1~3 min。④口罩要4 h更换1次。如沾染血液或其他体液、分泌物,要及时更换。

（2）二级防护　适用于非典流行期间发热门诊、隔离留观室和非典病房医务人员及接触患者标本,处理其分泌物、排泄物、被污染的衣物等污染物品的工作人员和转运患者的医务人员及司机的防护。主要措施:①严格实行三区二线二带的布局、人流物流、清洁和污染物品不交叉的流程、区域性防护的原则。②清洁区可穿上下分身工作服（长款或短款）;半污染区穿连体防护服,戴12层以上棉纱口罩或N95口罩、乳胶手套、穿隔离鞋袜;进入污染区外面要加穿隔离衣、戴工作帽（布或无纺布）,戴鼻夹的高效过滤口罩或N95口罩、护目镜,再戴一层乳胶手套、鞋套。同时注意头、颈、面部的防护。③合理安排工作流程,减少在不同区域之间的往返次数。集中安排治疗操作,减少与患者近距离面对面接触的时间。对患者实施近距离操作时,戴防护眼镜或防毒面具,操作者尽量处于上风侧。④治疗和护理每位患者后,接触分泌物、血液或其他体液和较重污染的物品应及时更换外层手套,并进行手消毒。防护服与防护用品严重污染后也应及时更换。⑤发热门诊接诊严重急性呼吸窘迫综合征或疑似患者后必须更换隔离衣。离开发热门诊或严重急性呼吸窘迫综合征病区,工作人员应注意呼吸道及黏膜防护,用利巴韦林眼药水滴眼和鼻,漱口、更衣洗澡后通过。

(3)三级防护　适用于为严重急性呼吸窘迫综合征患者实施危险性较大的操作,如吸痰、气管切开、气管插管、手术和尸检等的医务人员和处理死亡患者尸体的工作人员。主要措施:①除二级防护外,还应当加戴全面型呼吸防护器、正压过滤式防护面具或防生物面具。并加强局部通风,操作时尽量处于上风侧,必要时外穿防水防护服或防水围裙。②操作中要注意更换污染和刺破的乳胶手套。诊疗操作后,应按流程立即脱去污染防护服。认真洗手、进行手消毒,消毒鼻腔和漱口,更衣洗澡后离开。

(4)后非典时期发热门诊的防护　适用于后非典流行期发热门诊工作人员进行日常医疗护理活动、检查及后勤服务工作。主要措施:①穿上下分身的工作服(长款或短款),外穿隔离衣、隔离裤、隔离鞋、戴12层以上棉纱口罩或戴鼻夹的高效过滤口罩或N95口罩,戴乳胶手套。需要时可戴护目镜。②每接诊一位患者后要进行手消毒(采用快速手消毒剂)。接触血液或其他体液、分泌物及污染较重的物品后要及时洗手并更换手套。③口罩4~6 h更换1次。如沾染血液或其他体液、分泌物后要及时更换。

3. 防护用品的使用

(1)口罩和护目镜:N95口罩或高效过滤口罩、护目镜每班更换(可持续使用6~8 h)。12层以上棉纱口罩4 h更换。出污染区必须将其丢入指定的带盖污物筒或垃圾袋内。口罩和护目镜被血液或其他体液污染后要立即更换。

(2)防护服(连体或分身的棉布类或一次性的)只能在半污染区穿着,应每班更换,被血液或其他体液污染或打湿后要立即更换。

(3)橡胶手套必须一用一换,脱手套后要认真洗手或用快速手消毒剂消毒双手。

(4)隔离衣只能在污染区内使用。接触疑似患者必须一人一换;给确诊患者进行无明显污染的诊疗常规操作,隔离衣可连续使用。被血液或其他体液污染或液体溅湿后要立即更换;实施有创通气操作和手术、尸检等危险性大的操作应及时更换;污物处理、运送尸体、尸体解剖人员的隔离衣一用一换。

4. 严重急性呼吸窘迫综合征的防护方法与流程

(1)区域性防护着装和流程　严重急性呼吸窘迫综合征主要是通过呼吸道飞沫、气溶胶和接触传播。传染性极强,传播速度快,危险性很大。一般的呼吸道传染病的隔离着装(普通纱布口罩、隔离衣裤、隔离鞋、帽子)不能防止严重急性呼吸窘迫综合征对医护人员的感染。其防护措施需要达到烈性呼吸道传染病的要求。同时实行明显的区域性防护原则。清洁区、半污染区、污染区分别有不同的防护要求和着装。要做到污染区的防护用品禁止带入半污染区;半污染区的防护用品不得带入清洁区。具体做法是:①在清洁区,统一着装,穿上下分身的薄布工作服;②进入半污染区前,在清洁区右手指定地点穿好连体防护服。如无连体防护服,头部可戴有下摆的防护帽,也可用三角巾将头颈部包严实,戴一个厚棉纱口罩(12层以上)、第一层手套,穿隔离鞋。这种着装可在半污染区活动;③进入污染区前,在半污染区右手指定地点加穿隔离衣(棉布或无纺布),戴第二层手套、工作帽(一次性或布类的)、高效过滤口罩或N95口罩、护目镜,穿高腰鞋套。医务人员如给患者进行气管插管、抢救和手术等危险性大的操作,要戴防护头罩、穿防水防护服。继续诊疗护理临床诊断患者换外层手套,诊疗护理疑似患者换外层隔离衣、外层鞋套及外层手套。工作人员在污染区如发现防护服等被严重污染,要按流程要求返回及时更换;④返回半污染区前,在缓冲区内右手位置放置有标志的污物桶。工作人员消毒双手后,从上到下脱去护目镜、帽子、高效过滤口罩或 N95 口罩、隔离衣、鞋套、外层手套放入指定容器内,消毒双手后进入半污染区;⑤返回清洁区前,在缓冲区右手位置,消毒双手后,从上到下脱去连体防护服、棉纱口罩、内层手套、隔离鞋、换上拖鞋,进行手、鼻腔碘伏消毒,用强氧化离子水或低浓度双氧水等漱口,然后进入清洁区的更衣室,沐浴后换洁净的衣服到清洁区休息或返回驻地。

(2)一线医务人员宿舍区的隔离 由于严重急性呼吸窘迫综合征有明显的人群聚集性和一定的潜伏期,因此,为预防交叉感染,当一线医务人员从病区回到宿舍休养区,应采取隔离措施。主要隔离措施:①除洗漱到卫生间之外,一律不准串房间。②饮食送到房间,如需集体就餐,要戴口罩。③每天测体温 2 次并记录。如有发热者,及早隔离观察。同寝室人员要进行医学追踪。④室内空气流通。每日空气、地面、物品表面和卫生间要消毒 2 次。⑤合理饮食,保证睡眠,适当锻炼,增强机体抵抗力。⑥遵守隔离规定,不到隔离区以外的地方。

5. 感染源的隔离

(1)发热患者的防护要求 发热患者进入就诊区必须自觉戴口罩,配合诊治,如实反映是否来自疫区,是否与患者及疑似患者接触,并接受相关检查。发热患者等待检查结果时不得互串房间或离开发热病区,自觉在候诊区等待。检查结果出来后,排除严重急性呼吸窘迫综合征的患者进入正常门诊就诊。待确诊患者进入发热留观室治疗,不得到其他地方就诊。进入留观室后,自觉遵守消毒隔离规定,谢绝探视,不得离开自己的房间。

(2)住院患者的防护要求 接待护士和主管医师应详细询问待住院患者的病情及疫区接触史,并记录。对来自疫区且必须收治的患者要尽量隔离治疗,严密观察、严格防护。病房严格按照消毒隔离制度进行消毒。并告知患者应遵循的规章制度,如勤洗手、戴口罩、不许私自回家等。值班医生和护士发现住院患者有发热、畏寒、头痛、干咳等病症时,及时上报医生及科主任,同时报告非典办公室,做到早排查、早隔离、早治疗。发现可疑患者时,首先对患者进行隔离,禁止与其他人接触,医务人员在做好有效的防护后方可接近患者。不能排除可疑患者时,及时转至隔离区,转科或转院患者用专门的救护车护送。患者接触过的用物,须经消毒后再按常规处理。

(3)接触者的隔离 自最后接触之日算起,隔离观察期限为 14 d。根据接触的具体情况,可以在家隔离观察,也可安排在统一地点进行观察。医疗卫生人员每日对患者的健康状况进行检测或电话联系并给予健康教育和指导,接触者每日早、晚各测试体温 1 次。

(4)患者家庭的防护 出院的严重急性呼吸窘迫综合征患者均应当在家中采取感染控制措施。患者及其家庭成员应当勤洗手,不要用手触摸眼睛、鼻子和口。不要与家庭成员有密切接触,戴好外科用口罩。家中用具(包括家具及卫生间设施)用稀释的家用漂白粉(即 99 份水中加 1 份漂白粉)定期清洁和消毒。如果家中设施被呕吐物或液体分泌物污染,立即用稀释的家用漂白粉(49 份水中加 1 份漂白粉)洗净擦干。

6. 有针对性的消毒

(1)严重急性呼吸窘迫综合征冠状病毒的抵抗力 严重急性呼吸窘迫综合征冠状病毒对外界的抵抗力和稳定性要强于其他人类冠状病毒。在干燥塑料表面最长可活 4 d,尿液中至少 1 d,腹泻患者粪便中至少 4 d 以上。严重急性呼吸窘迫综合征冠状病毒发病的最佳温度为 16 ~ 17 ℃,在 50 ℃高温下,不到 30 min 病毒即死亡;温度越低,病毒存活越久;0 ℃环境下,病毒能长期存活。在 4 ℃温度下培养存活 21 d,在−80 ℃环境中保存,稳定性佳。病毒对脂溶剂敏感,一般常用的消毒剂和紫外线等对病毒均有灭活作用。最新研究表明,丙酮、10% 甲醛、多聚甲醛溶液、10% 次氯酸钠溶液(含有效氯 10 000 mg/L)、750 mL/L 乙醇、2% 苯酚等化学消毒剂均能在 5 min 内灭活严重急性呼吸窘迫综合征冠状病毒。

（2）手与皮肤的消毒　手和皮肤的消毒首选 750 mL/L 乙醇、5 000 mg/L 碘伏或 5 000 mg/L 氯己定涂擦皮肤，作用 1~3 min。必要时可用 1 000 mg/L 过氧乙酸溶液浸泡。

（3）污染物品及环境的消毒　消毒的范围包括专门病区、发热门（急）诊、隔离留观室。

1）空气消毒　①病房采用排风扇，使空气由室内向室外排放，保持室内空气流通；②在有人的情况下，可用空气净化器进行动态消毒；收治病情危重患者的病房可加用空气清菌片消毒，或用紫外线灯照射消毒，采用反向接装，2~3 次/d，每次不少于 1 h，同时要注意保护好患者的皮肤和眼睛；③在无人的情况下，可用紫外线灯或化学气溶胶喷雾消毒。3 000 mg/L 过氧化氢，20~40 mL/m^3，密封 60 min；有效氯为 1 500 mg/L 含氯消毒剂，20~30 mL/m^3，密封 60 min；5 000 mg/L 过氧乙酸 20~30 mL/m^3，密封 60 min；也可用 1 g/m^3（150 000 mg/L 过氧乙酸取 6.67 mL）加热密闭熏蒸 2 h。进行消毒时关闭门窗，严格按照消毒药物使用浓度、使用量及消毒作用时间操作，每天消毒两次。消毒完毕开窗通风。

2）地面和物体表面的消毒　地面和物体表面的消毒用擦拭或浸泡法处理。病区 2 次/d 用有效氯为 1 000~2 000 mg/L 含氯消毒液拖地、擦拭桌、台面及病例夹、医用仪器设备等物体表面。房间门口、病区出入口可放置浸有 2 000 mg/L 有效氯消毒剂的脚垫，不定时补充喷洒消毒液，保持脚垫湿润。如有污染要及时处理，有效氯含量不低于 3 000 mg/L，作用时间 30 min。

3）医疗器械的消毒　每个诊室、病房备有单独的听诊器、血压计及体温计等物品，每次使用后即消毒。体温计用有效氯为 1 000 mg/L 含氯消毒液浸泡 30 min；听诊器及血压计每次使用后立即用 750 mL/L 乙醇或 2 000 mg/L 过氧乙酸擦拭，血压计袖带、隔离垫片采用一次性用品，袖带每天用 1 000 mg/L 有效氯消毒液浸泡 30 min 后清洗、晾干。

呼吸治疗装置（加压吸氧面罩、呼吸机等）使用前应当进行灭菌或高水平消毒。重复使用的各种管道应当在使用后立即用 1 500~2 000 mg/L 含氯消毒液浸泡 30 min 后清洗，再用相同浓度的含氯消毒液浸泡 60 min 后冲净，干燥后使用或再灭菌。灭菌的方法可采用压力蒸汽法、环氧乙烷法或 2 000 mg/L 戊二醛浸泡 6 h。尽量使用一次性用品（如氧气湿化瓶、各种导管、插管等），用后放入装有有效氯为 2 000 mg/L 的含氯消毒液中浸泡 1 h，然后进行焚烧处理。

床旁 X 射线机、心电图及监护仪各病区专用。用后及时用含有效氯为 1 500 mg/L 的消毒液进行表面消毒。探头等可用 750 mL/L 乙醇消毒。

运载患者的救护车要及时消毒，患者离开后要立即对车内空间及担架、推车等物品进行消毒。消毒人员戴手套在 5 000 mg/L 过氧乙酸溶液中浸泡双手 3 min 换外层手套后开始消毒运输工具。用 5 000 mg/L 过氧乙酸溶液进行气溶胶喷雾或用含有效氯为 1 500 mg/L 的消毒液密闭消毒，作用 60 min。隔离车的前后舱都应消毒，车内的消毒顺序应从外到里，再从里到外，从上到下，从左到右顺序消毒。凡患者可能污染的部位重点消毒（如内外门把手、窗户开关、担架扶手等）。

4）污染物及排泄物的处理　根据不同类型污染物的性质分别采取以下措施：①污染的固体废弃物品：患者用过的一次性医疗用品及其他生活垃圾，应放入双层污物袋内，由专人每日收集，经污染通道运往指定地点，及时焚烧。没有条件焚烧的，应先经过消毒后再处理。锐器置入耐刺防漏密封容器中焚烧。②排泄物、分泌物的处理：病房设置加盖容器（内装有足量的有效氯为 3 000 mg/L 含氯消毒液），用来对患者的分泌物、排泄物（痰、尿、便、引流物、呕吐物等）及时进行消毒，作用时间 60 min，消毒后的排泄物、分泌物可倒入病房卫生间。浓稠分泌物可用漂白粉 1 份+4 份污物或优氯净 1 份+12 份污物，搅拌均匀，消毒 2 h 后清洗倾倒。③痰盂、便器等 1 500 mg/L 有效氯消毒液浸泡 30 min。④被服消毒：凡医务人员用后的隔离衣裤、口罩、工作帽必须进行灭菌处理，可采用压力蒸汽、环氧乙烷灭菌或有效氯 1 500 mg/L 含氯消毒剂浸泡 1 h，再送专用洗衣机内在 100 ℃下清洗 40～60 min。患者的衣物可用压力蒸汽或环氧乙烷灭菌后送洗衣房处理进行高温清洗。不耐热的衣物可用过氧乙酸熏蒸消毒(1 g/m³加热熏蒸 1～2 h)或用含氯 1 500 mg/L 的消毒液浸泡 1 h。

5)手术室内的消毒　①手术室必须严格执行"一日三清洁三消毒"制度。②术前查对患者，注意查看患者的体温，若有异常立即报告医生。③未安装紫外线灯的部位(更衣室、休息室、器械敷料准备室、洗涤室、浴室、厕所等)用含氯消毒液喷洒，2 次/d。手术室无菌区走廊用紫外线照射，2 次/d，每次照射时间大于 1 h。④手术结束后，接触患者的体位枕、压腿带、被套等应置于手术间消毒，若有污染应先清洁后消毒。⑤医疗标本处理：患者的各种标本要放入加盖密封容器内，再用防渗漏的塑料袋包扎，并由指定的通道进出。检验科对这些标本要明确标记，单独进行检测，检测人员要做好个人防护。检测后将标本高压灭菌再当作医疗废弃物处理，并对仪器进行消毒。⑥尸体的消毒：尸体用有效氯为 1 500 mg/L 含氯消毒液擦拭或喷洒，作用 40 min；或 2 000～5 000 mg/L 的过氧乙酸溶液擦拭或喷洒，作用 20 min。尸体的口、鼻、肛门、阴道等开放处，可用浸有上述消毒液的棉球或棉纱堵塞，并用浸有上述消毒液的布单包裹，用专用密封车运送，尽快火化。运输工具使用后要立即进行消毒。

6)终末消毒　患者出院、转院、死亡后病区必须进行终末消毒。消毒前医务人员也要进行个人防护，以免消毒剂损伤眼睛和鼻黏膜等。①空气用 5 000～8 000 mg/L 过氧乙酸气溶胶 20～30 mL/m³喷雾消毒 2 次，每次作用时间 2 h；或用 15 000 mg/L 过氧乙酸加热熏蒸，2 次/d，每次 2 h。地面及物体表面的消毒用有效氯为 1 000～1 500 mg/L 含氯消毒液进行消毒。被服及废弃物按上述方法进行处理。②床垫、枕芯、被套用环氧乙烷灭菌或用臭氧床单位消毒机消毒。③仪器设备按有关要求进行消毒灭菌。灭菌可用压力蒸汽或环氧乙烷；也可用甲醛加热熏蒸，甲醛 40 mL/m³等量水加热蒸发或+高锰酸钾 30 g/m³化学催化，作用 6～10 h。排风扇和空调要进行彻底消毒，用 1 500～2 000 mg/L 含氯消毒液进行表面擦拭，空调过滤网用上述消毒液进行刷洗。污染的 X 射线片用紫外线双面照射或甲醛熏蒸消毒。出院病历、化验单、检查单、治疗单必须经过消毒(可采用环氧乙烷灭菌，数量较少可用微波消毒)才能送出隔离区或通过传真机传出。④患者转运的消毒隔离。严重急性呼吸窘迫综合征主要经过呼吸道和密切接触传播，因此在转运的过程中必须采用标准预防的原则和一定的工作流程。

7)转运工具消毒处理　①转运工具、车载医疗设备(包括担架)均专车专用。驾驶室与车厢严格密闭隔离，车厢内设专门的污染物品放置区域，配备快速手消毒设备。转运时车辆必须开窗通风，有条件的可用负压救护车或负压隔离舱。医务人员、司乘等接触患者的人员，按二级防护进行着装(穿双层防护服、穿隔离鞋、套高腰鞋套，戴 N95 口罩和防护镜、工作帽、双层手套，若患者使用机械通气，则医务人员必须戴防护面具)。接触患者后及时更换全套防护物品。患者穿病号服、隔离衣，病情允许时，戴防护口罩。②转运工具及用后的设备及重复使用的物品，严格消毒灭菌后使用。污染废弃物装入双层塑料袋内封扎并焚烧。锐器先放置在耐刺的容器中，加盖后装入塑料袋并焚烧。③转运患者遵循一定的工作流程。穿戴全套防护用品，出车至医疗机构接患者-将患者安置在车厢-将患者转运至接受医疗机构-更换全套防护用品-返回-车辆及设备消毒(污染物品按有关规定处理)-人员防护措施。④穿防护服的流程：医务人员及其他工作人员在运送的过程中应按一定的要求穿防护服。全套防护服包括连身防护服、帽子、隔离鞋、高腰鞋套、防护眼镜、12 层以上纱布口罩或 N95 口罩、橡胶手套、隔离衣。应备服装包括工作服、连身防护服和隔离衣共三层，穿戴程序为工作服-连身防护服-隔离衣-隔离鞋-高腰鞋套-工作帽-口罩-防护镜-戴橡胶手套(手破损时要求戴两层)。

8）脱防护服的流程　车辆消毒后，双手戴着手套在 5 000 mg/L 过氧乙酸消毒溶液中浸泡 3 min，脱掉外层手套。取下防护镜浸泡在 3 000 mg/L 过氧乙酸溶液中消毒 30 min 后，清水冲洗、晾干、备用。取下口罩、帽子浸泡于 5 000 mg/L 过氧乙酸消毒液中浸泡 30 min 后，清洗晾干，压力蒸气灭菌后备用，一次性口罩用后按污染垃圾处理。脱下隔离衣，将隔离衣浸入 5 000 mg/L 过氧乙酸消毒剂中，浸泡 30 min 后用双层垃圾袋密封包扎送洗衣房消毒清洗后方可再次使用。脱全套防护服的程序：外层手套-防护镜-口罩-帽子-隔离衣-连身防护服-隔离鞋、鞋套-内层手套。防护服及手套按污染垃圾处理。防护的重点是呼吸道和暴露的皮肤黏膜。有效的防护口罩、手套、防护服、隔离鞋、鞋套、护目镜是实施防护的重要物质保证。

（五）疫情报告

在我国，严重急性呼吸窘迫综合征被确定为新的传染病，暂属乙类，执行职务的医疗保健人员、卫生防疫人员发现严重急性呼吸窘迫综合征患者或疑似患者应按甲类传染病向当地卫生防疫机构报告疫情，即城镇 6 h 之内、农村 12 h 之内上报。发现首例疑似案例、一个单位或家庭短期内发生 2 例或 1~2 例疑似病例时需在填报"严重急性呼吸窘迫综合征病例或疑似病例报告登记一览表"时，以最快的通信方式向当地疾病控制机构报告。

二、人禽流感职业暴露及防护

人禽流感是禽类流行性感冒的简称，是由禽甲型流感病毒的一些亚型引起的人、禽、畜共患的以呼吸道传播为主的急性传染病。按病原体的类型，禽流感可分为高致病性、低致病性和非致病性三大类。非致病性禽流感不会引起明显症状，仅使染病的禽鸟体内产生病毒抗体。低致病性禽流感可使禽类出现轻度呼吸道症状，食量减少、产蛋量下降，出现零星死亡。高致病性禽流感最为严重，发病率和死亡率高。高致病性禽流感被国际兽疫局定为 A 类传染病。

禽流感病毒属甲型流感病毒。世界各地的禽流感主要由高致病性的 H5、H7 和 H9 三种亚型所引起，其中 H5N1 病毒的最大危害，可能还在于其演变的未知性。世卫组织的报告说，H5N1 型病毒能够吸收重组其他病毒的遗传物质、迅速变异。一旦变异病毒传播到人，与人类的普通流感病毒相结合，成为一种新型流感病毒，会造成大规模流行，其后果相当严重。因为对于变异后的新型流感病毒，人类尚不具备任何免疫力。

禽流感被发现 100 余年来，人类并没有掌握有效的预防和治疗方法，仅能以消毒、隔离、大量宰杀禽畜的方法防止其蔓延。高致病性禽流感暴发的地区，往往蒙受巨大经济损失。

总之，人禽流感是禽流感病毒（H5、H7、H9）跨越物种界限，引起人类感染的一种新发传染病，被列为人类新出现的传染病，也被国际上列为反生物恐怖内容之一。

（一）流行病学特征

1. 传染源　主要为患禽流感的鸡、鸭、鹅等家禽，其次为携带病毒的家禽。然后是水禽类，如鸭携带病毒的概率大，禽泄殖腔内含大量流感病毒。再次为飞禽类，如鸟类传播携带的危害。另外，猪可能是病毒的储存宿主。

2. 传播途径　主要是空气飞沫，经呼吸道传播。水源：粪-水-口途径；密切接触者：尚无定论；垂直传播：从感染的火鸡所下的蛋中分离出病毒；机械传播：少数报道个别禽流感病毒能直接感染人或其他哺乳类动物，尚未发现人或其他哺乳类动物能直接感染禽；蚊虫传播：尚未获得确凿证据，但可能性存在；目前尚无人与人之间传播的确切证据。

3. 易感人群　一般认为，人类对禽流感病毒并不易感。任何年龄均可被感染，但在已发现的感染病例中,13 岁以下儿童所占比例较高,病情较重。另外,从事家禽养殖业者、在发病前 1 周内去过家禽饲养、销售及宰杀等场所者以及接触禽流感病毒感染材料的实验室工作人员为高危人群。

(二)临床表现

1.家禽患病后的表现　　家禽普遍易感。在此仅以病鸡为例。患病后的病鸡,鸡冠肿胀、出血、坏死;头肿、流泪、鸡冠,有瘀血,且呈紫黑色;病鸡的腿、趾水肿,脚鳞出血;部分病鸡出现腹泻等消化道症状。

2.禽流感对人类的威胁　　1997 年在香港首次发生人类感染 H5N1 禽流感病毒而发病的事例,曾使 16 人患病,其中 6 人死亡。近年来,人们又先后获得了 H9N2、H7N2、H7N3 亚型禽流感病毒感染人类的证据。

(1)潜伏期　　潜伏期一般为 1~3 d,通常在 7 d 以内。

(2)临床症状　　不同亚型的禽流感病毒感染人类后可引起不同的临床症状。感染 H9N2 亚型的患者通常仅有轻微的上呼吸道感染症状,部分患者甚至没有任何症状,感染 H7N7 亚型的患者主要表现为结膜炎;重症患者一般均为 H5N1 亚型病毒感染。表现为发热、流涕、鼻塞、咳嗽、咽痛、肌肉酸痛等,还有部分患者出现眼结膜炎;患者大多呈稽留热,体温持续在 39~40 ℃,多数患者经及时治疗预后良好,部分重症患者可出现严重肺炎或急性呼吸窘迫综合征,甚至死亡。

(3)体征　　重症患者可有肺部实变体征等。

(4)实验室检查　　①外周血象:白细胞总数正常或降低或升高。血小板正常,重症患者多有白细胞总数及淋巴细胞减少。②骨髓象:骨髓穿刺示细胞增生活跃,反应性组织细胞增生伴出血性吞噬现象。③病毒抗原及基因检测:取患者呼吸道标本采用免疫荧光法(或酶联免疫法)检测甲型流感病毒核蛋白抗原、M1 蛋白抗原及禽流感病毒 H 亚型抗原。还可用 RT-PCR 法检测禽流感病毒亚型特异性 H 抗原基因。④病毒分离:从患者呼吸道标本中(如鼻咽分泌物、口腔含漱液、气管吸出物或呼吸道上皮细胞)分离禽流感病毒。⑤血清学检查:发病初期和恢复期双份血清抗禽流感病毒抗体滴度 4 倍或以上升高,有助于回顾性诊断。

(5)X 射线透视　　重症患者胸部 X 射线摄像显示单侧或双侧肺炎,少数可伴胸腔积液。

(6)预后　　人禽流感的预后与感染的病毒亚型有关,感染 H9N2、H7N7、H7N2、H7N3 者,大多预后良好;而感染 H5N1 者预后较差,据目前医学资料报告,病死率超过 30%。影响预后的因素还与患者年龄、是否有基础性疾病、治疗是否及时及是否并发合并症等有关。

(三)职业暴露与防护

人禽流感的职业暴露人员多见于捕杀,处理病禽、死禽的人员,在禽流感疫区进行相关工作的医务人员和疾病预防控制等有关人员。

1.职业暴露的可能原因　　主要原因是在禽流感暴发流行期间,职业暴露人群对人禽流感相关知识知晓率很低,在对家禽的饲养过程中对戴防护口罩、穿防护服、戴防护镜和消毒或洗浴等不重视或者根本未采取任何防护措施。

2.分级防护原则

(1)一级防护

1)适用范围　　①对禽流感疑似或确诊病例的密切接触者及病死禽的密切接触者进行医学观察和流行病学调查的人员。②对疫点周围 3 km 范围内(疫点除外)的家禽进行捕杀和无害化处理及对禽舍和其他场所进行预防性消毒的人员。

2)防护要求　　①戴 16 层棉纱口罩(使用 4 h 后,消毒更换),穿工作服,戴工作帽和乳胶手套。

②对疫点周围 3 km 范围内的家禽宰杀和无害化处理,进行预防性消毒的人员还应戴防护眼睛、穿长筒胶鞋、带橡胶手套。③每次实施防治处理后,应立即进行手清洗和消毒。

（2）二级防护

1）适用范围　①进入医院污染区的人员;采集疑似病例、确诊病例咽拭子的人员;处理其分泌物、排泄物的人员;处理患者使用过的物品和死亡患者尸体的人员以及转运患者的医务人员和司机。②对禽流感疑似或确诊病例进行流行病学调查的人员。③在疫点内对禽流感染疫动物进行标本采集、捕杀和无害化处理及进行终末消毒的人员。

2）防护要求　①穿普通工作服、戴工作帽、外罩一层防护服、戴防护眼镜和防护口罩（离开污染区后更换）、戴乳胶手套、穿鞋套。进行家禽的宰杀和处理时,应戴橡胶手套,穿长筒胶鞋。②每次实施防治处理后应立即进行手清洗和消毒,方法同一级防护。

（3）三级防护

1）适用范围　确定禽流感可由人传染人时,对患者实施近距离高危操作,如气管插管、气管切开等医疗卫生人员。

2）防护要求　除按二级防护要求外,将口罩、防护眼镜换为全面型呼吸防护器（符合 N95 或 FFP2 级标准的滤料）

3.人禽流感的预防和控制

（1）检测和控制传染源　主要措施包括动物防疫部门一旦发现禽流感疫情,应立即报告当地疾病预防控制机构,指导职业暴露人员做好防护工作消除传染源,必须做到四早,即早发现、早报告、早隔离、早治疗。

（2）切断传播途径　及时、全面、彻底地做好消毒工作,以免病毒扩散。

1）病毒、环境和物品的消毒　①禽流感病毒的抵抗力:病毒对热比较敏感,65 ℃加热 30 min 或煮沸（100 ℃）2 min 以上可灭活。裸露的病毒在直射阳光下 40～48 h 即可灭活,如果用紫外线直接照射,可迅速破坏其活性。但对低温抵抗力较强,病毒在较低温度粪便中可存活 1 周,在 4 ℃水中可存活 1 个月,对酸性环境有一定抵抗力,在 pH 值 4.0 的条件下也具有一定的存活能力。在有甘油存在的情况下可保持活力 1 年以上。②环境消毒:出现动物禽流感,禽舍用 0.1% 过氧乙酸溶液或 500 mg/L 有效氯含氯消毒剂溶液喷雾。作用时间应不少于 60 min。③动物排泄物消毒:动物的排泄物、分泌物和呕吐物用漂白粉处理,动物尸体应焚烧或喷洒消毒剂后在远离水源的地方深埋,要采取有效措施防止污染水源。垃圾可燃物质尽量焚烧,也可喷洒 10 000 mg/L 有效氯含氯消毒剂溶液,作用 60 min 以上。消毒后深埋。④运输工具可用 500 mg/L 有效氯含氯消毒剂溶液或 0.1% 过氧乙酸溶液喷洒至表面湿润,作用 60 min。

2）人禽流感后的消毒　①出现人禽流感空气房屋经密闭后,对细菌繁殖体和病毒的污染,每立方米用 15% 过氧乙酸溶液 7 mL（1 g/m³）,放置瓷或玻璃器皿中加热蒸发,熏蒸 1 h,即可开门窗通风。或以 0.5% 过氧乙酸溶液（8 mL/m³）气溶胶喷雾消毒,作用 30 min。手与皮肤用 0.5% 碘伏溶液（含有效碘 5 000 mg/L）或 0.5% 氯己定醇溶液涂擦,作用 1～3 min。也可用 75% 乙醇或 0.1% 苯扎溴铵溶液浸泡 1～3 min。②患者的排泄物、分泌物和呕吐物用漂白粉处理,盛排泄物或呕吐物的容器可用 1 000 mg/L 有效氯含氯消毒剂溶液或 0.2% 过氧乙酸溶液浸泡 30 min,浸泡时,消毒液要漫过容器。③患者的食品和物品消毒:食物方面,生吃的瓜果、蔬菜类可用 0.1% 过氧乙酸溶液浸泡 10 min。患者的剩余饭菜不可再食用,煮沸 30 min,或用 20% 漂白粉乳剂浸泡 2 h,也可焚烧处理。餐（饮）具首选煮沸消毒 15 min,也可用 0.1% 过氧乙酸溶液或 500 mg/L 有效氯含氯消毒剂溶液浸泡 20 min 后,再用清水洗净。家用物品、家具可用 0.1% 过氧乙酸溶液或 500 mg/L 有效氯含氯消毒剂进行浸泡、喷洒或擦洗消毒。④纺织品:耐热、耐湿的纺织品可煮沸消毒 30 min,或用 250 mg/L 有效氯的含氯消毒剂浸泡 30 min;不耐热的纺织品可采取过氧乙酸熏蒸消毒。消毒时,将欲消毒衣物悬挂在密闭空间,按每立方米用 1 500 mg/L 过氧乙酸 7 mL(1 g/m³),放置瓷或玻璃容器中,加热熏蒸 2 h。⑤污水处理:对小水体的污水每 10 L 加入 10 000 mg/L 有效氯含氯消毒溶液 10 mL,或加漂白粉 4 g。混匀后作用 1.5 ~ 2 h,余氯为 4 ~ 6 mg/L 时即可。较大的水体应加强管理,疫区解除前严禁使用。⑥尸体处理:患者尸体宜尽快火化。

(3)保护易感人群

1)对密切接触者实施医学观察　①禽流感病禽或死禽密切接触者的定义:饲养、贩卖、屠宰、加工病禽或死禽,未采取有效防护措施的人员;捕杀、处理病禽或死禽,未按相应规范采取防护措施的人员;直接接触病禽或死禽及其排泄物、分泌物等的人员及其家属、朋友、同事等其他相关人员。②医学观察期限暂定为 7 d(参照人流感潜伏期,自最后接触病禽、死禽或患者、疑似患者之日算起),观察期间不限制医学观察对象的活动,但观察对象活动范围需在动物禽流感疫区范围内(疫点周围 3 km)。

2)注意体育锻炼与饮食平衡　保持室内通风;目前医生所采用的流行性感冒的疫苗是无法预防人禽流感的。针对禽流感,公众能做的是避免接触生禽、避免到养鸡场,或可能和生禽接触的地方。必要时可服用金刚烷胺。

4.个人防护

(1)对洗手的要求　①接触确诊禽流感患者和疑似患者前后;②接触血液或其他体液、排泄物、分泌物和被污染的物品后;③进入和离开隔离病房穿戴防护用品前、脱掉防护用品后;④在同一患者身上,从污染操作转为清洁操作之间;⑤戴手套之前、摘手套之后。

(2)标准洗手与手消毒方法　标准洗手法请参照"医护人员个人防护的手段和方法"等内容进行学习。至于手的消毒,可用 3 ~ 5 g/L 碘伏消毒液或快速手消毒剂(异丙醇类、洗必泰-醇、新洁尔灭-醇、75% 乙醇等消毒剂)揉搓作用 1 ~ 3 min。

(3)防护用品　禽流感职业暴露人员使用的防护用品应符合国家的有关标准。防护服、防护口罩、防护眼镜、手套、鞋套、长筒胶鞋、医用工作服、医用工作帽。穿戴顺序和非典时期一样。

(四)疫情报告

一旦发现人禽流感疑似或确诊病例,应按"人禽流感疫情报告管理方案"进行疫情报告。①责任报告单位和报告人在接诊人禽流感确诊病例或疑似病例时,城镇应于 2 h、农村应于 6 h 内以电话或传真和计算机网络向当地县级疾病预防控制机构报告疫情。②县级疾病预防控制机构接到疫情报告后,应于 2 h 上报上级疾病预防控制机构和同级卫生行政部门。

第四节　消化道传播疾病的暴露及防护

消化道传播疾病主要是指肠道传染病。肠道传染病是由各种病原体经口、食管侵入引起感染并能通过粪便排出病原体的一类疾病。常见的有伤寒和副伤寒,霍乱,细菌性痢疾和阿米巴痢疾,甲型、戊型和庚型病毒性肝炎,感染性腹泻等。肠道传染病一旦暴发流行,将严重威胁人们的生

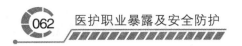

命和身心健康,对社会造成极大的危害。肠道传染病的传播途径主要:经水传播、经食物传播;经手及日常生活用品传播;经苍蝇、蟑螂等非吸血性节肢动物传播。常见肠道传播疾病有多种,在此章节,仅重点介绍伤寒和霍乱两种烈性消化道传播疾病。

一、消化道传播疾病与职业暴露

据有关资料统计显示,医务人员感染消化道传播疾病在医务人员发生的院内感染中居第二位,这是由于医务人员的工作环境布满了来自不同地区的患者排出的大量病原体,医务人员接触患者后的手极易将病原体经食物、经水、生活接触等方式传播于自身引起感染。

(一)经水传播

经致病菌污染的地面水进入未完全密封的水井,或者在江河洗涤患者衣物、倾倒患者呕吐物、排泄物;带菌的船民排泄物直接污染江河水等。医务人员若饮用被污染的生水,或者用这些水刷洗食具、水果和生吃的蔬菜,致病菌便可以经口而进入人体。这是大规模流行的主要方式,也是医务人员职业暴露的主要途径。

(二)经食物传播

食物对本病的传播作用仅次于水。携带致病菌的食物有:受致病菌污染水域的海产品;用受污染的水洗涤水果、蔬菜;或者加工后可直接食用但再次受污染的食品,或者生熟公用砧板切的熟食。

(三)生活接触传播

主要是经手传播。即健康人(医务人员)的手接触了受致病菌污染的物品后,在接触食品而引起传染。苍蝇叮爬污染后再叮爬食物引起传播。

二、伤寒

伤寒是由伤寒杆菌引起的急性肠道传染病,以持续的菌血症、毒血症和单核吞噬细胞系统的增生性反应,以回肠下段淋巴组织为主的增生、肿胀、坏死与溃疡形成为基本病理特征。典型的临床表现包括持续高热、全身中毒性症状与消化道症状、相对缓脉、玫瑰疹、肝脾大、白细胞减少。

(一)临床表现

1. 潜伏期 潜伏期 3~60 d,平均 1~2 周。

2. 临床分期 典型伤寒患者临床分期可分为 4 期,即初期、极期、缓解期、恢复期。

(1)初期 相当于病程第 1 周。病多缓起,体温呈阶梯状上升,于 5~7 d 达到 39.5 ℃以上,伴有全身不适、食欲缺乏、咳嗽等。部分患者出现便秘和腹泻。

(2)极期 相当于病程第 2 周。主要表现:①持续高热,多为稽留热,一般持续半个月左右,但若患者免疫功能低下,高温可持续 1~2 个月。②神经系统中毒症状:患者表现为表情淡漠、反应迟钝、耳鸣、听力减退。重者可出现抓空、昏迷等。个别患者因合并虚性脑膜炎而出现脑膜刺激征。另外,肝脾大、缓脉、玫瑰疹等体征及腹胀、腹痛、右下腹压痛及腹泻或者便秘等消化系统症状也均在此期出现。

(3)缓解期 相当于本病的 3~4 周。体温开始波动下降,各种临床症状及体征均逐渐减轻。脾开始回缩。但此期容易出现肠穿孔及肠出血等严重并发症,应提高警惕。

(4)恢复期 相当于病程的 4 周开始。体温正常,食欲常亢进,但体质虚弱,需要 1 个月后方能痊愈。

3. 实验室检查

（1）常规检查 ①血液检查：白细胞计数偏低或者正常；中性粒细胞可减少；嗜酸性粒细胞减少或者消失，上述各种血液细胞的消长情况可作为病情的判断和疗效好坏的指征之一。②尿液检查：出现轻度蛋白尿，偶尔见管型。③粪便检查：肠出血时大便潜血试验阳性或者出现肉眼血便。若病变侵及结肠时可出现黏液便和脓血便。

（2）细菌学检查 ①血培养：发病1周采血阳性率可达80%以上，以后阳性率逐渐下降。②骨髓培养：全病程均可获较高的阳性率，第1周可高达90%，且很少受药物的影响。③粪培养：在第3~5周时阳性率较高，但在判断结果时，要排除慢性胆道带菌者。

（3）血清学检查 可做肥达试验。

4. 治疗与护理

（1）治疗 药物治疗的选择：①喹诺酮类抗菌剂。为广谱抗菌剂，杀菌作用强，常用的有氟哌酸（诺氟沙星）和氟嗪酸（氧氟沙星）。药物的剂量和用法按照药物说明书或遵医嘱。②氨苄青霉素（氨苄西林）、头孢菌素、复方磺胺甲噁唑、氯霉素、呋喃唑酮等药物，根据患者的病情及耐药、抗药情况针对性地选择应用。

（2）护理 主要护理措施包括：嘱患者卧床休息，随病情的好转逐渐增加活动量，恢复到正常生活；观察体温、脉搏、呼吸、血压的变化，注意身体各部位卫生，防止压疮和肺部感染；给予易消化、高热量、高营养食物；发热期间给予清淡、无渣之软质食物，少食多餐。恢复期患者食欲亢进，禁忌食用质硬多渣食物，以免引起肠穿孔或者肠出血等并发症。

（二）预防措施

1. 一般措施 ①深入开展爱国卫生运动，改善基本卫生设施。②加强对食品行业卫生管理。③提高自我保健意识，养成良好的个人卫生习惯。④在每年的春季对上年的疫点做疫源清理和查源灭源工作。⑤在流行地区的重点职业人群中进行伤寒、副伤寒甲、乙三联疫苗预防接种。另外，新型的伤寒多糖菌苗具有安全、价廉、反应小、效果好，仅需注射1针的优点。虽然注射后仍然有少数人会发病，但其病情轻，病程缩短。

2. 发生疫情后的处理 ①划定疫点：同一科室和门户出入的医护人员，或与患者、病原体携带者生活密切相关的若干科室和门户为疫点范围。②做到"四早"：各级科室对发热患者尤其是发热的医护人员要及时会诊，做到"早诊断、早报告、早隔离、早治疗"。所有病例均要做个案调查，并及时报告疫情。③住院或者在家庭内隔离治疗的患者，解除隔离的标准为症状消除5 d后，连续2次（间隔5 d）粪、尿培养均为阴性，或者症状消失且不少于发病后6周，方可解除隔离。④对密切接触者要进行医学观察且进行预防性治疗，并及早隔离治疗患者。⑤疫点内做好水源的消毒与灭蝇。⑥采集可疑传染源及患者、密切接触者的排泄物、可疑水源、食物等标本送检，分离病原。

三、霍乱

霍乱是由霍乱弧菌引起的急性肠道传染病，具有发病急、传播快、波及范围广、危害严重等特点，全世界均有发病，发展中国家尤为严重。霍乱的传染源是霍乱患者和带菌者。霍乱的传播途径有水、食物、生活接触及苍蝇等。历次大的流行多与水源污染有关。以夏秋季节多见，发病地区以港口、江河两岸、边疆等多见。

（一）临床表现

1. 潜伏期 该病的潜伏期一般为1~3 d。

2.临床表现　该病临床上分为三期,即泻吐期、脱水虚脱期、恢复期。

(1)泻吐期　首先表现为突然腹泻,剧烈频繁。初为黄色稀便,迅速变为米泔样水便,无腹痛及里急后重感。少数病例出现血水样便,无粪臭。继而呈现喷射状呕吐,也成米泔水样。此期持续数小时,最多不超过2 d。

(2)脱水虚脱期　频繁的呕吐和剧烈的腹泻,很快使患者出现脱水和循环衰竭,轻者烦躁不安、神情淡漠和口渴,重者皮皱,眼球下陷,呼吸急促,脉搏细数,心音微弱,血压下降甚至测不出;少尿、无尿等肾功能障碍;电解质紊乱,表现为肌痉挛,常见为腹直肌和腓肠肌痉挛;低钾可致肌张力减退、肠鸣音减弱、心动过速、心律不齐等。此期持续数小时或者2~3 d。

(3)恢复期　脱水纠正后,患者迅速恢复。若虚脱期过长,可出现反应性发热,少数患者可因持续高热而死亡。

3.诊断

(1)流行病学资料　发病前1周到过疫区活动,或者与患者及患者的排泄物密切接触。

(2)根据典型的临床症状和体征做出诊断　如出现米泔样的腹泻物和米泔样呕吐物、严重脱水等表现均应考虑本病;若离开疫区不足5 d发生腹泻者也应该按照上述诊断。

(3)实验室检查　实验室检查是确诊霍乱的最可靠手段。

1)血液检查　红细胞总数和血细胞比容增高,白细胞数可达$(15~60)×10^9/L$,分类计数中性粒细胞和大单核细胞增多;血清钠、钾均降低,输液后更明显,但多数氯化物正常。并发肾功能衰竭者血尿素氮升高。

2)细菌学检查　采集患者新鲜粪便和呕吐物悬滴直接镜检,可见呈穿梭样快速运动的细菌,涂片染色镜检可见到排列呈鱼群状革兰氏阴性弧菌,暗视野下呈流星样运动。荧光抗体检查可于1~2 h出结果,准确率达到90%。

3)血清学检查　抗菌抗体病后5 d即可出现,2周达到高峰,故病后2周血清抗体滴度1:100以上或者双份血清抗体效价增长4倍以上有诊断意义。

4.治疗

(1)治疗原则　严格隔离,迅速补充水和电解质,纠正酸中毒,辅以抗感染治疗及时对症处理。

(2)一般治疗　我国"传染病防治法"已经将本病列为甲类传染病,故对该病要采取严密隔离的措施进行隔离,至症状消失6 d后,粪便培养至致病菌连续3次为阴性为止。患者的餐具、物品以及呕吐物、排泄物均要进行严格的消毒处理。给予患者流质饮食,剧烈腹泻或者呕吐时给予暂禁食,恢复期逐渐增加饮食量。重症患者注意保暖,观察循环情况,定期定时检测生命体征。

(3)补液治疗　主要的补液治疗的方法有静脉补液法、口服补液法。原则是先静脉补液治疗,待病情好转或者呕吐缓解后改口服补液治疗。详细的补液治疗的内容需根据患者的具体情况,制定科学合理的补液治疗方案,并执行。

(4)病原治疗　早期应用抗生素有助于缩短腹泻期或者减少腹泻量,缩短排菌时间。首选药物为四环素,成人每6 h 1次,每次0.5 g;小儿按照40~60 mg/(kg·d),分4次口服,疗程为3~5 d。对四环素耐药菌株患者可给予多西环素(强力霉素)300 mg/次顿服。其他还可选用氟哌酸、红霉素、磺胺类及呋喃唑酮类药物。另外,小檗碱(黄连素)不仅对弧菌具有一定的抑菌作用,而且能够延缓肠毒素的毒性,故可选择性地应用或者辅助应用。

(5)对症治疗　①剧烈呕吐、腹泻时,可采用中西医结合疗法进行治疗。如肌内注射适量阿托品,并酌情给予氢化可的松100~300 mg加入5%葡萄糖液体内静脉滴注,或者针刺大陵、天枢、内关、足三里。②肌肉痉挛者可给予热敷、按摩,或者针刺承山、阳陵泉、曲池、手三里,并注意补充钠盐和钙剂。③若患者少尿,可给予肾区热敷、短波透热、利尿剂静脉点滴;若患者无尿可给予20%甘露醇加压静滴,或者肌内注射呋塞米。经上述处理无效者,则按照肾功能衰竭处理。④并发心力衰竭和肺水肿者,应给予毒毛旋花子类强心苷,并采取其他治疗措施。⑤严重脱水休克者,经充分扩容纠正酸中毒后循环仍未改善时,可酌情应用血管活性药物,如多巴胺等。

(6)出院指征 临床症状消失6 d,粪便隔日培养1次,连续3 d阴性,可解除隔离出院。若不具备上述的粪便培养条件,须隔离患者至症状消失后15 d方可出院。

(二)预防措施

本病为我国"传染病防治法"中所列甲类传染病,必须加强和健全各级防疫组织,建立群众性报告网;加强饮水和粪便卫生管理,早期发现患者及隐性感染者,就地给予处理。

1.控制传染源 普遍建立肠道门诊,发现患者立即隔离治疗,对疑似病例进行隔离检疫,接触者应该检疫5 d,对发现的带菌者,在隔离期间可应用四环素预防感染发生。

2.切断传播途径 首先改善环境卫生,加强饮水和食品的消毒管理,对患者的排泄物、其他排泄物和日常生活用品等,均进行严格的消毒处理。养成良好的卫生习惯,饭前便后洗手。消灭苍蝇。

3.提高人群的免疫力 提高人群免疫力,霍乱死菌苗保护率为50%~70%,保护时间为3~6个月。但应用范围比较局限,仅对血清同型株有效,不能防止隐性感染和带菌者,故目前还没有推广应用。

目前,已经被确认的消化道传播疾病有多种,除了本章节介绍的伤寒、霍乱2种烈性肠道传播疾病外,还有如副伤寒、细菌性痢疾、阿米巴痢疾、甲型和戊型及庚型病毒性肝炎、感染性腹泻等肠道传播性疾病均具有很强的传染性,对医护人员身体健康带来很大的危害和潜在的威胁,故应加强职业防护。在此,均不进行详细论述,参考《传染病学》及《传染病护理学》进行学习即可。

四、消化道传播疾病的职业防护

(一)建立良好的生活行为方式

1.勤洗手 熟练掌握"七步洗手法",勤洗手勤剪指甲,养成饭前便后洗手等良好行为习惯。

2.知忌口 谨防病从口入,减少到公共场所就餐与聚餐的次数;不吃生食和不喝生水;不吃或者少吃海鲜;不吃过期、发霉、变质的食品;不和他人公用餐具和牙具;忌在河里、井边洗马桶;不要随地大小便等。

3.常消毒 主要是加强对食品、水源、公共场所使用餐具的消毒与管理。

(二)建立健全各项规章制度

患有肠道感染疾病的医护人员要及时治疗,根据病情必要时调离原工作岗位。

(三)加强食品及就餐环境管理

首先是加强食品管理,消灭苍蝇、蟑螂等疾病传播媒介;其次是保持环境卫生,彻底清除"四害",同时要抓好职工食堂的卫生管理工作;再次要严格执行"食品卫生法",定期或不定期检测或者抽查职工食堂的食物、加工制品等。

(四)加强病房患者及家属的管理工作

主要是规范患者的探视制度,限制患者及家属进入医护人员活动的场所。同时要经常了解周边疫情,并加强本地或者卫生所辖区域的监测。

(五)加强医院外环境监测

环境检测的重点为水源检测、医院的厕所、粪坑、苍蝇和可能被患者污染的其他物品、环境均可适当采样检查,以便全面了解污染范围,确定消毒对象,并为查明造成感染的可能传播方式提供依据。定期对病房的空气、使用中的消毒液、一次性医疗用品、医护人员手等进行微生物培养,以检测消毒隔离效果。

(六)设立肠道感染门诊

(1)在流行地区或者受疫情威胁的地区,医院应设立腹泻病专科门诊。

(2)腹泻病门诊应设置诊疗室、观察室、药房以及专用厕所,指派专职医、护、检验人员,配备专用医疗设备、抢救药品、消毒器械,制定严格的工作制度与消毒隔离制度。

(3)做好腹泻患者的就诊专册登记,包括患者姓名、性别、年龄、工作单位、职业、详细地址、就诊日期、主要症状、体征、初步印象、治疗方法等。

(4)每日做好腹泻患者的统计,按照规定向卫生防疫报告疫情。

(5)对中重型腹泻患者应在门诊积极治疗抢救,或者留床观察;对感染性腹泻门诊,每月应定期进行检查。对肠道传染病疫点进行全面的消毒,包括饮用水、生活污水、吐泻物、患者的用具和衣被等。

(七)疫点疫区处理

1.疫点的处理   对疫点的处理要做到:①早、小、严、实。即时间要早,范围要小,措施要严,落在实处;②隔离治疗传染源;③对接触者加强管理;④验便及服药,也就是说疫点所有人员,自开始处理之日起每日验便一次,连续两次。第一次采便应在服药前进行。给患者家属和密切接触者预防服药;⑤开展卫生活动。

2.疫区的处理   对疫区要及时发现传染源,认真处理,防止传播。具体措施:①及时发现患者、疑似患者和带菌者;②加强饮用水卫生管理;③加强饮食卫生和集贸市场管理;④做好粪便的管理,改善环境卫生;⑤限制患者流动,防止传染扩散,禁止在疾病流行期间集会。

第五节   皮肤接触传播疾病的暴露及防护

一、破伤风

破伤风(tetanus)是由破伤风杆菌经各种创伤侵入人体后引起的一种急性特异性外科感染,以牙关紧闭,局部或全身肌肉呈强直性和阵发性痉挛为其临床特征。破伤风的发生常和创伤相关,除了可能发生在各种创伤后,还可能发生于不洁条件下分娩的产妇和新生儿。此外,手术器械或敷料消毒不严,以及用泥土、香灰等不洁物品包扎伤口等也可导致破伤风的发生。创伤伤口的污染率很高,战场中污染率可达25%~80%,但破伤风发病率只占污染者的1%~2%。破伤风感染发病需要的特定条件之一就是缺氧环境。在缺氧环境中,破伤风杆菌的芽孢发育为增殖体并迅速繁殖产生大量外毒素,即痉挛毒素与溶血毒素。其中痉挛毒素作用于脊髓运动神经,致使随意肌紧张与痉挛,阻断脊髓对交感神经的抑制,致使交感神经过度兴奋。

(一)临床表现

潜伏期,一般为 4 ~ 14 d,但可短至 1 ~ 2 d 或长达数月。潜伏期越短者,预后越差。新生儿破伤风的潜伏期一般为 4 ~ 7 d,俗称"四六风"或"七日风"。

前驱症状有全身不适,轻度发热,张口困难,继而发生典型的牙关紧闭,呈苦笑面容,乃咀嚼肌痉挛所致。随后患者颈、躯干及四肢肌肉很快发生强直性痉挛而致角弓反张,腹肌硬如木板,下肢呈马蹄内翻足。咽肌、膈肌和胸肌痉挛,可致吞咽困难、饮水呛咳、呼吸困难、发绀等。并可有便秘、尿潴留等现象。在痉挛间歇期间,全身肌肉仍紧张强直,是本病的特点。任何轻微刺激如声响、吹气、触动等足以引起反射性痉挛的发作,或原有痉挛加剧。在剧烈痉挛发作期间,患者的颜面发绀、肿胀、全身颤抖、呼吸困难,甚至可因喉痉挛窒息而死亡。发作时神志清楚,表情痛苦,每次发作时间有数秒至数分钟不等,发作频繁者,常提示病情严重。病程持续 2 周至 2 个月不等。一般死亡大都发生于起病 10 d 内,如病程迁延至 10 d 以上则有 90% 的病例可恢复。破伤风死亡的一个重要原因是它的并发症,主要为肺炎、肺不张、肺水肿。

(二)职业暴露的原因

破伤风主要是经伤口侵入人体,因此凡是可能造成护理人员创伤的操作或接触患者血液或其他体液的操作都是导致感染破伤风的高危因素。如治疗护理工作中的针刺伤的高发生率、气管切开术的术后护理及为患者进行清创和伤口换药时,医护人员极易被污染。

(三)职业防护

1. 切断传播途径 破伤风杆菌主要是通过伤口侵入机体,而且需要缺氧环境。因此,防止破伤风感染的首要措施是尽量减少创伤的发生,在创伤发生后要立即做适当的处理,伤口内如果有坏死组织和异物需彻底清创,伤口不宜缝合或包扎,而应暴露于空气中。对广大医护人员开展预防破伤风的卫生宣传教育,加强劳动保护,避免工作中的伤害;强调伤口不用柴灰、积尘等涂敷或不洁布条包扎;严格无菌操作,预防产妇和新生儿破伤风的发生。

2. 隔离措施 破伤风是经体表或伤口直接或间接接触而感染的疾病,对破伤风的患者必须采取严格的接触隔离的措施。患者应住单间病室,不许接触他人;凡患者接触过的一切物品,如被单、衣物、换药器械均应先灭菌,然后再进行清洁、消毒、灭菌,被患者污染的敷料应袋装标记后焚烧处理;病室要求遮光、安静,温度为 15 ~ 20 ℃。为防止患者痉挛发作,护理治疗应安排有序,尽量把各项操作安排在同一时间段内执行。

3. 个人防护 医护人员接触患者时必须戴口罩、帽子、手套、穿隔离衣;医护人员的手或皮肤有破损时应避免接触患者,必要时戴橡胶手套。特别是为破伤风患者行气管切开术后护理时更应加强个人防护,必要时戴面罩、护目镜。

4. 破伤风杆菌的消毒 破伤风杆菌对热有较强的抵抗力,能耐流动蒸汽 5 ~ 10 min,抗 80 ℃ 湿热 1 h,耐干热时间则更长,在 2 000 mg/L 过氧化氢中 24 h、在 5 000 mg/L 苯酚(石碳酸)中 10 ~ 15 h、在 1 000 mg/L 汞中 2 ~ 3 h 可灭活。在日光和空气中可生存 18 d 之久,如不遭受日光直接照射,则在土壤中可生存数年其毒力并不削弱。患者的用品和排泄物均应根据其特点,选择合适的消毒剂及方法,更换的伤口敷料应予以焚烧,防止交叉感染。

5. 提高机体抵抗力 感染破伤风后无持久的免疫力,可再次感染,故需做自动和被动免疫来提高机体的抵抗力。

(1)主动免疫法 主动免疫法是以破伤风类毒素为抗原注射到人体后,刺激机体产生抗体。一种是注射百日咳、白喉、破伤风类毒素三联疫苗,在出生后 2~3 个月开始,首次剂量为 0.5 mL,每隔 4~6 周进行第 2 次、第 3 次接种,每次剂量各 1 mL,皮下或肌内注射。也可用破伤风类毒素皮下注射 3 次,时间、间隔、剂量与三联疫苗相同。为使免疫力保持持久,首次注射 1 年后,应强化注射破伤风类毒素 1 mL,以后每隔 5 年强化注射 1 次,剂量 1 mL。凡接受过破伤风类毒素全程预防接种者,一旦受伤只需注射 1 mL 类毒素,3~7 d 内即可产生强而有力的抗毒素,发挥免疫作用。

(2)被动免疫法　小伤、浅伤只需清水冲洗后消毒包扎即可,不必采用被动免疫。只有当伤口污染明显、伤口未及时清创或处理不当、严重的开放性损伤、组织破坏广泛、伤口深大、伤口内继续出血或残留异物,应在损伤后 24 h 内用破伤风抗毒素作被动免疫。一般剂量为 1 500~3 000 U,伤口深、有泥土污染时剂量可酌情加倍。儿童与成人同量。抗毒素易发生过敏反应,注射前必须进行皮肤过敏试验。若为阳性,应用脱敏注射法,即采用多次、小剂量、短时间内的注射方法。若皮肤过敏试验为阴性,则可将破伤风抗毒素 1 500 U 一次性进行肌内注射。

(四)疫情报告

在我国传染病防治法中破伤风属于丙类传染病。任何人发现传染患者或疑似传染患者,应及时报告。

二、狂犬病

狂犬病(rabies)又称恐水症(hydrophobia),是由狂犬病毒引起的急性接触性传染病,人畜共患,人狂犬病通常是由病兽咬伤,病毒随涎液进入人体。本病是以侵犯中枢神经系统为主,临床表现为特有的恐水、怕风、恐惧不安、流涎、咽肌痉挛、进行性瘫痪等进而危及生命。病死率几乎达 100%。

人狂犬病主要来源于犬狂犬病,有 80%~90% 人狂犬病仍由疯犬咬伤所引起。蝙蝠、鼠类、犬等感染后可以成为无症状的病毒携带者而成为重要的传染源。尽管狂犬病患者不是传染源,不形成人–人传播,但人传人的例子国内外均有报道。狂犬病毒主要通过咬伤传播,也可由带病毒的涎液经各种伤口和抓伤、舔伤的黏膜和皮肤而侵入。尽管狂犬病是一种古老的传染病,但至今仍在世界大部分地区流行,世界上死于狂犬病的人数 99% 在热带地区。

近年来随着养宠物的升温,为预防狂犬病的蔓延和流行,我国主要采取强迫"宠物狗"免疫的措施,使得人狂犬病发病率有所下降,但发病率仍很高,每年 5 000~8 000 人死于狂犬病,居世界第二位。狂犬病是迄今所知最凶险的传染病,一旦发病预防极差,虽有个别病例获得治愈,但病死率近 100%。医护人员因职业关系密切接触狂犬病患者,因此,应积极采集措施预防本病的感染。

(一)临床表现

本病潜伏期长短不一,数日至数年,短者 4 d,长者可达 19 年或更长,一般为 1~3 个月。潜伏期长短主要与年龄(儿童较短)、伤口部位(头面部发病较早)、伤口深浅(深者潜伏期短)、入侵病毒的数量及毒株的毒力、受伤后是否进行了及时正规的扩创处理和接种狂犬病疫苗预防等有关。受寒、惊吓、劳累或悲痛可能成为发病诱因。临床表现可分为狂躁型(脑炎型分为 3 期)及麻痹型(静型)两种。

1. 狂躁型

(1)前驱期或侵袭期　自觉全身不适,常有低热、倦怠、头痛、恶心、食欲缺乏,类似"感冒",继而恐惧不安,烦躁失眠、压抑、易激动,对声、光、风等刺激敏感而有喉头紧缩感。愈合的伤口及其神经支配区有痒、痛、麻及蚁走异样感觉,为最有诊断意义的早期症状,此症状可以维持数小时至数天。

本期持续 2 ~ 4 d。

（2）兴奋期或痉挛期 表现为高度兴奋,突出表现为极度恐怖表情、恐水、怕风、发作性咽肌痉挛。恐水为本病的特征,为咽肌痉挛所致,典型患者虽渴极但不敢饮,即使饮水后也无法下咽,满口流涎;见水、闻水流声、饮水或仅提及饮水时均可引起咽肌严重痉挛,多伴有脱水。外界多种刺激（如风、光、声）也可引起咽肌痉挛;常伴有声嘶、说话吐字不清,严重发作时可出现全身肌肉阵发性抽搐,因呼吸肌痉挛而致呼吸困难和发绀。患者交感神经功能亢进,表现为大量流涎、乱吐涎液,大汗淋漓、心率加快、血压上升、体温常升高。因括约肌障碍而出现排便、排尿困难,少数患者可出现精神失常、幻视、幻听、谵妄等。病程进展快,许多患者在发作中死于呼吸衰竭或循环衰竭。本期持续 1 ~ 3 d。

（3）麻痹期 患者肌肉痉挛停止,进入全身弛缓性瘫痪,尤以肢体弛缓性瘫痪最为多见,有斜视、眼球运动失调、面部缺乏表情等。患者由安静进入昏迷阶段,最后因呼吸、循环衰竭死亡。本期持续时间较短,一般仅为 6 ~ 18 h。

2. 麻痹型 我国较少见此型,类似格林-巴利综合征,以脊髓或延髓受损为主。无兴奋期和典型的恐水表现,软弱无力常自被咬肢体向四肢蔓延,呈横断性脊髓炎或上行性脊髓麻痹,最终因肌肉瘫痪而死亡。病变仅累及脊髓,而不累及脑干或更高的中枢神经系统。病程可达 13 d。

【案例导入与分析 3-4】

老人被狗咬伤后

琼海温泉镇 60 岁老人丁某,2014 年 7 月 11 日因狂犬病发作死在家里。在他狂犬病发作时,5 名家人曾经想控制住他的身体,结果被他抓伤,目前 5 名家属都已经注射狂犬病疫苗。

事情的经过是这样的:3 个月前被咬伤,没有注射疫苗。

老人丁某,家住琼海温泉镇下寨东村委会黄锦村民小组。去年 11 月的一天,丁某把家养母狗生的 4 条小狗中的一只抓住准备放进袋子送给朋友养,不料手臂被小狗咬了一口。当时丁某没有太在意,"家养的狗,没事。"他当时这么说。随后他用肥皂水简单清洗了一下伤口,又下田干活去了。那只小狗,送朋友不久后就死了。

"正咬在动脉血管上,当时他也没打针,谁会想到这样呢?"3 月 2 日下午,丁某的弟弟在接受南国都市报琼海记者采访时说,3 个月后发病误认是感冒。接着陈述说:"哥哥被狗咬伤 3 个月后的一天,哥哥下田回来时淋了雨,他突然感觉浑身发冷无力,随即不住地一层一层套衣服。"家人以为丁某患感冒,连忙带他去温泉镇卫生院打针。但打针并没有让老陈的"感冒"症状消退。19 日上午,家人把丁某送到琼海市人民医院急救。

医生根据丁某怕冷、怕水、怕风等特点,结合他 3 个月前曾被家狗咬伤,很快诊断丁某患了狂犬病。

当得知狂犬病无药可治 100% 死亡率的时候,丁某的家人让其从医院回到家里。在家里,依然用在医院捆绑丁某的绷带将其捆绑。为防止出现意外,其家人曾经到当地派出所借手铐想把患者铐住。派出所教导员等赶到丁家,警方一面安慰家属稳定情绪,一面嘱咐几个壮年家人用绷带把患者控制好,以免出现意外。

就这样,7 月 11 日早晨,狂犬患者丁某在家中死去。记者了解到,丁某有 3 个儿子,大儿子已婚并生有两个孩子,目前在家务农。二儿子和三儿子是一对双胞胎,已经 38 岁,两人因小儿麻痹症而有残疾,每天靠轮椅活动。丁某的死亡,无疑为家庭蒙上了更为沉重的阴影。

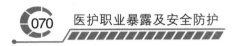

根据上述案情,请回答:

问题1:狂犬病流行病学特征? 临床表现?

问题2:你认为丁某被狂犬咬伤后的伤口应该如何处理?

问题3:面对狂犬病发作患者,医护人员应如何进行自我防护?

(二)职业暴露的原因

狂犬病毒主要通过咬伤传播,也可通过带病毒犬的涎液经各种伤口侵入。医护人员在反复冲洗被狂犬咬伤的伤口时,可能接触从伤口处流出的狗涎而感染,也可在挤出患者局部伤口污染血及伤口底部和周围浸润注射时,因自身皮肤破损而感染被狂犬病病毒污染的血液。

(三)职业防护

1. 管理传染源　以犬的管理为主。捕杀所有野犬、消灭流浪犬,对必须饲养的猎犬、警犬和实验用犬进行登记,做好预防接种。发现病犬或病猫立即击毙,以免伤人,对疑似狂犬或咬过人的家犬或家猫应设法捕获,并隔离观察10 d,如出现症状或死亡,应取脑组织检查,做好终末消毒,将动物焚烧或深埋处理,不可剥皮或食用。

2. 隔离措施　安排居住单病室,严格隔离患者,最好专人护理。防止涎液污染,安静卧床休息,避免一切音、光、风等外界刺激,狂躁时用镇静剂,避免被患者抓伤。医护人员采取综合性预防措施(同经血液传播疾病预防措施),在与患者唾液等污染体液接触时必须穿隔离衣、戴口罩及手套。患者的分泌物、排泄物及其污染物品均须严格消毒。

3. 及时处理局部伤口　人被犬咬伤后,及时(2 h内)严格地处理伤口,对降低发病率有重要意义。应尽快用20 000 mg/L肥皂水或1 000 mg/L新洁尔灭反复冲洗至少半小时,再用大量清水冲洗;若是贯通伤口或伤口较深,挤出污血,可插管入伤口,用注射器灌注冲洗;冲洗后,用700 mL/L乙醇擦洗及500 mL/L浓碘酒反复涂拭消毒,伤口一般不予缝合或包扎,以便排血引流。伤口如能及时彻底清洗消毒,可明显降低发病率。如有抗狂犬病免疫血清,皮试阴性后在伤口内或周围做浸润注射。

4. 提高机体免疫力　人对狂犬病毒普遍易感。人被病犬咬伤后发病率为15%～20%。国内报道全程疫苗接种者的发病率仅为0.15%左右,未全程接种者的发病率为13.93%左右。因此,预防接种对防止发病有肯定作用。故凡被犬咬伤者或其他可疑动物咬伤、抓伤者,或医护人员的皮肤破损处被狂犬病患者涎液沾污时均须做暴露后的预防接种。

(1)暴露前预防　对接触动物机会较多者,可采用人二倍体细胞疫苗0.1 mL皮内或1 mL肌内注射,分别在第1天、第7天、第28天备接种1次。以后每两年再给予0.1 mL皮内注射,做增强免疫。如果临时暴露狂犬病,需加强注射2次,如遇多处严重损伤,应按暴露后预防处理。

(2)暴露后预防　注射时间从注射第一针疫苗算起,约3周产生抗体,1个月左右达高峰,故要求咬伤后2 d内即开始注射。我国广泛使用的是国产地鼠肾细胞培养疫苗,轻度咬伤者与第7天、第14天各肌内注射2 mL,重度咬伤者于当天、第3天、第7天、第14天和第30天各肌内注射2 mL。世界卫生组织推荐的人二倍体细胞疫苗的预防接种方案是于咬伤后当日及第3天、第7天、第14天、第30天和第90天各肌内注射本疫苗1 mL,共接种6次。也可采用在咬伤后当日及第7天、第14天、第21天各肌内注射1 mL,进行4次接种。当处理免疫反应低下的患者,或暴露时间超过48 h,世界卫生组织建议首针免疫剂量加倍。狂犬病免疫球蛋白可直接中和狂犬病病毒,越早应用效果越好,一般在被病犬咬伤后1周内应用才有意义,最好是立刻使用。

经皮肤接触传播疾病常见的还有麻风病、疣、虱病、疥疮、浅部真菌病、念珠菌病、深部真菌病、带状疱疹、脓包疮、传染性结膜炎等,本章节不再详细论述,可以参考《皮肤病学》及其他资料进行学习。

（赵美玉）

思考题

1. 简述艾滋病职业暴露后预防用药的最佳时间。

2. 艾滋病职业暴露后如何进行风险评估。

3. 简述艾滋病的传播途径和预防措施。

4. 严重急性呼吸窘迫综合征职业暴露的原因有哪些？职业暴露后如何处理？其防护措施有哪些？

5. 简述人禽流感职业暴露的防护措施。

6. 简述消化道传播疾病的防护措施。

7 狂犬病的流行病学特点有哪些？应采取哪些职业防护措施？

第四章　化学性职业暴露及防护

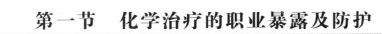

第一节　化学治疗的职业暴露及防护

现阶段所使用的化学治疗药物大多数为细胞毒性药物,对正常组织及肿瘤组织均有抑制作用,不但使化学治疗患者出现毒性反应,而且对于经常接触化学治疗药物的专业人员也会带来一定的潜在危害。目前,如何在化学治疗过程中,最大限度地减轻化学治疗药物对患者和护理人员造成的损害,已成为近年来研究的一大热点。临床研究证实这些潜在危险均与其接触剂量有关,大量接触药物会给人体带来毒性反应,并且会引起一些远期的潜在危险。因此,应做好医护人员关于自我防护方面的健康教育,加强防护意识,要求其在接触化学治疗药物过程中必须遵守操作规程,正确采用安全防护措施,以加强专业人员的职业防护。

一、化学治疗概述

广义的化学治疗是由德国 Ehrich 于 1909 年首先提出,是指病原微生物、寄生虫所引起的感染性疾病及肿瘤采用化学治疗的方法,简称化疗。理想的化学治疗药物应对病原体、寄生虫和肿瘤有高度选择性,而对机体的毒性很小。从狭义上讲,现在化学治疗多指对于恶性肿瘤的化学药物治疗。

（一）化学治疗的起源

1942 年 Gilmen 及 Philips 在耶鲁大学开创了采用氮芥治疗恶性淋巴瘤的第一个临床试验。应用氮芥作为治疗肿瘤的化学治疗药物源于第二次世界大战期间,一艘载有化学物质的海船爆炸后,患有骨髓瘤和淋巴瘤的海员接触了芥子气,病情意外获得了缓解。上述事实亦支持既往此类烷化药物溶解全身淋巴细胞的作用,1946 年上述结果的发表,标志着近代化学治疗的开始。经过半个多世纪的艰苦努力,肿瘤化学治疗逐渐发展成熟,已成为可以治愈肿瘤的根治性治疗手段(单独或综合治疗),绒毛膜上皮癌就是实体瘤治疗中的一个范例。通过化学治疗使肿瘤细胞完全消灭,从而达到治愈,这正是肿瘤内科治疗的最终目的。所谓根治性化学治疗是指将有效的抗癌药物联合应用,将不同作用机制的药物,根据药物对细胞增殖周期的不同作用点及肿瘤的倍增时间,巧妙安排多种药物的应用顺序、剂量强度、周期时间、周期次数,同时适当应用其他治疗手段,合理运作,以达到对某些肿瘤根治的目的。目前已有不少肿瘤可以通过化学治疗达到治愈,但是也应该看到,临床常见的实体瘤,如非小细胞肺癌、胃肠道肿瘤、肝癌、胰腺癌、头颈部肿瘤等,化学治疗的疗效仍不满意。

（二）化学治疗临床应用的 4 种方式

1.晚期或播散性癌症的全身化学治疗　对于此类患者,除了化学治疗外,通常缺乏其他有效治疗方法,常常一开始就采用化学治疗,近期的目标是取得缓解。这种化学治疗,有人命名为"诱导化学治疗"。开始即采用口服或静脉给予化学治疗药物,其中,平阳霉素、甲氨蝶呤可以肌内注射。

2.辅助化学治疗　辅助化学治疗是指在采取有效的局部治疗(手术或放射治疗)后,针对可能存在的微转移癌灶,为防止复发转移而进行的化学治疗。即使成功地切除了原发乳腺癌、结肠癌或其他原发肿瘤及区域性淋巴结,患者仍有高危复发的可能,而肿瘤一旦复发,化学治疗常难以治愈。因此,强调复发前进行有效的辅助化学治疗具有重要的临床意义。辅助化学治疗的原则:①应选择有效的化学治疗药物;②肿瘤已被手术或放射治疗清除;③术后应尽早化学治疗;④应给予患者可耐受的最大化学治疗剂量;⑤化学治疗应持续一定时间;⑥化学治疗应间断进行,尽可能减少免疫抑制的发生。

3.新辅助化学治疗　新辅助化学治疗又称为起始化学治疗,指对临床表现为局限性肿瘤,可用局部治疗手段者,在手术或放射治疗前先使用化学治疗。由于认识到原发肿瘤确诊时即已存在远处微小转移灶,故肿瘤治疗的第二个对策——新辅助化学治疗便应运而生。常采用新辅助化学治疗的肿瘤有软组织肉瘤、骨肉瘤、膀胱癌、喉癌、食管癌以及晚期局限性乳腺癌。新辅助化学治疗目的:

(1)希望化学治疗后局部肿瘤缩小,从而可减少切除范围,缩小手术造成的伤残,甚至可考虑保守性外科治疗或以放射治疗代替外科手术。

(2)新辅助化学治疗可以避免体内潜伏的转移灶,在原发灶切除后 1～7 d 体内肿瘤总量减少的情况下而加速生长。

(3)使手术中肿瘤细胞活力减低,不宜播散入血。

(4)可以避免体内残留的肿瘤,在手术后因凝血机制加强及免疫抑制而易转移。

(5)化学治疗可清除或抑制可能存在的微小转移灶,从而改善预后。

(6)术前化学治疗可以帮助筛选对肿瘤有效的化学治疗方案。

但是,新辅助化学治疗能否提高肿瘤患者的长期生存率,至今尚不清楚。而且,由于新辅助化学治疗往往只用2~3个周期化学治疗,而不同肿瘤患者的化学治疗敏感性不同,因此手术后仍需给予辅助化学治疗。另外,需要说明,新辅助化学治疗也存在一些潜在的缺点:①如果术前化学治疗无效,部分肿瘤可能会进展而导致手术不能切除;②术前化学治疗可通过改变肿瘤界限或使组织学上阳性结节变为阴性而使肿瘤的病理分期模糊不清,从而对化学治疗结果的判断产生混乱;③新辅助化学治疗的临床效果可能会导致医生进行不适当的保守治疗等。因此,新辅助化学治疗更应严格掌握其适应证。

4.特殊途径的化学治疗　目前,特殊途径的化学治疗包括以下5种:①胸腔内、腹腔内及心包腔内化学治疗用于治疗癌性渗液,5-Fu、阿霉素及顺铂尤适宜腹腔内使用。②通过腰椎穿刺鞘膜腔内给药或在头皮下埋植Omaya药囊,可将抗癌药持续注入脑脊液。常用于治疗脑膜、白血病或淋巴瘤及其他实体瘤的中枢神经系统侵犯。③动脉插管化学治疗。如颈外动脉分支插管用于头颈癌及颅内肿瘤的治疗,肝动脉插管用于原发性肝癌或肝转移的治疗,支气管动脉灌注化学治疗药物治疗肺癌等。④膀胱腔内治疗。⑤将抗癌药物制成脂质微球,使药物更集中到达肿瘤靶点。

(三)化学治疗药物分类

1.周期特异性药物　又称识相特异性药物,选择性杀伤某识相细胞,或使增殖细胞停留于某一识相(同步化)。从DNA前体小分子水平阻断DNA合成,继之阻碍RNA转录及蛋白质合成。此类药物作用较弱而缓慢,杀伤效应随时间而增加,即时间依赖性药物。临床一般用小剂量、持续一定时间给药,给药途径多采用静脉点滴。

2.周期非特异性药物　选择作用于各增殖状态,包括G0期在内的细胞毒药物。主要作用于大分子DNA(直接破坏DNA双链或与之结合为复合物),阻碍DNA转录及蛋白质合成,此类药物作用强而迅速,杀伤力随剂量增加而增加,为剂量依赖性药物。临床应大剂量一次给药,一般采用静脉推注给药。也有个别药物例外,如异环磷酰胺需静脉点滴维持一定时间给药,因为异环磷酰胺需要在肝内进行代谢,转化为具有抗癌活性的代谢药物——异环磷酰胺氮芥,而异环磷酰胺对肝内混合功能酶的亲和力小于环磷酰胺与该酶系的亲和力,使异环磷酰胺的作用较环磷酰胺减慢,故临床上使用环磷酰胺时采用静脉注射,而使用异环磷酰胺则采用大剂量、长时间静脉滴注给药,目前一般维持静脉滴注时间为3 h。长春碱类,如长春新碱需在血液中达到较高浓度,以促进微血管聚集,形成类结晶体,影响细胞有丝分裂。因长春新碱用药剂量小,静脉点滴无法保证血药浓度,则需静脉推注或由莫非氏滴管给药,需在1 min内完成。

(四)化学药物的不良反应

化学药物能抑制恶性肿瘤的生长和发展,并在一定程度上杀灭肿瘤细胞。但是任何抗癌药物对人体均具有毒性,在肿瘤细胞与正常细胞之间无明显选择性,即在杀灭或抑制肿瘤细胞的同时也损伤相当数量的正常细胞,并直接影响心、肝、肾以及神经系统功能等。对于增殖活跃、代谢旺盛的细胞如骨髓细胞、胃肠黏膜上皮细胞、生殖细胞的损伤尤为严重。另一方面,多数用于抗癌的化学药物都是免疫抑制剂,作用在细胞DNA的结构上,它们有潜在的致畸和致癌作用。随着接受化学治疗药物患者寿命的延长,远期毒性(如脑病、肠麻痹、骨坏死、第二肿瘤等)现象也时有发生。按不良反应出现时间分类:①立即反应,用药后1 d内出现的反应,如恶心、呕吐等;②早期反应,用药后几天至几周内发生,如口腔炎、白细胞减少等;③迟发反应,用药后几周至几月内发生,如心肺毒性;④晚期反应,用药数月至数年后才发生,如不育症等。

二、化学治疗药物对专业人员的潜在危险性

20 世纪 70 年代,西方发达国家的肿瘤专家针对细胞毒药物的毒性作用提出,专业人员在经常接触化学治疗药物的过程中,是否会存在潜在的危险并进行了对照研究。澳大利亚卫生部门通过特殊显影试验已经证实,在化学治疗药物配置过程中,当粉剂安瓿打开时及瓶装药液抽取后拔针时均可出现肉眼观察不到的溢出,形成含有毒性微粒的气溶胶或气雾,通过皮肤或呼吸道进入人体,危害配药人员并导致周围环境污染。

芬兰及美国等国多位学者研究发现接触化学治疗药物护士的尿液中具有诱变性的化学治疗药物。HirSt 不但研究了这种致畸变作用,而且还直接从接触化学治疗药物护士的尿液中检测出一定浓度的化学治疗药物及其代谢产物,如发现在护士接触顺铂后检测其尿液,结果是铂的含量明显增高,并证明环磷酰胺、氮芥、甲氨蝶呤等化学治疗药物均可经过皮肤吸收。以上研究证实,虽然专业人员在日常接触化学治疗药物过程中,每次配置药液或给药时沾染的剂量很小,但是由于化学治疗药物不良反应具有剂量依赖性的特点,频繁接触仍会因其蓄积作用而产生不良反应,造成造血系统、生殖系统、消化系统上皮组织等器官组织不同程度的损伤,常表现为白细胞、血小板减少,口腔溃疡,脱发等,同时还会产生远期不良反应,如致癌、致畸、致突变等。Stuker 研究证明,女性医护人员职业性接触化学治疗药物致胎儿流产率明显高于对照组。

三、化学治疗药物的危险因素及职业暴露途径

(一)危险因素

专业人员在接触化学治疗药物过程中,如果操作不慎或因为长期接触均可造成对人体的潜在危险。因此,必须了解可能成为导致化学治疗药物污染的危险因素。

1. 药物准备和使用过程中可能发生药物接触的情况　①从药瓶中拔出针头时导致药物飞溅。②使用针头、针筒或过滤膜转移药物导致药物溢出。③打开安瓿时,药物粉末、药液、玻璃碎片向外飞溅。④从针筒或排气管中排气。⑤连接管、输液器、输液袋、输液瓶、药瓶的渗漏和破裂导致药物泄漏。⑥更换输液管道时发生药物泄漏。⑦针筒中药物过多(不能超过容积的 3/4)。⑧溶解瓶中的药物时未减压,拔针时造成部分药物喷出。

2. 操作注射过程中可能发生药物接触的情况　①针头脱落,药液溢出。②玻璃瓶、安瓿等在运输过程中或使用中容器破裂后药物溢出。③护士在注射过程中意外损伤自己。

3. 废弃物丢弃过程中可能发生药物接触的情况　①丢弃被细胞毒药物污染的材料,如药瓶、安瓿、静脉输液管、输液瓶、输液袋等。②处理体液或排泄物,如血液、尿液、粪便、呕吐物、腹水、胸水、汗液等。③处置吸收或沾染了接受细胞毒药物治疗患者体液的被服或其他织物,如衣物床单、被褥、桌布、抹布等。④清除溅出或溢出的药物。

(二)职业暴露途径

医护人员特别是护理人员主要通过以下途径接触药物:

1. 直接接触　配置药液或给药过程中药物直接接触皮肤和眼睛,包括外伤,如针刺。

2. 呼吸道吸入　操作不慎导致药物溢出,或正常配药形成含有细胞毒微粒的气溶胶或气雾散发到空气中经呼吸道吸入。

3. 消化道摄入　接触化学治疗药物后未能彻底洗手就进食,直接进食受污染的食物及饮料等,使用受污染的食物容器,在被化学治疗药污染的环境中进食、饮水、吸烟、化妆,这些情况均可导

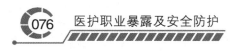

致化学治疗药物经口摄入。

四、接触化学治疗药物的安全防护规则

化学治疗药物的危害性已引起广泛重视,为了减少医护人员备药及处理化学治疗物品过程中的接触剂量以达到防护目的,需要遵循两个原则:①医院工作人员尽量减少不必要的与化学治疗药物的接触;②尽量减少化学治疗药物对环境的污染。根据以上两个原则,国内外学者制定了护理人员职业保护的安全防护规则。

(一)加强医疗护理人员职业防护教育

加强肿瘤专业人员的培训,提高其对化学治疗药物潜在危险的认识,制订合理的防护措施,使护理人员全面掌握并规范化学治疗防护操作程序,并增强防护意识。

(二)在生物安全操作柜内备药

生物安全操作柜是一种特制的垂直层流装置,使用此操作柜配置化学治疗药物,可以防止含有药物微粒的气溶胶或气雾对操作者的危害,使之达到安全处理化学治疗药物的防护要求。

1. 生物安全柜的分类

(1)Ⅰ级(Class Ⅰ)　一种为保护工作人员有环境设计的通风柜,采用从工作人员向柜内方向流动的循环风。注意:在柜内空气排放外面的大气之前经过了处理以保护环境。这种柜适用于从事接触低到中等风险的生物试剂工作。

(2)Ⅱ级(Class Ⅱ)　一种为保护工作人员、产品和环境而设计的通风柜,前部有一个开口,使气流向柜内流动以保护工作人员,是气流经过高效尘埃空气(highefficiency particulate air,HEPA)过滤薄层以保护产品,使排气经过过滤薄层以保护环境。注意:当有毒化学药品或者放射性核素作为生物研究或者药剂工作的辅助手段时,应该使用特别设计和建造的Ⅱ级生物安全柜。Ⅱ级生物安全柜又分为A型、B1型、B2型、B3型,临床要根据上述各种生物安全柜的性能选择使用。

(3)Ⅲ级(Class Ⅲ)　一种完全封闭的、气闭性的通风柜。进气通过HEPA过滤薄层后抽入柜内。排气要经过两层HEPA过滤薄层处理,或者经过一层HEPA过滤薄层加烧灼灭菌处理。

2. 生物安全操作柜作用原理

(1)该设施采用垂直层流装置,使空气在操作台内循环过滤,通过台面下的过滤吸附器充分过滤和吸附药物的微粒及空气中的尘粒,以保持洁净的备药环境。

(2)由于操作台内形成负压状循环气体,从而在操作者与操作台之间形成空气屏障,防止柜内污染空气外溢。

(3)同时在操作台侧面有一排气孔,内装有吸附剂,可吸附溢出的药物微粒,防止污染气体排入大气。

(4)根据上述原理,该设备符合二级生物安全要求并可达到以下防护作用:①保护操作者及环境在备药和处理废物时不受药物微粒气溶胶或气雾污染。②备药环境无微粒物质(包括生物的),防止药物被污染。③保护维修人员在常规检查、更换附件或修理污染滤器时的安全。

(三)改善医疗器具,完善防护设施

为了避免护理人员在接触化学治疗药物时由于操作不慎而造成潜在危险,遵照化学治疗防护原则,建议临床采用合适的保护材料及适宜的制剂和包装。

1. 保护材料

(1)手套　应使用无粉乳胶手套,厚度大于0.007 mm,手套的厚度和接触药物的时间决定手套

的通透性,手套的通透性会随着时间的增加而增大,通常每操作 60 min 或遇到手套有破损、刺破和被药物污染则需要更换手套;如果操作者对乳胶过敏,可以换用腈纶制手套或戴双层手套,即在乳胶手套内戴一副 PVC 手套;同时,在戴手套之前和脱手套之后都必须洗手。

(2)工作服 工作服应由非通透性、无絮状物的材料制成,前面完全封闭,袖口必须加长,并且应该可以卷入手套之中,最好是一次性可丢弃的;配置药物过程中及给药时必须穿工作服。

(3)眼睛和脸部的保护 在配置药物及给药时均应佩戴面罩,以预防药物喷溅到眼睛和面部,在使用气雾剂或喷雾剂时也应有保护,普通眼镜不能提供足够的保护。

2. 制剂的要求

(1)提倡使用无排气管的软包装输液袋,防止有毒气体排到空气中。

(2)建议药厂应根据临床化学治疗药物应用剂量不同,生产多种剂量的制剂,简化专业人员的配置过程。

(3)化学治疗药物的制剂尽量用瓶装,药品标签要详细注明药物的性质及其警示等。包装应安全可靠,运送时应采用无渗透性密封装置并注明特殊的标志,防止运输药物过程中打破药瓶药物溢出。

(四)药物处理中心化

国外学者已经提出,如果要保证临床在使用化学治疗药物过程中达到安全防护,必须将化学治疗药物处理中心化。采用集中式管理,即由经过培训的专业人员在防护设备齐全的化学治疗配液室负责所有化学治疗药物的配置及供应。这样才能施实比较有效而经济的防护措施,并利于废弃物的集中管理,以将污染缩小到最小范围,有利于职业安全和环境保护。

(五)从事化学治疗的医护人员妊娠及哺乳期避免直接接触化学治疗药物

临床研究发现,低浓度化学治疗药物的接触可以引起流产、胎儿死亡、畸形及染色体基因突变。如果孕妇及母亲不加保护地接触化学治疗药物,也会给胎儿及孩子带来潜在的危害。因此,若为护理人员,在此期间则应及时调离化学治疗科室或安排其从事非化学治疗性质的护理工作。

(六)加强化学治疗废弃物的处理

化学治疗废弃物的管理是化学治疗防护的重要环节,妥善地处置废弃物有利于医院环境及医护人员的保护。临床明确规定化学治疗药物废弃物必须与其他物品分开放置,并密闭存放在有特殊标记的特制的防渗漏的污物袋中,统一焚烧处理,以达到细胞毒药物的灭活及废弃物处理中心化。

总之,在接触处理化学治疗药物过程中存在一定的危险性,但只要施行认真规范的防护措施,这种危险可以降到最低,达到职业防护作用。

五、化学治疗防护措施

(一)设立化学治疗药物配置室

为了加强化学治疗药物使用过程中安全防护措施,有条件的医院应设立专门的配置室,以便集中管理达到药物处理中心化。此配置室要求分为操作间及缓冲间,以使药物污染缩小到最小范围。对于配置区域有如下建议与要求:

(1)药品配置区域只允许授权的员工进入。

(2)在配置药物区域的人员应有明显醒目的标识,说明只有授权的员工才能进入。

（3）在配置区域内,尽量减少或避免频繁的物流及人员流动,以避免将生物安全柜内的药物带入周围环境。

（4）在储存药物的区域内,应有警告标识,提醒配置细胞毒药物时应该注意的防护措施。

（5）在配置区域内禁止进食、饮水、吸烟、嚼口香糖、化妆和储存物品。

（6）在配置区域内应张贴皮肤及眼睛不慎接触化学治疗药物后的处理过程。

（7）在药物配置区域内应有水池,最好有冲洗眼睛的喷头,也可准备生理盐水以备紧急冲洗眼睛。

（8）所有细胞毒药物均应在生物安全柜中配置。

（9）在配置细胞毒药物时应严格规范操作。操作间内除了备有生物安全柜外,还应配备一次性口罩、帽子、一次性防渗透隔离衣、聚氯乙烯手套、乳胶手套、一次性注射器、防护垫、污物专用袋及封闭式污物桶等。如果医院内未设专门的化学治疗药物配置室,仍在病房内自行备药,则应选择僻静处操作,而且房间需有良好的通风设备,以减少对病室环境的污染,在配置药物期间,该房间不作他用。如果没有生物安全操作柜,建议应用有机玻璃作隔离屏幕,操作者除采用一般防护设备,尚应戴防护眼镜及有效的防护口罩,避免操作者被药物污染,以达到安全防护的效果。

（二）专业人员配备

操作室内应配备 1~2 名经专业训练的中年护士负责配置药物。他们应定期体检,包括肝、肾功能,白细胞及血小板等指标测定,一旦出现不良反应征象,立即进行人员调整,使其危险降到最低程度。

【案例导入与分析4-1】
化学性职业暴露

护士小李,女,28 岁,由某医学院校护理研究生毕业后应聘到某三甲医院肿瘤科从事临床护理工作。护士长考虑到小李参加工作已经 1 年时间,加上她是研究生毕业且工作认真,就让其担任治疗班护士,要求每天负责配置全病区所有肿瘤患者的化学治疗药物。小李对护士长的信任非常感动,因此在工作中更加不怕苦不怕累,甚至在配置化学治疗药物的过程中不戴任何类型的手套,一是感觉不戴手套操作起来更加顺手,二是她不愿意让别人误认为自己是怕脏。就这样,小李每天都把治疗室的物品、药品以及医疗废物整理收拾得非常规范到位,每天都手持抹布把操作台擦洗得一尘不染。6 个月后,她在一次工作中突然昏倒,经及时抢救很快清醒。但在血常规检查中,发现小李白细胞、血小板减少,而且不断发生口腔溃疡,每日梳头都脱发厉害。由于身体健康欠佳,小李就调离原有工作岗位到门诊挂号室工作。1 年后,小李结婚并怀孕,并顺利产下以男婴。但让人意想不到的事,孩子先天性畸形,双手双脚均如同"鸭掌",严重"兔唇"。对此,小李和其丈夫百思不得其解,自己以往身体很好,为何一年多来总是患病呢? 自己和丈夫没有任何的残疾,为何所生宝宝畸形呢?

针对上述案例,结合所学知识请回答下列问题:

问题1:你应该如何对小李解释患病的原因呢?

问题2:小李的情况暴露了以往工作和医院科室管理中的哪些问题呢?

问题3:接触化学治疗药物应遵守哪些操作规程?

问题4:为了避免类似情况的发生,医院职能部门应该采取哪些改进措施呢?

六、接触化学治疗药物的操作规程

（一）配置药物前的准备

（1）应在生物安全操作柜内配置化学治疗药物,配置前启动紫外线等进行柜内操作区的空气消毒,需 40 min,以保持洁净的配置环境。

（2）配置前用流动水洗手,佩戴一次性口罩、帽子、面罩、工作服外套、一次性防渗透隔离衣。操作过程中从呼吸道吸入化学治疗药物的危险性较大,因此,必须戴有效的一次性防护口罩。

（3）有些化学治疗药物对皮肤有刺激作用,并通过接触皮肤直接被皮肤吸收,因此,操作时必须选择合适的手套。研究结果表明,乳胶手套具有弹性,使用时手套被牵拉变薄,出现一些小孔,因此防渗透性差,只有聚氯乙烯手套具有防护作用,但由于其使用时不能很好地贴紧皮肤,导致护士操作不便。因此,要求戴双层手套,即在聚氯乙烯手套外再戴一副乳胶手套。在操作过程中,一旦手套破损应立即更换,使之保持有效的防护效果。

（4）操作台面应覆以一次性防渗透性防护垫,当因操作不慎发生药液溢出时,方便护士清洁,减少药液污染台面。操作过程中一旦污染应立即更换防护垫或于 1 d 的配置结束后更换。

（二）配置药物的操作规程

（1）严格执行无菌技术操作原则,以防药液污染而给患者造成不良后果。

（2）在割锯安瓿前应轻弹其颈部,使附着的药粉降至瓶底。掰开安瓿时应垫纱布,可避免药粉、药液、玻璃碎片四处飞溅,并防止划破手套。

（3）掰开粉剂安瓿溶解药物时,溶媒应沿瓶壁缓慢注入瓶底,等药粉浸透后再搅动,防止粉末溢出。

（4）瓶装药液稀释后立即抽出瓶内气体,以防瓶内压力过高药液从针眼处溢出。从药瓶中吸取药液后,先用无菌纱布或棉球裹住瓶塞,再撤针头,防止拔出针头的瞬间药液外溢。

（5）最好使用带过滤网的注射器。

（6）稀释瓶装药液及抽取药液时还可以采用双针头抽取药液方法,以排出瓶内压力防止针栓脱出或药液溢出而造成的污染。双针头抽取药液法步骤如下:①溶药前,先经瓶塞插一个有过滤装置的排气针头,再将带有溶媒注射器的针头以 45°～60°插入瓶塞,沿瓶壁注入溶媒。溶药时排气针头必须保持在液面上。②晃动药瓶促使药物充分溶解前,用无菌纱布覆盖排气针头。③抽取药液时,插入带有注射器的针头,然后倒转药瓶,必须使排气针头保持在液面以上,再抽取药液。④抽吸药液完毕,将注射器内空气排至瓶内后再拔针。

（7）抽取药液应采用一次性注射器,并应注意抽出药液以不超过注射器容量的 3/4 为宜,防止针栓从针筒中意外滑落。

（8）避免挤压、敲打针头和针筒,以防药物液滴的产生。

（9）丢弃注射器时无须将针帽套上,应立即丢入防刺容器中,以防针头刺伤。

（10）药物配置完毕,在标签上注明药物名称、剂量及警示语,如化学治疗药物,小心轻放。

（11）配置好的药液应放置于封闭的塑料袋中。

（12）在完成全部药物配置后,须用 750 mL/L 乙醇擦拭操作柜内部和操作台台面。

（13）配置过程中使用过的废弃物应统一放于生物安全柜内的一次性防刺容器中,或置于污物专用袋中封闭,以便集中处理。

（14）操作完毕,脱去手套后用流动水和洗手液彻底洗手并行沐浴,减轻药物毒性作用。

（15）个人的防护器材脱卸后应放置于准备区域内的防渗漏的容器内，操作人员不得穿戴个人防护器材走出准备区域。

（三）静脉给药的操作规程及注意事项

（1）化学治疗药物应由经过专门培训的注册护士给药。

（2）核查医嘱，三查七对，保证正确的给药。

（3）静脉给药时护士应戴一次性口罩、帽子，穿防护衣，做好个人防护并洗手戴手套。

（4）静脉滴注药液时应采用密闭式静脉输液法，注射溶液以软包装输液为宜，避免污染气体从排气针头溢出，也利于液体输入后污染物品的处理。

（5）操作时确保注射器及输液管接头处衔接紧密，以免药液外漏。

（6）静脉给药时若需排气，应用无菌棉球放于针头周围，以免药液外溢造成污染。

（7）静脉给药时若需从滴管加入药物，必须先用无菌棉球围住滴管开口处再行加药。其加药速度不宜过快，以防药液从管口溢出。

（8）静脉给药结束后，应将针头内残余药物抽回针筒，以免药物外溅。

（9）保持注射器针头和针筒的完整性，一并放入防刺防渗漏的废弃物容器中统一处理。

（10）操作完毕脱掉手套后，用洗手液及流动水彻底洗手。

（四）化学治疗药物的转运

（1）运送之前需完善化学治疗药物包装，并放在无渗透性的密闭装置中，标明警示标志进行转运。

（2）运送人员需了解药物的危险性及药物外溅的处理方法，一旦遇到药物外泄，立即按程序予以处理。

（3）不要使用容易造成药物渗出的输送方式。

七、细胞毒性药物（抗癌药物）职业暴露处理防护规程

（一）操作者不慎接触药物的处理方法

（1）操作者立即脱去手套，用大量清水冲洗双手。

（2）眼睛内溅入化学治疗药物后，用大量清水或生理盐水持续冲洗 5 min。

（二）处理患者排泄物的防护规程

（1）操作人员应佩戴手套和工作服。

（2）当预计有可能发生液体溅出或溢出时，应使用眼罩。

（3）手套被污染后应立即丢弃。

（4）工作服被污染应立即丢弃。

（5）冲刷患者的排泄物后应反复用水冲洗，至少两次；若需保存尿液，应置于有盖的集尿瓶中。

（6）医院内必须设有污水处理装置。

（三）化学治疗药物溢出的防护规程

1. 小量溢出的处理

（1）小量溢出是指在安全生物柜以外体积小于 5 mL 或剂量小于或等于 5 mg 的溢出。

（2）正确评估暴露在有溢出环境中的每一个人，如果工作人员的皮肤或衣服直接接触到药物，必须立即用肥皂和清水清洗被污染的皮肤。

（3）处理溢出药物的具体方法：①穿好制服，戴上两副无粉末的乳胶手套，戴上面罩；②如果溢出药物会产生汽化，则需要戴上呼吸器；③溢出的药物用吸收性的抹布吸取和擦去，固体药物应用湿的吸收性抹布擦拭；④用小铲子将玻璃片收拾起来并放入防刺破的容器中；⑤防刺破的容器、抹布、吸收垫子和其他被污染的物品都放置于细胞毒药物专用垃圾袋内；⑥药物溢出的地方应用清洁剂反复清洗 3 遍，再用清水清洗；⑦穿戴好个人防护器材，将反复使用的物品用清洁剂清洗两遍，再用清水冲净；⑧将放置细胞毒药物污染物的垃圾袋封口，再放入另一个放置细胞毒废物的垃圾袋中，所有参加清除溢出物的员工的防护服应丢置在外层的垃圾袋中；⑨外面的垃圾袋也应封口并放置于细胞毒废弃专用一次性防刺容器中；⑩记录相关信息。包括药物名称、溢出量、溢出发生的原因、处理过程、参加处理的人员名单、告知相关人员注意药物溢出等。

2.大量溢出的处理

（1）大量溢出是指在生物安全柜以外体积大于 5 mL 或剂量大于 5 mg 的溢出。

（2）如果溢出的细胞毒药物会产生气雾或出现汽化现象，必须佩戴呼吸器处理。

（3）轻轻地将吸收药物的抹布或垫子覆盖在溢出的药物上，直至完全吸收干净。

（4）大量细胞毒药物的溢出必须由经过培训的人员清除。注意以下几点：①必须穿戴好个人防护用品，包括里层的乳胶手套、鞋套、外层操作手套、面罩、眼罩或者防溅眼镜；②轻轻地将湿垫子或湿毛巾覆盖在粉状药物上，防止药物弥散到空气中，应将其完全清除干净；③将所有被污染的物品放入细胞毒物专用垃圾袋中密封；④药物完全去除后，用清水冲洗被污染的地方，再用清洁剂清洗 3 遍，清洗范围从小到大进行，清洁剂用清水冲洗干净；⑤用于清洁的物品放置于细胞毒药物专用垃圾袋中密封；⑥将放置细胞毒药物污染物的垃圾袋封口，再放入另一个放置细胞毒废物的垃圾袋中，所有参加清除溢出物的员工的防护服应丢置在外层的垃圾袋中；⑦外面的垃圾袋也应封口并放置于细胞毒废弃专用一次性防刺容器中；⑧记录相关信息。包括药物名称、溢出量、溢出发生的原因、处理过程、参加处理的人员名单、告知相关人员注意药物溢出。

第二节　化学消毒剂职业暴露及防护

对病区环境的消毒，抢救仪器的保养、清洗，医疗垃圾的灭菌、处理等需要用到各种化学消毒剂，其中大部分消毒剂对皮肤黏膜有不同程度的刺激作用。医护人员经常接触的消毒剂，如戊二醛、氯制剂、甲醛、过氧乙酸等，具有一定的挥发性和刺激性，在杀灭细菌的同时对人体的毒副作用也不容忽视，尤其易通过吸入或皮肤接触而产生危害。医护人员作为消毒剂的最常使用者，皮肤黏膜会受到不同程度的腐蚀，严重的可引起皮炎、眼炎以及过敏性哮喘等疾病的发生；经常接触此类化学品还会引起眼结膜灼伤、上呼吸道炎症、喉头水肿和痉挛、化学性气管炎或肺炎等；长期接触亦会损害中枢神经系统，表现为头痛、记忆力衰退及肺的纤维化等。

一、消毒灭菌剂的种类

消毒剂是指用于杀灭传播媒介上病原微生物，使其达到无害化要求的制剂，它不同于抗生素，它在防病中的主要作用是将病原微生物消灭于人体之外，切断传染病的传播途径，达到控制传染病的目的。人们常称它们为"化学消毒剂"。

（一）按照其作用的水平分类

可分为灭菌剂、高效消毒剂、中效消毒剂、低效消毒剂。

1. 灭菌剂　可杀灭一切微生物使其达到灭菌要求的制剂。包括甲醛、戊二醛、环氧乙烷、过氧乙酸、过氧化氢、二氧化氯等。

2. 高效消毒剂　指可杀灭一切细菌繁殖体（包括分枝杆菌）、病毒、真菌及其孢子等，对细菌芽孢也有一定杀灭作用，达到高效消毒要求的制剂。包括含氯消毒剂、臭氧、甲基乙内酰脲类化合物、双链季铵盐等。

3. 中效消毒剂　指仅可杀灭分枝杆菌、真菌、病毒及细菌繁殖体等微生物，达到消毒要求的制剂。包括含碘消毒剂、醇类消毒剂、酚类消毒剂等。

4. 低效消毒剂　指仅可杀灭细菌繁殖体和亲脂病毒，达到消毒剂要求的制剂。包括苯扎溴铵等季铵盐类消毒剂、氯己定（洗必泰）等二胍类消毒剂，汞、银、铜等金属离子类消毒剂及中草药消毒剂。

（二）按其化学性质分类

最常用的化学消毒剂按其化学性质不同可分为九大类。

1. 含氯消毒剂　是指溶于水产生具有杀灭微生物活性的次氯酸的消毒剂，其杀灭微生物有效成分常以有效氯表示。次氯酸分子质量小，易扩散到细菌表面，并穿透细胞膜进入菌体内，使菌体蛋白质氧化导致细菌死亡。含氯消毒剂可杀灭各种微生物，包括细菌繁殖体、病毒、真菌、结核分枝杆菌和抗力最强的细菌芽孢。这类消毒剂包括：无机氯化合物，如次氯酸钠（10 000～12 000 mg/L）、含氯石灰（25 000 mg/L）、漂粉精（次氯酸钙为主，8 000～8 500 mg/L）、氯化磷酸三钠（3 000～5 000 mg/L）；有机氯化合物，如二氯异氰尿酸钠（60 000～64 000 mg/L）、三氯异氰尿酸（87 000～90 000 mg/L）、氯铵（24 000 mg/L）等。无机氯性质不稳定，易受光、热和潮湿的影响，丧失其有效成分，有机氯则相对稳定，但是溶于水之后均不稳定。它们的杀微生物作用明显受使用浓度、作用时间的影响，一般说来，有效氯浓度越高、作用时间越长、消毒效果越好；pH 值越低消毒效果越好；温度越高杀微生物作用越强；但是当有机物（如血液、唾液和排泄物）存在时消毒效果可明显下降。此时，应加大消毒剂使用浓度或延长作用时间。但是高浓度含氯消毒剂对人呼吸道黏膜和皮肤有明显刺激作用，对物品有腐蚀和漂白作用，大量使用还可污染环境。因此，使用时应详细阅读说明书，按不同微生物污染的物品选用适当浓度和作用时间，一般说来，杀灭病毒可选用有效氯1 000 mg/L，作用 30 min。此类消毒剂常用环境、物体表面、食具、饮用水、污水、排泄物、垃圾等消毒。

2. 过氧化物类消毒剂　由于这类消毒剂具有强氧化能力，各种微生物对其十分敏感。可将所有微生物杀灭。这类消毒剂包括过氧化氢（300～900 mL/L）、过氧乙酸（180～200 mL/L）、二氧化氯和臭氧等。这类消毒剂的优点是消毒后在物品上不留残余毒性。但是，由于化学性质不稳定需现用现配，使用不方便，且因其氧化能力强，高浓度时可刺激、损害皮肤黏膜、腐蚀物品。其中过氧乙酸常用于被病毒污染物品或皮肤消毒，一般消毒物品时可用 5 000 mg/L；消毒皮肤时可用 2 000～4 000 mg/L，作用时间为 3 min。在无人环境中可用于空气消毒，用 200 mg/L 过氧乙酸喷雾（按8 mL/m³ 计算）或者加热过氧乙酸（按 1 g/m³ 计算），作用 1 h 后开窗通风。二氧化氯可用于物品表面消毒，浓度为 500 mg/L，作用 30 min。

臭氧也是一种强氧化剂，溶于水时杀菌作用更为明显，常用于水的消毒，饮用水消毒时加臭氧量为 0.5～1.5 mg/L，水中余臭氧量 0.1～0.5 mg/L 维持 10 min 可达到消毒目的，在水质差时，应加大臭氧加入量,3~6 mg/L。

3. 醛类消毒剂　包括甲醛和戊二醛。此类消毒剂为一种活泼的烷化剂。作用于微生物蛋白质中的氨基、羧基、羟基和巯基,从而破坏蛋白质分子,使微生物死亡。甲醛和戊二醛均可杀灭各种微生物,由于它们对人体皮肤、黏膜有刺激和固化作用,并可使人致敏。因此,不可用于空气、食具等消毒。一般仅用于医院中医疗器械的消毒或灭菌,且经消毒或灭菌的物品,必须用灭菌水将残留的消毒液冲洗干净后才可使用。

4. 醇类消毒剂　最常用的是乙醇和异丙醇,可凝固蛋白质,导致微生物死亡,属于中效水平消毒剂。这类消毒剂可杀灭细菌繁殖体,破坏多数亲脂性病毒,如单纯疱疹病毒、乙型肝炎病毒、人免疫缺陷病毒等。醇类杀灭微生物的作用亦可受有机物影响,而且由于易挥发,应采用浸泡消毒,或反复擦拭以保证其作用时间。醇类常作为某些消毒剂的溶剂,而且有增效作用。常用浓度为750 mL/L,但国外报道 800 mL/L 乙醇对病毒具有良好的灭活作用。近年来,国内外有许多复合醇消毒剂,这些产品多用于手部皮肤消毒。

5. 含碘消毒剂　包括碘酊和聚维酮碘,这类消毒剂赖以卤化微生物蛋白质使其死亡。可杀灭细菌繁殖体、真菌和部分病毒。可用于皮肤、黏膜消毒,医院常用于外科洗手消毒。一般碘酊的使用浓度为 20 000 mg/L,聚维酮碘(碘伏)使用浓度为 3 000~5 000 mg/L。

6. 酚类消毒剂　包括苯酚、甲酚、卤代苯酚及酚的衍生物,常用的煤酚皂,又名来苏水,其主要成分为甲基苯酚。

7. 环氧乙烷　又名氧化乙烯,属于高效消毒剂,可杀灭所有微生物。是一种消毒灭菌效果较好的低温化学消毒剂,常温下穿透作用良好。由于它的穿透力强,常将其用于皮革、塑料、医疗器械、用品包装后进行消毒或灭菌,而且对大多数物品无损害;可用于精密仪器、贵重物品的消毒,尤其对纸张色彩无影响,常将其用于书籍、文字档案材料的消毒。从 20 世纪 50 年代起就开始用于医院消毒。目前,发达国家用环氧乙烷灭菌已占灭菌总量的 52.2%。

此外,还有双胍类和季铵盐类消毒剂,这类消毒剂属于阳离子表面活性剂,具有杀菌和去污作用。医院里一般用于非关键物品的清洁消毒,也可用于手消毒,将其溶于乙醇可增强其杀菌效果作为皮肤消毒剂。由于这类化合物可改变细胞膜的通透性,常将它们与其他消毒剂复配以提高其杀菌效果。

二、消毒灭菌剂的危害

消毒剂使用不当,可造成以下危害。

(一)可伤及人体组织器官

各种消毒剂对人体皮肤和黏膜均有不同程度的刺激性。在暴露配制和使用中,能刺激人的口腔、眼、鼻、呼吸道、肺部等,致使这些组织和器官受损,引起皮肤过敏、灼伤,出现黏膜瘙痒、红肿、干燥、脱皮症状或造成鼻炎、眼炎、咽炎及刺激性干咳、胸闷等病症。这些损伤和病症的程度与消毒频率、消毒剂的浓度正相关。

(二)可导致人体正常菌群失调

人体的正常菌群有维护组织器官生理活性,形成生物膜保护屏障,防止致病菌侵入的作用。如果过多滥用消毒剂,可造成人体多种有益细菌死亡,从而破坏定居在各腔道内正常微生物构成的生物膜保护屏障,给外来致病菌的侵入打开方便之门,造成难以治疗的二重和多重感染。

（三）可产生细菌的耐药性和变异

滥用消毒剂与滥用抗生素一样，会导致微生物菌群产生抗药性和细菌变异，使消毒剂的灭菌功效明显降低，甚至毫无作用。尤其是在细菌反复接触亚致死量消毒剂的情况下，其耐毒变异的概率大增，抗消毒剂菌株将大量繁衍，化学消毒方法可能会出现无计可施的尴尬局面。值得注意的是，在各种综合性因素的影响下，由于医院内不合理使用抗生素和过多过滥地使用消毒剂，已成为各种耐药菌株生长的最佳培养环境。

（四）可造成自然环境损害

含氯消毒剂的使用能在环境中生成有机氯化物，这种物质已被证实具有致癌、致畸、致基因突变的恶性作用。有的消毒剂使用中还可能产生有害物质，对生物和环境影响极大。由于消毒剂的酸性较高、氧化性较强，过量使用可对花草树木、土壤造成损害。有部分消毒剂由于对空气和水的污染，从而间接影响人体健康。有的消毒剂腐蚀作用强，使用不当则可造成生活物资的损坏。

三、消毒灭菌剂危害案例

某医院手术室护士在对物品进行环氧乙烷消毒工作中，忽然感到剧烈头痛、恶心、四肢无力，被送往急诊室，经诊断并排除其他疾病后，确定为环氧乙烷急性中毒。

环氧乙烷是一种中枢神经抑制剂、刺激剂和原浆毒物。急性中毒后主要损害呼吸系统和中枢神经系统。低浓度时对眼、呼吸道和肺有强烈刺激作用，高浓度对中枢神经有抑制作用，全身中毒主要为中枢神经损害。可出现不同程度的肺、肾损害，肢体迟发性、可逆性无力和麻痹。接触大量环氧乙烷气体后呼出气有特殊的甜味，迅速出现眼和上呼吸道刺激症状，并有剧烈头痛、嗅味觉消失、恶心、频繁呕吐、四肢无力、共济失调。重者呼吸困难、发绀、肺水肿、肌肉颤动、意识模糊，甚至昏迷、死亡。尚可见心肌损害、肝功能异常。

美国劳工部职业安全卫生管理局规定 8 h 的时间加权平均容许浓度（time weighted average allowable concentration，TWA）应<1.80 mg/m³，在 15 min 内抽样测试应<9.00 mg/m³，健康立即危害浓度（immediately dangerous to life or health，IDLH）为 1 440.0 mg/m³。我国《车间空气中环氧乙烷卫生标准》GB 1721—89 规定车间空气中环氧乙烷最高容许浓度为 2.00 mg/m³。我国《消毒技术规范》规定工作环境中应有良好的通风。在每天 8 h 工作中，环氧乙烷灭菌环境中空气中的浓度应<1.82 mg/m³，15 min 工作中暴露浓度不超过 9.10 mg/m³。

此外，长期暴露于低浓度环氧乙烷中，会引起神经衰弱综合征和自主神经功能紊乱、支气管炎和贫血等。环氧乙烷暴露还与自然流产有关。Hemminki 等研究发现，芬兰医院中从事环氧乙烷消毒的护士自然流产比例增加。

四、消毒灭菌剂危害的防护措施

（一）要强调使用的针对性

对细菌病毒所污染的环境、物品、器械等，应选择合适的消毒剂，并采用正确的消毒方法，按规程要求严格实施消毒。尤其是对重复性使用器械的消毒和终末消毒，必须保证消毒质量。对预防性消毒应采取适度适量的原则，根据季节、环境、人流、物流等因素，有目的、有选择地实施，不可盲从过滥。尽量选择对空气污染小的化学消毒剂；科学对待化学消毒剂的使用浓度，配制消毒液时，浓度要准确，浓度过高会增加对皮肤黏膜的伤害，如含氟消毒液；遵守医院或部门的关于剧毒、有害物质的保管规定:集中存放,容器密闭,使用可蒸发性消毒剂时要密封保存,如甲醛等,并有显著标记;使用中的化学消毒剂容器加盖;一些使用消毒剂集中的特殊部门如手术室、供应室、内窥镜室的建筑应达到一定速度的通风排气要求,并经常进行空气采样,以检测化学消毒剂的空气中浓度,提倡使用一次性医疗用品。同时,不提倡使用甲醛消毒灭菌,特殊情况下使用,必须在无菌箱中进行,熏箱门一定要关好,以防泄漏。取放物品时先看准放置位置再操作,动作迅速、准确。为减少开启熏箱次数,可由夜班护士根据当日上午手术次数集中取出。消毒后一定要去除残留的甲醛气体,室内安装有过滤网的排气扇,随时排放。这样做可降低空气中的甲醛浓度。

(二)要强调使用的选择性

了解消毒剂的理化性质,选择合适的化学消毒剂浸泡被污染的医疗器械。能用物理方法消毒,就不用化学方法;能使用低浓度消毒剂即可奏效,就不用高浓度消毒剂。用化学方法消毒,应尽量选择环保型消毒剂,如二氧化氯、过氧化氢溶液(双氧水)、强氧化离子水、臭氧等。

(三)要强调使用的有效性

首先应检查消毒剂的质量,必须使用符合国家质量鉴定标准的消毒剂。其次要采取正确的配制方法,确保使用浓度安全有效。盛放消毒剂的容器要配备容器盖,可避免消毒剂的挥发。这样既可以保证消毒剂的有效浓度,又减少了对身体的危害。必须要严格按规程实施消毒,做到时间、剂量和方法上准确无误,保证消毒效果。

(四)要强调使用的防护性

使用化学消毒剂进行空气消毒时,应在无人的情况下进行。消毒人员应采取适当的自我防护措施,避免因吸入造成机体受害或者消毒剂亚慢性中毒。达到消毒作用时间后,应及时打开门窗通风换气。对物体表面进行消毒时,达到作用时间后应及时用洁净水拭去残留液,以免腐蚀。配制和使用过氧乙酸和某些含氯消毒剂时,应戴乳胶手套、口罩和护目镜等防护用具。如果不小心将消毒剂溅到了眼睛或皮肤上,则应立即用清洁流动水反复冲洗,避免灼伤黏膜或皮肤。要保持室内空气流通,定期开窗通风换气或安装空气净化装置。

(五)消毒灭菌剂危害应急措施

各种消毒灭菌剂的经常使用,使医护人员处于化学消毒剂暴露的环境中。通常各种消毒剂会导致各种皮肤问题或其他症状,会对人体产生严重的危害。最常见的表现为白细胞减少,脱发、月经异常和疲劳,但由于在药物治疗中能够起到救治患者的作用仍大量使用。据调查发现在化学治疗病房工作 62 个月和 72 个月的护士上述反应差别具有显著性。另一种最常见的危害来自乳胶,乳胶制品能防止受其他物质的侵蚀,如血液感染,但却带来了大量的医护工作人员和患者对乳胶类制品的过敏问题,其中对乳胶的反应从接触性皮炎,到组织反应,甚至过敏性反应。

为减少医疗护理人员接触消毒灭菌剂所带来的损伤,首先,医院应组织和制定严密的职业防护政策和方案,提供安全的防护用品、设备和环境,教育和培训从事该工作的人员;接触化学消毒剂的医护人员应戴手套、防护眼镜和口罩,尽量避免消毒液对眼睛、皮肤、黏膜的直接刺激,口罩和手套要定时更换;冲配药物场所应有抽风和排风设备;冲配规则还包括用水剂代替粉剂以减少冲配时气溶和气雾的外溢;必须应用粉剂消毒剂时,溶解时溶媒沿容器壁缓慢注入,待药粉浸透后再行搅动,以防粉末外逸;若操作中不慎将药液溅到皮肤上或眼睛里,应立即使用生理盐水彻底冲洗;如果未稀释的化学消毒剂溢出到桌面,应用抹布吸附液体,再用清水冲洗被污染表面。

第三节　医用气体职业暴露及防护

一、医用气体类别及使用

医用气体是辅助治疗、抢救患者生命必不可少的,其种类很多,主要有氧气、负压吸引、压缩空气、氮气、笑气、二氧化碳、混合气体、氩气等。

(一)氧气

氧气用于补充人体内缺氧及与其他气体种类混合做特殊治疗用。氧气必须符合医用氧标准。氧气气源主要有3种形式:气态氧、液态氧、制氧机。

(二)压缩空气

压缩空气主要做气钻、气锯的动力源等,同时也用于呼吸机的动力源,以及与别的气体混合供治疗用。所以,必须无油、清洁、无味。压缩空气气源由中心站集中供给,压缩空气站主要由下列主要设备组成:无油空气压缩机、干燥器、过滤器气罐、电控单元及冷却设备等。

(三)笑气

笑气(N_2O)也称为氧化亚氮,主要用于手术麻醉。①物理性质:笑气为无色,有微甜味气体,固态时为无色立方结晶状。能够溶于乙醇、醚和浓硫酸和水。它的物理性与CO_2极为相似。气液共存的笑气,当环境温度为0 ℃时,具有30 个大气压力,22 ℃时具有50 个大气压力。②化学性质:能助燃,高温时是强氧化剂。加热高于500 ℃时开始分解为氮和氧。它与H_2、NH_3、CO 或某些可燃物的混合物加热时可发生爆炸。不能与水、酸和碱反应,也不能被氧气氧化。③用途:单独或与氧气混合作为妇产科、外科的麻醉剂。也用作防腐剂、制冷剂、助燃剂、烟雾喷射剂等用途。

在手术过程中如需要对患者进行麻醉,可通过麻醉剂调节氧气与笑气的比例供给患者吸入体内,通过体内功能器官的作用输送到全身而麻醉神经,以达到无痛的目的。当患者手术结束后减去笑气,进行吸氧,用氧气来置换残留在体内的笑气成分,患者很快就能苏醒过来,而在体内不会留下任何残留物,不留后遗症。所以笑气做手术麻醉是很安全的,是一种很理想的麻醉剂。

(四)氮气

氮气在手术室里主要做如高速气钻、气锯的动力源。氮气是一种没有生命危险、不带来交叉感染因素的安全气体。但一个密闭手术室内大量用氮气,散发在空间,会降低空间含氧量,对室内工作人员带来危害。

(五)混合气

混合气主要两种,一种是二氧化碳与氧气混合成碳酸气,主要利用二氧化碳收缩血管减少血管内气泡,使血管内的血液流通畅快;另一种是氦气与氧气的混合,用于气喘和气道狭窄等疾病,有缓和作用。

(六)氩气

氩气主要用于氩气刀的保护,手术过程中减少出血量。

废气回收排放装置,这是洁净手术室内一个很重要的设施,用以保障手术室内空气品质良好。如果没有这一装置,患者呼出的带有麻醉混合气体的残留气体将会危害医护工作人员。废气回收接口设置在吊塔或备用终端上。废气排放动力源一般有两种方式:一种是利用低压大流量的负压泵作动力源,一般情况下以一套系统负责 3～5 个手术室为宜。但利用负压泵方式会受到手术室投入使用量变化、泵的启动停止等的变化影响,性能不稳定;另一种是射流法,利用射流原理产生负压动力将废气排放出去,根据患者情况调节好后就不会变化。因为各个手术室是独立的,不受其他手术室和系统的干扰,这是一种比较稳定、比较理想、比较方便的废气回收排放方式。

二、医用气体的危害

医用气体的危害主要包括两个大的方面:其一,气体储存、运送或使用过程中,操作不当导致的爆炸事故;其二,手术室麻醉废气排放系统不完善,对医护人员导致身心健康方面的危害。

麻醉废气主要是指恩氟烷(氨氟醚)、异氟烷(异氟醚)。手术室医护人员由于其工作环境的特殊性,长期暴露于麻醉废气的环境中。美国职业健康委员会要求,单独使用各种吸入式麻醉时,其空气污染水平不应超过 2.5 ppm。麻醉废气的短时吸入可引起医护人员头痛、注意力不集中、应变能力差、心情烦躁等;长时间吸入麻醉废气,在医护人员体内蓄积后,可以产生心理行为改变、慢性遗传学影响以及对生育功能的影响等。

三、医用气体危害案例

某新闻报道,位于白云区沙太路南方医科大学斜对面的某医院发生爆炸,截至记者发稿时,伤亡情况尚不清楚。目击者谭先生说,当天下午 5 点左右,该医院内突然传出至少两声爆炸。他说,一名自称知情的三轮车夫告诉他,医院里发生了氧气瓶爆炸事故,爆炸造成 1 人死亡,多人受伤。

台湾机电工程署和医管局于 2002 年 3 月向所有公立医院发出其合编的《医疗气体操作手册》,以吸取压缩氧气瓶爆炸事件的教训。其中包括安全措施和例行检查维修两大方面:

(一)安全措施

(1)使用者应于患者进入病房后关闭氧气瓶的阀门。

(2)除非在安全情况下,并确有必要,否则不应于电梯内操作氧气调节器。

(3)在不使用氧气瓶时,应关闭其阀门,以免调节器停留在开启的氧气瓶上过久。

(4)不应让调节器或氧气瓶接触油脂。

(5)使用调节器后,须确保所有部件清洁。

(二)例行检查与维修

(1)使用者应定期检查调节器及输送阀的操作情况,确保没有气体泄漏,亦没有尘埃或其他物体污染。如发现有不正常情况,应召唤维修人员或供应商(制造商)进行详细检查。

(2)破损的输送阀必须更换,不得用胶纸包裹,因为胶纸的物料含有油脂。

(3)医院应确保调节器定期由合适的技术人员维修。

(4)不得于使用地点拆开调节器。如需维修调节器,应送回供应商(制造商)或维修人员检查。

四、医用气体危害防护措施

(一)建立医用气体中心供应系统

中心吸引系统和中心供氧系统对于医院来说,是最基本的、必须的和重要的装备之一。随着国民经济的发展和国家有关部门对此要求的不断加强,不论大小的各类医院在新建或者改建病房楼时,均非常重视医用气体的中心供应系统的建设。早在1989年,由国家建设部和卫生部联合颁发的《综合医院建筑设计规范》中,已有手术室内"宜设系统供氧和系统吸引装置"的要求。1995年5月1日,由国家医药管理局发布实施的《医用中心供氧系统通用技术条件》,成了医院建设医用气体中心供应系统的行业标准。医用气体中心供应系统有以下几个方面的优点:

(1)能够提供安全可靠的优质气体 病房和手术室的供氧和真空吸引是必不可少的。氧气对于多种疾病均有辅助疗效,是生命支持的必需品。因此,供应优质的医用氧气就显得非常重要。中心供氧系统输出的氧气压力稳定,并经过多道过滤后,再提供给患者呼吸。真空吸引对外科手术室患者特别重要,如脑外科切开气管的昏迷患者需要间断性地、频繁地抽吸渗出液体和痰液,某些腹部手术患者也需要抽吸渗出液体。中心真空吸引系统能够不间断地提供稳定的负压。中心供氧系统具有两套气源,两套气源之间可以自动切换(或手动切换),保证了氧气不间断地供应。中心真空吸引系统同样具有两台真空泵,真空泵由电控柜管理,自行启动和关闭,始终使系统保持在规定的负压范围内。两台真空泵能够自动切换(或手动切换)。

(2)中心供气系统避免了人为的污染 没有中心供气系统的医院,当需要输氧或者实施真空吸引时,必须将氧气钢瓶和电动吸引机直接搬入手术室或者病房。钢瓶和吸引机又不能进行真正意义上的消毒和灭菌,势必污染了治疗区域,极有可能导致患者感染。感染问题是医院极为关注的课题之一,医院感染也是医院一直力图解决的问题之一。采用中心供气系统后,阻断了感染环节。

(3)提高了效率 采用中心供气系统后,不但免除了人员搬运物品的劳动,又争取了时间。对于危重的抢救患者,给医护人员腾出了相当的、必需的空间,而且杜绝了吸引机的噪声,大大有利于医护人员集中精力进行操作。

(二)设立麻醉废气回收排放装置

2000年10月1日,由国家卫生部主编,经建设部和国家发展计划委员会批准的《医院洁净手术部建设标准》中,就非常明确地提出了"洁净手术部必须设氧气、压缩空气和负压吸引三种气源和装置",根据各个医院的实际需要,在手术室设立"氧化亚氮、氮气、氩气源以及废气回收排放装置等"。一般来说,医院管理部门可采取以下措施,来控制麻醉废气的回收与排放。

(1)建立完好的排放系统,增加麻醉废气排污设备。

(2)使用密闭性良好的麻醉机,控制好泄露和污染的每个环节。

(3)改善手术室的通风条件,将麻醉机的废气连接管道通至室外,或装置麻醉废气吸收器,将泄露的麻醉废气排放至室外。

(4)根据麻醉种类安排手术间。

(5)手术过程中,吸引管道应跟着电刀走,避免局部产生过多的烟雾。

(6)腹腔镜手术前,严格检查气腹机与二氧化碳容器及衔接处,防止二氧化碳泄露。

(7)合理安排护理人员轮岗,减少人员滞留污染环境的时间。

(8)合理安排孕期和哺乳期护理人员的工作,减少其接触麻醉废气的机会。

五、医用气体危害应急措施

医用气体引起的突发事件,往往是由于压缩气源运送或者使用过程中处理不当而引发的爆炸事件。各医院应建立医用气体爆炸应急防护措施或预案,医疗机构首先应定期对供气系统进行检查,发现故障或隐患及时报修。当医用气体使用不正确发生爆炸等危险时,在保障医护人员和患者安全的同时,保障其他患者的正常用气。一旦发生危险,当班护理人员应及时报告护士长、科主任及病房设施管理部门或值班人员,并紧急转移可能受到危害的人员,对已受害者立即救治。启动第二套供气系统保证手术室、监护室等重要科室正常用气。病房护士长协助检修人员完成医用气体危险的排查与检修工作,并将检查结果备案。

（赵美玉）

思考题

1. 简述化学治疗药物的危害因素及职业暴露的途径。
2. 接触化学治疗药物应采取哪些防护原则?
3. 如何配置化学治疗药物及静脉给药?
4. 简述常用化学消毒剂的种类和性能。
5. 简述消毒灭菌剂危害的防护措施。

第五章　物理性职业暴露及防护

▨▨▨▨ 学习目标 ▨▨▨▨

　　1.知识目标　①掌握：容易发生锐器伤的环节；导致针刺伤的因素；伤口处理流程，锐器伤防护措施。②熟悉：电离辐射损伤防护措施，电离辐射损伤后应急措施；高频电磁场职业暴露及防护，超声波职业暴露及防护，紫外线辐射职业暴露及防护，噪声职业暴露及防护。③了解：电离辐射种类；电灼伤损害措施，损害后应急、治疗措施；电离辐射对机体的影响、分类及临床表现；电灼伤危害发生的环节。

　　2.能力目标　能根据患者的病情以及需要，正确处理锐器伤，并采取相应的防护措施；具备识别工作中各种导致锐器伤的危险因素的能力，并采取有效防护措施；具备处理电离辐射以及各类非电离辐射职业暴露的能力。

　　3.素养目标　认识各种职业暴露的风险，提高医护的防护意识；具备预防，处理锐器伤职业暴露的意识；能在工作中，运用所学知识预防物理性职业暴露。

第一节　锐器伤职业暴露及防护

　　医护人员在日常工作中，经常需要使用各种医疗锐器，如注射器、输液器等。如何在临床工作中做到安全注射及正确传递或处理各种刀、剪、针，是医护人员经常讨论的话题。自从1981年发现艾滋病以来，人们对血源性感染高度重视，许多学者进行了大量有关因针刺伤而发生职业暴露感染血源性疾病的研究。世界卫生组织对安全注射的定义包含了3个方面的内容：对接受注射者无害，对实施注射的卫生保健人员不产生任何危险，注射产生的废弃物不对社会和他人构成危险。也就是说，医生和护士应当在日常工作中保护好自己、患者以及其他相关医务人员、卫生人员，避免其遭到锐器伤害，做好防护工作。

一、锐器伤概述

　　锐器伤是指一种由医疗利器，如注射器针头、缝针、各种穿刺针、手术刀、剪刀、碎玻璃、安瓿等造成的意外伤害，造成皮肤深部的足以使受伤者出血的皮肤损伤。

　　锐器伤是医院内常见的一种职业伤害。污染锐器的伤害是导致医务人员发生血源性传播性疾病的最主要职业因素。国外研究显示：每年卫生行业的工作人员中发生意外针刺伤或因其他锐器致皮肤受伤害的人数60万~80万人。其中护士大约占上述受伤害人数的1/3。而且健康的医务人员患血源性传染性疾病80%～90%是由针刺伤所致,被刺伤的医务人员中护士占了80%。护士无疑成为医院中锐器伤发生率最高的职业群体。

目前多项研究已证实:有20多种病原体可通过针刺伤接种传播,其中最常见的、危害最大的是人类免疫缺陷病毒、乙型肝炎病毒、丙型肝炎病毒。它们会通过污染的针头或锐器传染给被刺伤者。有研究表明,被已感染的患者使用后的针头刺伤,其发生乙型肝炎病毒、丙型肝炎病毒、人类免疫缺陷病毒感染的危险分别是30%、1.8%和0.3%。乙型肝炎病毒感染与接触血液的程度和HBeAg状态有关,持续受到乙型肝炎病毒血液针头刺伤的医护人员,当接触血液者的HbsAg和HBeAg均阳性时,2%～31%发展成临床性肝炎,7%～62%发展为血清性感染,而HbsAg阳性和HbeAg阴性时,则分别为1%～6%和23%～37%。人类免疫缺陷病毒的传染源是人类免疫缺陷病毒感染者和艾滋病患者(获得性免疫缺陷综合征)。医护人员在工作中被人类免疫缺陷病毒血液污染的针头或其他器械刺伤皮肤,会有0.3%的感染危险,感染的可能性与针头刺入位置、注入污染的血量、血中人类免疫缺陷病毒-IRNA水平及患者疾病严重程度相关联。

据美国疾病控制与预防中心数据显示:每年有35例因锐器伤而导致职业性人类免疫缺陷病毒感染病例发生;8 700余人因针刺伤而导致职业性乙型肝炎病毒感染;更有成千上万医务人员感染丙型肝炎病毒,其中85%将转为丙型肝炎病毒长期携带者。同时每年因血源性传播疾病造成医护人员死亡人数为几百人。

对针刺伤引起人类免疫缺陷病毒和乙型肝炎病毒感染的危险性也有过调查,结果证实两者相关性较大,尤以乙型肝炎病毒传染性强。针头致伤时只需0.004 mL带有乙型肝炎病毒的血液足以使受伤者感染乙型肝炎病毒。针刺伤还可以传播其他疾病,如败血症、疟疾、伤口感染等。

锐器伤的另一个危害是对受伤者心理的影响,尤其是人类免疫缺陷病毒感染患者血液污染的锐器伤,多数受伤者会产生中度或者重度的悲观情绪,有人甚至还因此停止了工作,而对患者感染状况的不确定也会加重医护人员的心理压力。

为此,世界卫生组织的全球注射网络已明确指出:安全注射是指对接受注射的人无害、对护理人员没有危险,不会对环境产生污染。在所有的健康护理实践中都要贯彻这个标准。

在医院医疗护理工作环境中,医护人员发生锐器伤害主要表现为针刺伤、划痕伤和切割伤。造成锐器伤的锐器种类主要有两大类,即玻璃类和金属类。玻璃类主要有玻璃药瓶、玻璃安瓿、玻璃输液瓶、玻璃器皿、玻璃试管、玻璃注射器、体温计等。金属类主要有注射器针头、输液(输血)器针头、静脉输液针头、各种穿刺针、套管针和手术中使用的手术器械、缝合针、手术刀片、手术剪刀等各种金属锐器。

二、锐器伤的流行病学特点

(一)发生锐器伤的职业分布

发生锐器伤的职业分布包括护士、医生、护理员、技术员、回收医疗垃圾的工人等,其中,护士位于首位。因为临床护士经常使用注射器、穿刺针进行治疗操作,在溶药、抽吸药的过程中易被刺伤,掰安瓿也是发生锐器伤的常见原因。此外,手术室、供应室的护士经常接触和传递刀、针、剪也易发生锐器伤。医生、技术员主要在进行有创操作时受伤,外科医生在术中操作被误伤者较大。护理员主要是在整理治疗室、处理垃圾时被污染的针头刺伤。回收医疗垃圾的工人常被突出垃圾袋外的锐器所伤,主要是因为与医疗垃圾分类不彻底、装锐器的容器不合要求、回收人员未戴专用手套有关。

（二）发生锐器伤的地点分布

发生锐器伤的地点常见于急诊室、手术室、监护室、病房治疗室、医疗垃圾回收站等。急诊室、监护室护士发生锐器伤的概率较大，因为患者多、病情变化快，经常遇到紧急抢救，由于护士人力不足，往往在紧急情况中被针头、碎安瓿所伤，有时来不及整理包扎自己，直到抢救结束，才发现自己的手有破口，因此被污染。手术室护士因为器械摆放不规范、利器包扎不到位，传递操作不规范，不熟悉手术步骤在忙乱时受伤。病房的治疗操作多在治疗室进行，集中治疗期间工作忙乱容易被注射器针头或安瓿所伤。

（三）引发锐器伤的利器种类

引发锐器伤的利器种类有注射器针头、玻璃安瓿、缝针、手术刀、留置针针芯、输液器的针头、一次性塑料镊子等。在医院感染管理中规定这些锐器都要求放置在防水、耐磨、坚固密封的一次性锐器桶内，3/4满时要封闭容器，且密封后不能打开取出，防止意外伤害。

三、容易发生锐器（针刺）伤的环节

医护人员对患者进行治疗护理时有很多技术性操作，可能发生锐器伤的机会和环节也比较多。致伤的部位主要发生在手和前臂。仔细分析锐器伤的发生其实不是随机的，它与医生护士特定的工作行为与工作习惯密切相关。锐器伤的发生与操作不规范、操作环境光线不足、操作场所秩序紊乱、操作时注意力不集中或清点手术器械时不谨慎有关。同时与医护人员对锐器伤害的严重性认识不足等有关。归纳起来容易发生锐器伤主要有6个方面。

（一）防护意识方面

医护人员对针刺伤的危害性认识不足，缺乏防范知识的系统教育，自我防护的意识淡薄。医院和社会对防护知识的宣传和重视力度不够。具体表现为个别医护人员未接受医院及部门科室举办的有关锐器伤自身防护知识、医务人员血源性传播性疾病职业暴露防护等培训或对该继续教育内容不重视，目前的临床医学教育和护理教育体系中尚无完整的该项目课程。另外，有些医院制定了严格的、正规的锐器伤报告制度，但是执行情况却不尽如人意。因此，导致医护人员在接触患者的血液或其他体液时没有保持足够的警惕。如果能经常有意识提醒自己避免或谨慎与血液或其他体液接触，其锐器伤的发生率将大幅度降低。

（二）危险行为方面

回套动作是导致锐器伤的最常见的危险行为。就是将抽血、肌内注射、静脉注射、指尖血糖试验等操作后的针头重新套上针帽。美国疾病控制与预防中心数据表明：回套造成的针刺伤占针刺伤总数的10%～25%，甚至高达30%～50%。另外，也有针对护士有无回套习惯与发生针刺伤比例关系的比较研究调查结果显示：有47%～55%的护士有回套的习惯，而且有回套习惯者其发生锐器伤的机会是无回套习惯者的1.773倍。由此可见，回套动作应予以严格禁止。

（三）诊疗和护理操作方面

诊疗护理操作中容易发生锐器伤的环节有：配置药液时用手掰安瓿不慎时；实施静脉输液、静脉注射操作时失败，未更换针头而重复注射；静脉盘内有已被污染的头皮针或针头未及时处理；在加入药液时包装袋被刺穿伤及自身；患者输液结束拔管时、分离静脉输液器管道时；污染针头带回污物室后的医疗废弃物处理时；将患者的血液或其他体液标本从注射器注入标本容器时，刺破手指或皮肤。也有另外一些可能遭受意外针刺伤或皮肤黏膜划破的途径。如用手掰安瓿时不小心造成手部划伤,医护人员进行诊疗护理使用后的针头遗留在患者床上或将之扔在非耐刺容器内等造成意外受伤。这些行为也是医护人员发生针刺伤的一个重要环节。

(四)器械处理方面

手术铺台时器械摆放位置不合理,导致自己或患者意外受伤。手术配合时传递器械动作不规范,或传递器械时注意力不集中相互碰撞,导致手术医生或器械护士自身被扎伤或划破手指及皮肤等。手术结束进行用物整理时,将缝合针遗漏或放置在手术敷料上,未及时归位到特定部位,等再拿取时造成刺伤。手术结束后,医护人员在清洗、整理手术器械时过急、过快、过粗或过度随意,不慎被锐器刺伤或划伤。

(五)工作环境方面

经常接触或处理血液及其他体液的工作岗位锐器伤的发生率普遍较高。如抽血室、急诊室、监护室、手术室等。工作节奏快、工作强度大、接近下班的时段和抢救患者情况紧急时也较易发生锐器伤。同时调换到一个新的工作岗位,对周围环境不熟悉,操作时略显紧张,再加上缺乏足够的岗位指导培训也比较容易发生锐器伤害。同时,在人力资源欠缺的部门或科室,由于工作繁忙,情绪急躁也较容易发生锐器伤害。另外,在缺乏严格的管理体系支持的单位或部门也比较容易发生锐器伤害。

(六)护理器材方面

虽然护理工作涉及的器材和器械类型有许多,但是与针刺伤相关的器械及器材只有少数几种。这主要与它的设计和所涉及的操作过程有关。

意大利曾经对 12 家医院进行了一项队列研究发现,需要运用技术技巧的护理用品,如静脉导管的针芯等,与针刺伤的高发生率密切相关;当针头结构设计为在使用后可以分离的或还需要其他操作的,如将针头与注射器分离才能获取血液标本,也易发生针刺伤,其针刺伤的发生率是一次性可弃式注射器或真空采血器的多倍。与长而有弹性的管道相连的针头也是易发生针刺伤的产品,诸如将头皮针之类的针头插入静脉管道也易造成针刺伤,虽然其危险性远远小于直接用于静脉穿刺的针头,但是,国外多项研究资料显示,有 62% 的针刺伤是由空心针头引起的,空心针头又主要集中于皮下注射针头及蝶形针头,其他导致针刺伤的物品是缝合针、玻璃类物品、手术刀、手术剪刀和其他锐利器械。

【案例导入与分析 5-1】

锐器伤职业暴露及防护

患者刘某因发热、肺炎、严重贫血伴腹泻和体重减轻而入血液内科住院治疗,5 月 21 日晚 9:30,某医生为其作骨髓穿刺检查,在将抽取的骨髓穿刺液放入试管时,被骨穿针穿透手套意外刺伤左手拇指指尖部,手套上污染有患者大量血液,伤口处有明显针眼,伤口深且有出血。在发生针刺伤的第一时间,其他医护人员立即抽取患者刘某的血液,送医院检验科检测人类免疫缺陷病毒、乙型肝炎病毒、丙型肝炎病毒和梅毒,约 30 min 后医院检验科应用快速检测方法,约 30 min 后,发现刘某的血样呈人类免疫缺陷病毒抗体阳性反应。

通过检验结果得知刘某的人类免疫缺陷病毒抗体阳性检验结果后,立即与医院预防保健科医生联系,医院预防保健科医生(已接受相关培训)即刻与市疾病预防控制中心艾滋病室取得联系,并将意外情况作简单介绍。

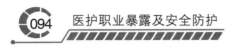

依据上述案情,请回答:

问题1:如何进行伤口处理?

问题2:发生锐器伤职业暴露需要进行上报吗?

问题3.如何进行干预性治疗和随访?

思路提示:

问题1:意外针刺伤发生后,某医生及其同事应立即挤压伤口部位刺激出血,并用750 mL/L乙醇局部浸泡消毒约15 min。

问题2:某医生在医院预防保健科医生陪同下于意外发生后约65 min抵达市疾病预防控制中心艾滋病室,进行风险评估和药物干预性治疗,同时将患者血样送检作人类免疫缺陷病毒抗体确证分析。同时进行人类免疫缺陷病毒感染风险评估:本次事故中某医生被有空腔的大号骨穿针刺伤,且较深、有出血,暴露级别应定为Ⅲ级;患者刘某人类免疫缺陷病毒抗体呈阳性反应(后经用蛋白印迹法确证为人类免疫缺陷病毒-1抗体阳性),系人类免疫缺陷病毒感染者,因其出现艾滋病相关的多种临床症状和体征,故应诊断为艾滋病患者,接触的感染性物质为含有血液的骨髓穿刺液,艾滋病病毒含量可能相当高,暴露源物质(或源患者)级别判定为Ⅲ级。本意外暴露导致人类免疫缺陷病毒感染的风险较高。

问题3:应立即进行干预性治疗,即根据人类免疫缺陷病毒感染风险评估结果,专科医生决定给某医生立即采用强效抗逆转录病毒药物进行预防性治疗。具体方案为:齐多拉米双夫片(双汰片)1片,每天2次+硫酸茚地那韦胶囊(佳息患)800 mg,每8 h一次,连续服用30 d。同时,告知其药物毒副反应、注意事项和药物预防效果。

人类免疫缺陷病毒感染监测和随访:某医生在服用首剂预防性药物后,市疾病预防控制中心艾滋病室,立即为其抽取血样进行人类免疫缺陷病毒抗体本底检查,经检测证实其为人类免疫缺陷病毒抗体阴性。此后,分别于事故发生后6周(7月2日)、12周(8月14日)、6个月(11月23日)随访检查人类免疫缺陷病毒抗体,经检测人类免疫缺陷病毒抗体未出现阳转,嘱其12个月后复查。

四、伤口处理流程

在此,我们可以借助上述案例将其总结如下:

(一)伤口处理流程

(1)立即从近心端向远心端挤出伤口部位的血,避免在伤口局部来回挤压,避免产生虹吸现象,反而将污染血液吸入血管,增加感染概率。

(2)用肥皂水清洗伤口并在流动水下冲洗5 min。

(3)用碘酒、乙醇消毒伤口。

(4)向主管部门汇报并填写锐器伤登记表。

(5)请有关专家评估锐器伤并指导处理,根据患者血液中含病毒的多少和伤口的深度、暴露时间、伤口范围进行评估,做相应的处理。

(二)受伤医护人员血液监测流程

(1)患者为HBs抗原(+)、受伤护理人员HBs抗原(+)或HBs抗体(+)或HBc抗体(+)者,不必注射疫苗或乙肝免疫球蛋白;受伤护理人员HBs抗原(-)或HBs抗体(-)未注射疫苗者,24 h内注射,乙肝免疫球蛋白并注射疫苗,刺伤后6个月、1年时需要监测天冬氨酸氨基转移酶、HBs抗原、

HBs 抗体、HBc 抗体。

（2）患者为丙型肝炎病毒抗体（＋）、受伤护理人员为丙型肝炎病毒抗体（－）者，3 个月后取血查丙型肝炎病毒抗体和肝功能。

（3）患者为人类免疫缺陷病毒（＋）、受伤医护人员人类免疫缺陷病毒抗体（－），经专家评估后可立即服用预防用药，并进行医学观察 1 年。于刺伤后 6 周、3 个月、6 个月、12 个月时检查人类免疫缺陷病毒抗体。预防性用药的原则：若被艾滋病病毒污染的针头所刺伤，应在 4 h 内，最迟不超过 24 h 进行预防用药，可用逆转录酶抑制剂、蛋白酶抑制剂给予预防。即使超过 24 h，也应当实施预防性用药。

五、医护人员锐器伤职业危害风险的相关因素

（一）刺伤相关因素

刺伤越深、接触血量越多，危险越大。刺伤锐器物是否被污染与职业危害风险密切相关，如果是被清洁的锐器刺伤，只要保护好受伤皮肤，危害不是很大；如果被严重污染的锐器所伤，则要根据相关病种，采取不同的防治方案，严格消毒并包扎好伤口。

（二）患者相关因素

患者的疾病阶段及病情不同，血液中病毒的存在与否和浓度高低的不同，护士因锐器所伤接触患者血液后，感染的概率有明显差异。所以发生锐器伤后，护士都特别在意患者的相关化验指标、病情严重程度，其担心的程度亦随之改变。

（三）医护人员相关因素

与医护人员接受的安全教育、防护意识、预防接种、接触频率、安全用具的使用、防护措施等有关。由于医护人员在校接受安全教育较少，故临床医学和护理学专业学生在进入临床实习初期，发生的锐器伤较多，随着实习时间的延长，发生概率逐渐减少。据有关学者对临床护士的调查发现，高年资护士比低年资护士发生锐器伤的频率明显减少。这充分说明护士的职业安全教育需要引起各界的重视，培养护士的防护意识。目前，有的医院护理部已把预防锐器伤作为一项重要的岗前培训项目，教会新毕业的临床医学和护理学专业的学生，如何预防锐器伤，如何处理及报告的流程，介绍安全用具的使用，重视对该群体的安全培训。感染科对发生锐器伤可疑被污染人员进行监控，建立个人健康档案，通过工会对这些医护人员进行相应的意外伤害补偿。职工保健科应加强对医护人员的预防接种，定期组织医护人员进行体检，发现问题及时诊治。

医院管理人员，特别是护理部、护士长的观念对护士锐器伤的发生率有较大的影响。有的病房准备的一次性手套不充足，使得护士在许多操作中不敢轻易戴手套，害怕被护士长批评，被认为是怕脏。护士的各级管理人员应从保护护士的角度，要求勤洗手、强调标准洗手法，鼓励护士在接触患者的血液、分泌物及可能被污染的物品时戴手套，准备好高质量的手消毒液放置在治疗室、治疗车上，便于护士及时消毒手，防止交叉感染。

六、发生锐器伤的原因分析

（一）医护人员的观念

除了工作粗心、技术不熟练、操作不规范外，对锐器伤的认识不足也是发生锐器伤的不可忽视的原因。已有资料显示，因职业而引起的感染针刺损伤占 80%，被感染需要的血量非常少，如感染

乙型肝炎只需 0.4 μL;每毫升感染乙型肝炎病毒的血液中含有 1 亿个乙型肝炎病毒微粒;每毫升感染人类免疫缺陷病毒的血液中含有成千上万的人类免疫缺陷病毒微粒。发生锐器伤接触患者时感染乙型肝炎病毒的概率为 6% ~30%,丙型肝炎病毒的概率为 3% ~10%,人类免疫缺陷病毒的概率为 0.2% ~0.5%。所以医护人员应认识到发生锐器伤会造成很大危害,可能会染上经血源传播疾病的概率很大,在思想上引起足够的重视,不要麻痹大意。

(二)医护人员的工作行为

如将用过的静脉留置针的针芯不做毁形处理就扔进污物袋里,一次性注射器针头用过后不重新套上针帽随后丢弃;手术室护士将缝合针、手术器械在器械台上摆放不规整及器械传递不规范等,这些均与锐器伤的发生有着密切的联系;部分护士有将用过的针头双手回套针帽的习惯,据调查显示此动作在护士被针刺伤的原因中占 80%;医疗垃圾未分类处理,堆放在一起让护理员分类处理,一方面护理员在处理过程中受伤,另一方面造成锐器被漏捡,在垃圾搬运过程中刺伤他人。

(三)意外损伤

手术室工作中常使用的锐利器械较多,如刀、剪、针、钩,传递频繁极易造成自伤或误伤他人。调查指出:约有 11.7% 的手术室工作人员有着意外的血液直接接触,术中意外针刺伤、刀割伤,污血溅到皮肤或眼睛里。护士拔针时方法不正确或没有及时处理拔出的针头,随手放置一边造成意外伤害。供应室或临床的治疗班护士、护理员在刷洗医疗器械时也容易受伤。所以必须强调医护人员的规范操作,正确传递器械,包裹好锐器,减少意外伤害。

(四)患者因素

在急诊或监护室,经常遇到醉酒患者、精神患者或有精神症状的 ICU 综合征的患者,由于这类特殊患者已丧失了正常的理智,他们要么动手打人,要么骂人或说一些离奇的怪话相威胁,使得医护人员在操作过程中紧张、恐惧,导致操作失误而刺伤自己。有的则在护士操作过程中,患者出乎意料突然反抗而导致针头、刀片误伤护士。

(五)心理疲劳

医护人员每日精神高度紧张,若遇有重、急症及复杂手术、重大抢救等情况时更加明显,尤其是夜班护士,既要独立完成繁重的工作,有时又需要同时处理几项事情,容易在忙乱中发生锐器伤。加之护士人力普遍配置不足,工作量、工作压力大,易出现身心疲惫,导致操作时精力不集中造成误伤。

(六)医院管理方面

医院管理方面也存在不足,如防护设备提供不足,因考虑医疗成本而限制手套的使用。如果一个被血液污染的钢针刺破一层乳胶手套或聚乙烯手套,医务人员接触血量比未戴手套时可能减少 50% 以上。这一数据有力证明,在操作及处理针头时戴手套的重要性;未开展相关的安全防护教育,对新护士没有做相关的培训;未引进具有安全防护的一次性医疗用品(带自动毁形装置);废弃物的处理要求不规范。有调查显示因一次性物品毁形时造成的损伤占锐器伤的 21.7%。如要求护士将用过的注射器针头、输液器针头毁形、浸泡,然后再捞出来装盒,许多护士就是在这些环节中被扎伤的。为此,应减少非护理工作如毁形环节中护士的损伤。

七、锐器伤防护措施

医护人员职业安全的关键点是:建立防护制度,进行职业安全教育,提高自我防护意识,做好预防接种,使用安全工具,规范操作行为,完善防护措施。

(一)建立防护制度

加强对医护人员的预防锐器伤的特殊教育,使医护人员养成良好的工作习惯,增强医护人员的自我防护意识,纠正导致该群体特别是护理人员锐器伤的危险行为。教育的内容如下:

(1)医护进行有可能接触患者血液及其他体液的诊疗和护理操作时必须戴手套,操作完毕,脱去手套后立即洗手,必要时进行手消毒。

(2)手部皮肤发生破损,在进行有可能接触患者血液及其他体液的诊疗和护理操作时必须戴双层手套。

(3)在进行侵袭性诊疗、护理操作过程中,要保证充足的光线,器械传递时要娴熟规范,并特别注意防止被针头、缝合针、刀片等锐器刺伤或者划伤。

(4)使用后的锐器应当直接放入耐刺、防渗漏的利器盒,以防刺伤。也可使用具有安全性能的注射器、输液器等医用锐器。

(5)禁止将使用后的一次性针头重新套上针头套。禁止用手折弯或弄直缝合针,禁止用手直接接触使用后的针头、刀片等锐器。

(6)及时处理使用过的锐器,禁止双手回套针帽,禁止用手分离污染过的针头和注射器。

(7)严格执行医疗护理操作常规和消毒隔离制度。执行全面性防护措施,规范操作行为,培养良好的操作素质。禁止直接传递锐器物,可以使用小托盘,避免手与手的直接接触。禁止手持裸露的锐器物指向他人,建立安全管理理念。

(二)严格管理医疗废弃物

提供随手可得的符合国际标准的锐器物收集器,严格执行医疗垃圾分类标准。锐器不应与其他废物混放,在操作处置场所设置特定的锐器收集箱,锐器用后应稳妥安全地置入锐器盒内,锐器盒应有大小不同的型号。大的放在锐器废物较多的地方(如手术室、注射室、治疗室)。锐器盒进口处要便于投入锐器,与针头相连接的注射器可能会一起丢弃,所以容器应可一起处理针头和注射器。锐器盒应具有如下特点:①防刺,质地坚固耐用;②便于运输,不易倒出或泄漏;③有手柄,手柄不能影响使用;④有进物孔缝,进物容易,且不会外移;⑤有盖;⑥在装入3/4容量处应有"注意,请勿超过此线"的水平标志;⑦当采用焚烧处理时应可焚化;⑧标以适当的颜色;⑨用文字清晰标明专用字样,如"锐器收集盒";⑩底标有国际标志符号如"生物危险品"。分散的污物袋要定期收集集中。废物袋应每日运出病房或科室,无标志的废物袋不应搬出,而且应保证安全,防止泄漏。封好的锐物容器或圆形废物桶搬出病房或科室之前应有明确的标志,便于监督执行。清运工人应戴较厚的专用长手套搬运垃圾,防止被锐器所伤。

(三)加强医护人员健康管理

医护人员在工作中发生锐器损伤后,应立即做好局部的处理,再根据情况进行防治。建立医疗护理人员健康档案,定期为医护人员进行体检,并接种相应的疫苗,如定期注射乙型肝炎疫苗。建立损伤后登记上报制度;建立医疗锐器伤处理流程;建立受伤工作人员监控体系,追踪伤者健康状况,降低感染发生率。由于医护人员在发生皮肤锐器伤时有可能产生焦虑、紧张,甚至悲观、恐惧心理,特别是被乙型肝炎、丙型肝炎、艾滋病患者血液或其他体液污染针头刺伤时,其表现的心理问题更为明显。所以,相关管理层领导应积极关心伤者,及时有效地采取预防补救措施。同时,做好伤者的心理疏导,以增强护士战胜恐惧、战胜疾病的信心。

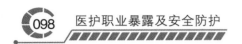

（四）锐器使用的防护

抽吸药液时严格使用未接触患者的无菌针头,抽吸后必须立即单手操作套上针帽;静脉给药时须去除针头经三通管给予;使用安瓿制剂时,先用砂轮划道再掰安瓿,可采用垫棉花或纱布以防损伤皮肤;注射器用后处理必须戴针帽毁去针头等。手术室护士制定一套手术中刀、剪、针摆放及传递的规定,规范每名护士的基本操作,规范手术患者术前生化检查项目,准确了解其肝炎等病毒携带情况,并重点做好此类手术围手术期的安全防护。

（五）理解患者

对待丧失理智的患者,医护人员应该体谅和宽容他们的行为,尽职尽责,不计较患者的躁狂和过分行为,尽量与其交谈和沟通,使患者情绪稳定,表现出顺从与合作,从而达到治疗的目的。为不合作的患者做治疗时容易发生锐器伤害,必须有其他医护人员协助,如护士之间互相配合,尽量减少锐器误伤自己或患者。

（六）合理安排工作时间,适当调整护理人员工作强度和心理压力

白班治疗高峰期多配备治疗护士,晨晚间护理时间加强临床班的力量,灵活机动安排护士,便于保障工作质量,减少锐器伤的发生。降低夜班护士的集中工作强度,休息时间也由间断改为连续,坚持每日中午稍做休整的方法,使护士身心得到缓冲,精神面貌、工作效率有了提高。护理管理部门在急诊、监护室、手术室配备足够的护理人力资源,减轻护士的工作压力,同样能达到减少锐器伤的发生概率。

（七）使用具有安全装置的医疗护理用具

为减少医护人员锐器伤,医院应尽量使用新研发出来的安全诊疗和护理产品,如可自动毁形的安全注射器、安全输液器、安全留置针,这些治疗用具在注射或穿刺完毕后针头可自动毁形,大大减少了针刺伤的发生。使用无针连接系统,如可来福、一次性无针头输液管路,通过中心静脉输液、抽血,使用保留桡动脉来抽血气,尽量减少医护人员特别是护理人员接触锐器的机会,从而减少锐器伤的发生。在治疗车上放置许多针座,抽血完毕后护士可直接将注射器插在针座上,减少护士被污染针头所伤的机会。另外,使用带有砂轮和掰不同孔径安瓿的组合启瓶器工具,方便护士操作,减少被安瓿扎伤的概率。

总之,只要医院的医疗护理管理者和医护人员自身高度认识到锐器伤的危害程度,建立并执行相关的规章制度加以防护,全面启动医护人员职业安全教育和培训,严格执行各种操作规程,纠正各种危险行为,使医护人员集中精力专注工作,并且在使用、运输、回收一次性医疗锐器的各个环节中,所有相关人员均养成良好的习惯,那么,医护人员发生锐器伤,或者因锐器伤而感染血源性传染性疾病的机会,就会大大降低,从而更有利于医护人员的职业防护工作更好地开展。

第二节　电离辐射职业暴露及防护

电离辐射是人类生存环境中广泛存在的一种自然现象。在人类的生活中,作用于人体的放射源有两大类:一类是天然放射源,另一类是人工放射源。上述两类放射源因其存在于环境中,对人体形成外照射;放射性核素也可以通过食入、吸入等方式进入人体内,形成内照射。

一、电离辐射种类

（1）来自于医学诊断过程中，如 X 射线摄片、造影检查、各种定位与介入检查、核医学检查等。

（2）来自于医学治疗过程中，如 γ 射线治疗机、介入治疗、放射治疗等。

二、电离辐射对机体的影响

过量的电离辐射可对人体产生严重的损害。人体受各种电离辐射而产生的各种损伤总称为放射性疾病，包括：①全身性放射性疾病，如急性、慢性放射病；②局部放射性疾病，如急性、慢性放射性皮炎及辐射性白内障；③放射性辐射所致远期损伤，如白血病等。

电离辐射对人体损伤的生物学机制如下。①原发作用：电离辐射直接作用于生物大分子，如脱氧核糖核酸、核蛋白和酶类，使其发生电离、激发或化学键断裂，导致分子变性和结构破坏。电离辐射还可以作用于人体的水分子，使其发生电离或者激发，产生大量具有强氧化作用的自由基，并通过其氧化作用引起细胞变性，从而产生一系列生物学效应。②继发作用：是在一系列原发作用的基础上，染色体发生畸变，基因移位或脱失而致细胞核分裂抑制或者病理性核分裂等。酶系统对射线极为敏感，电离辐射可以使一些酶失去活性进而产生一系列病理变化。

三、辐射损伤的分类及临床表现

（一）急性放射病

急性放射病是指短时间内接受大量电离辐射而引起的放射性疾病。临床表现为造血障碍、出血综合征、胃肠道和中枢神经系统功能障碍、毛发脱落、局部和全身并发感染等。

（二）慢性放射病

慢性放射病是指长时间持续接受照射而引起的放射性疾病，常见于放射科和核医学科医护人员。临床主要表现神经衰弱综合征、自主神经功能失调、造血系统功能改变、白内障、生育功能受损、皮肤病（皮肤潮红、灼痛明显，可出现小水疱，脱皮以及荨麻疹、湿疹样改变、色素沉着、皮肤老化、癌变）等。

四、辐射事故和异常照射的区别

1. 辐射事故　辐射事故是指核装置或其他辐射源失去控制时，导致或可能导致异常照射条件的事件。有时也用来指操作失误所致的异常照射事件。

2. 异常照射　当辐射源失去控制时，工作人员或公众中的成员所接受的可能超过为他们规定的正常情况下的剂量限值的照射。

【案例导入与分析 5-2】

巴西戈亚尼亚^{137}Cs 污染事件与教训

1987 年 9 月在巴西戈亚尼亚一家医疗单位用^{137}Cs 作为放射源进行放射治疗时，因屏蔽机器内钢囊中铯粉外漏，致使 28 名工作人员和患者受到不同程度的体内外污染，造成全身和局部的放射损伤。本次事故发生后 15 d 患者才被确诊有放射损伤，而在此以前，患者出现的水肿和恶心、呕吐等症状均被错误地诊断为接触性皮炎和食物中毒，延误了治疗。

28例人员中共有74个部位受到损伤,主要分布于手掌、手指、足、上肢、下肢、面颈及胸腹部等。有不同程度的疼痛、红斑、水肿、水疱、溃疡及坏死、硬化。其中有25个创面为Ⅲ度损伤,临床病程发展迅速,可见早期溃疡和坏死,伴随严重的疼痛。

产生红斑的阈剂量范围为3~8 Gy,干性上皮炎为5 Gy,渗出性上皮炎为12~20 Gy,产生坏死剂量>25 Gy。临床处理主要以止痛、减轻炎症过程、防止感染、加速愈合和改善受损部位的功能为目的。对一些深度溃疡和坏死的难治病例主要采用外科手术治疗。

根据上述案情,请思考回答:

问题:你认为这次事故发生的原因是什么? 应该吸取哪些教训?

思路提示:

事故原因与教训:

1. 固有安全防护缺失 γ射线治疗机的机头是γ放射源的储存和照射部分,常用的^{137}Gs是强γ放射源。为保证安全,设计、制造治疗机时必须严格执行有关国家标准的规定,必须保证装源机构安全可靠,在正常使用条件下不发生卡源、掉源等事故。本次事故的掉源,使γ射线治疗机的固有安全防护完全缺失,导致了严重的辐射事故。

2. 管理上的问题 放射源在储存和照射位置时,机头的漏射线有国家严格规定的限量标准,而距放射源1 m处有用线束的照射量率及其标定日期。本次事故在15 d后发现有泄漏源,说明该部门在管理上没有严格执行有关国家规定的操作标准,没有对密封性能进行检验,没有及时测量漏射线量值及规定的检验结果记录,使设备防护性能的缺失没能及时发现和及时维修,导致28名工作人员和患者在15 d内先后受到不同程度的设备异常情况下照射,尤其是工作人员累积照射剂量达到25 Gy以上。

3. 缺乏放射防护知识培训与管理 对放射工作人员必须进行定期的防护知识培训和法规教育,其目的是使放射工作人员进一步认识和了解射线对人体的危害性和可防性。本次事故患者早期先后出现了疼痛、红斑、水肿和恶心、呕吐等症状,由于缺乏辐射防护基本知识,使其被误诊为接触性皮炎和食物中毒,待事故发生后15 d才被确诊有放射损伤时,已延误了治疗,导致损伤程度加重。

放射事故中很大程度上取决于工作人员的业务素质,所以对放射诊治工作人员的知识、技术必须提出明确要求。工作人员要进行上岗前培训,并且需要继续培训,需掌握防护基本知识,不断增加防护意识和法制观念,严格执行放射防护法规、规章和标准,积极地进行防护,防止放射事故的发生。

五、电离辐射损伤防护措施

辐射防护的基本任务,是在保护环境、保障从事辐射工作的人员和公众以及他们后代的安全和健康的前提下,允许进行可能产生辐射照射的必要活动。辐射防护主要是时间、距离、屏障三要素,受照剂量可以通过缩短受照时间、增加与放射源的距离、增加受照射者和放射源之间的屏障物厚度来减少。目前,医用放射的发展使得医用放射防护成为影响面最广、重要性最强的工作。

(一)辐射防护基本方法

1. 时间防护 由于受照剂量与时间成正比,受照时间延长1倍,受照射剂量就增加1倍。因此,一切人员均应减少在辐射场内停留的时间。工作人员在操作前应做好充分准备,操作中技术熟练、准确、迅速以尽量缩短检查时间。特殊情况下,工作人员不得不在大剂量照射下工作时,应严格限制操作时间,使受照射剂量控制在规定的限值以下。

2.距离防护　距离放射源越远,受照剂量越小,辐射源强度随距离平方成反比减少,距离加大1倍,剂量就减少到1/4。故在不影响工作质量的前提下,尽量延长人员与放射源的距离。透视曝光时除术者及主要助手,其他人员应远离,避开 X 射线辐射源。

3.屏蔽防护　屏蔽是外照射防护的主要方法。屏蔽防护是指放射源和人员之间,放置能有效吸收放射性的屏蔽材料,如利用铅板、钢板或水泥墙屏蔽,从而衰减或消除射线对人体的损害。屏蔽防护是防御辐射危害的重要措施,一旦屏蔽防护的材料厚度达不到屏蔽的铅当量时,辐射危害性就增加。常用个人屏蔽防护用品:防护帽,防护头部;铅眼镜,保护眼睛晶状体;防护颈套,保护甲状腺;防护手套;各种防护围裙,用于屏蔽胸部、腹部和性腺;各种防护衣,用于屏蔽整个躯干、性腺及四肢的近躯干端。

(二)放射学中的放射防护

1.一般性防护

(1)固有安全防护为主与个人防护为辅　固有安全防护是指 X 射线机本身的防护性能和 X 射线机房内的安全防护设施,X 射线机的固有安全防护性能是 X 射线防护的最重要环节。个人防护作为一种辅助手段,以弥补固有安全防护不能解决的问题。

(2)X 射线检查、治疗室防护要求　治疗室的设置必须充分考虑周围环境的安全;治疗室必须有观察治疗的设备,如电视或观察窗;治疗室应装设供紧急中止辐照和应急开启治疗室门的设备;门外安设工作指示灯和"当心电离辐射"的警告标志;治疗室内应保持良好的机械通风或自然通风,换气次数一般每小时 3~4 次。

2.工作人员防护

(1)工作人员应佩戴剂量监测器,每月报告一次个人接触的辐射剂量。

(2)工作人员应执行防护规章制度,穿铅衣、戴铅围领和防护眼镜。随时调整遮线器,尽量缩小照射野,严禁工作人员身体任何部位进入照射野。

(3)定期进行防护检查,工作人员每月检查血常规 1 次,每年系统体检 1 次。

(4)加强营养,增加室外活动,避免过于劳累。合理排班和严格休假管理。

3.患者防护

(1)在不影响诊治的前提下,缩小透视野,减少无效 X 射线。

(2)对患者的非曝光部位采取防护措施,特别是青少年和幼儿的生殖器部位,可用铅物质遮盖,避免不必要的损害。

(3)在较复杂的放射操作时,应对患者进行剂量测量,避免发生放射损伤。

4.公众成员的防护　应对慰问及探视正在接受医疗诊断或治疗的患者的个人所受照射加以约束,使其在患者诊断检查或治疗期间所受剂量不超过 5 mSv。如果探视者是儿童,其所受剂量应限制在不超过 1 mSv。

(三)核医学中的放射防护

核医学工作人员使用放射性药品诊治疾病时,无论是配置剂、检测样品,还是对患者进行体外测量或护理,均存在着内照射、外照射的危害。

1. 放射性药物操作时的防护要求

（1）操作放射性药物时应在专门场所进行,使用前应有足够的屏蔽。

（2）给药用的注射器应有屏蔽,难以屏蔽时应缩短操作时间。

（3）操作放射性药物时工作人员应佩戴个人防护用品,并在衬有吸水纸的托盘内进行。操作放射性碘化物时应在通风橱内进行,操作者应注意甲状腺的保护。用完的药品及时封存,用过的器皿及时清洗去污。

（4）工作人员操作后离开工作室前应洗手,并进行表面污染监测。从控制区取出的任何物件,均应进行表面污染检查。

（5）在控制区和监督区内不得进食、饮水、吸烟,也不得从事无关工作和存放无关物件。

2. 临床核医学治疗时的防护要求

（1）使用治疗量γ放射体药物的区域应划为控制区。用药后患者床边 1.5 m 处或单人病房应划为临时控制区。控制区入口处应有放射性标志,无关人员不得入内,患者也不应离开该区,以减少人员间的交叉照射。

（2）接受治疗的患者应使用专用便器、专用浴室及厕所。

（3）使用过的放射性药物的注射器、敷料,应执行污染物处理或执行放射性废物处理。

（4）治疗患者的被服等个人用品,使用后应作去污处理,并进行去污检查以符合导出限值的要求。

3. 有关公众成员的防护

（1）接受放射性核素治疗的患者必须住院,以减少患者对其家庭成员及其他公众的影响。

（2）在诊治用药后最初几小时内,尽量减少患者与家庭成员之间持续密切接触,以减少受照机会。

（3）基本安全标准要求,接受 ^{131}I 治疗的患者,其体内的放射性活度降至 400 MBq 之前不得出院。

（4）当给以治疗量的放射性药物后,在给予其体内最大活度高于 1.1 GBq 前,不得出院。

（5）向患者及家属提供有关接触的防护指导。如劝告使用γ放射性核素治疗的患者在出院后的相当时间内不要拥抱儿童,或与家人密切接触;哺乳期接受治疗的患者,应停止哺乳等。

六、电离辐射损伤后应急措施

（一）辐射事故后24 h 内要对患者初步判定和分类

1. 判定患者有无放射性污染

（1）用辐射探测仪检查体表有无污染。

（2）对可能有体内污染者,采集鼻拭子、留 24 h 尿、留粪和抽血等备检。

（3）对有外污染但病情稳定的患者,脱去衣服,温水洗浴、换洁净衣服后进入下一流程处理。对病情不稳定者,先稳定病情而后去污。

2. 判定患者是否需要立即抢救

（1）迅速检查患者的生命体征,对有生命危险的患者,应立即抢救。

（2）对生命体征平稳的患者,仔细询问和记录主要症状。

（3）全面体检。

（4）迅速向上级汇报。

（5）医学处理记录。

3. 根据初步的物理剂量、生物剂量和临床表现，对辐射损伤进行初步分类

（1）收集资料。

（2）将有放射性核素污染的患者送至污染组处理。

（3）将有烧伤、外伤的患者送至外科组处理，对生命体征不稳定的患者，立即进行抢救待病情稳定后按放射性污染处理开放性伤口。

（4）将全身或局部辐射损伤患者送至辐射损伤组处理，首诊医生根据事故经过、自觉症状、体格检查和实验室检查的结果做出初步诊断。

（5）医学处理。

（二）放射性核素污染的应急处理

放射性核素的吸收很快，当离子状态或其他可溶状态的核素直接暴露在毛细管网上时，吸收更快。鼻黏膜和口腔黏膜是放射性核素容易进入的部位。所以当发生人体体表放射性核素污染时应尽快离开现场，测量污染程度，消除污染（去污），以达到防止或减轻放射性核素对皮肤的损伤及经呼吸道或皮肤伤口等途径侵入体内和防止污染扩散的目的。

1. 局部污染处理　用塑料布将非污染部位盖好，并用胶布把塑料布边缘粘牢。浸湿污染部位，用肥皂水轻轻擦洗，并彻底冲洗；重复几次，并监测放射性的变化；每次的持续时间不超过 2～3 min。要避免过分用力擦洗。使用稳定核素溶液可增加去污效果。洗涤顺序：先轻污染部位后重污染部位，从身体上面到下面，特别注意皮肤皱褶和腔隙部位的清洗。

2. 全身污染处理　首先用毛巾、海绵等蘸温水和肥皂由上到下擦洗全身 2～3 次，可同时配制常用或专用去污剂擦洗，然后再淋浴。病情严重者，如情况允许亦可在抢救床、担架或手术台上酌情除污。反复进行浸湿—擦洗—冲洗，并观察去污效果。

去污时注意：手法要轻，避免擦伤皮肤；宜用温水（约 40 ℃），避免水温过高而增加皮肤对污染物的吸收，冷水又可使皮肤因毛孔收缩而将放射性污物陷入而影响去污；注意反复清洗毛发、外耳道、鼻腔、眼睑周围、指甲缝及会阴部等易残留放射性物质的部位，然后用温水冲洗，必要时剃除头发。

3. 眼污染处理　放射性落下灰尘常常随风吹入眼睛，或用污染放射性物质的手揉眼睛，造成眼睛的污染。全身清洗后，再用大量无菌生理盐水冲洗双眼；有异物时可用 0.5% 丁卡因或 1% 利多卡因滴眼液滴入双眼，待麻醉后用棉花拭擦除异物。用抗生素滴眼液滴双眼，涂抗生素眼膏保护眼球。

4. 鼻腔和口腔的处理　鼻黏膜和口腔黏膜是放射性核素容易进入的部位。口腔或者鼻腔污染时，应用生理盐水或 2% 碳酸氢钠溶液轻轻冲洗。鼻腔污染物用棉花擦拭，剪去鼻毛。必要时向鼻咽部喷洒血管收缩剂或用生理盐水含漱口腔，可降低污染水平或对放射性核素的吸收。

5. 外耳道的处理　全身清洗后，再用棉签伸入耳道，旋转擦净异物，清除耵聍；用 3 000 mg/L 过氧化氢溶液清洗耳道。

6. 会阴部的处理　在脱去污染放射性物质的衣裤时易造成会阴部的二次污染。此时，应先进行全身冲洗，再剃除阴毛，然后再进行淋浴。

7. 污染伤口或创面的处理　在辐射事故所致复合伤中，开放伤口或热力烧伤创面常常沾染放射性物质，若不及时清除沾染的放射性物质，这些放射性物质除可以造成局部损伤外，还可以吸收入血，造成更严重的损伤。因此，必须及时进行去污和清创。将污染伤口或创面的四周用塑料布将非污染部位覆盖，并用胶布把塑料布边缘粘牢；用生理盐水反复冲洗；根据伤口情况考虑外科清创术。

8. 促进排泄和阻止吸收　确定患者体内有放射性核素污染后,虽然患者不一定处于危重状态,但应像对待急症患者那样,给予急救治疗。因为当放射性核素停留在进入体内的途径时,比较容易排出;吸收入血液后,排出就较困难;如已沉积于组织或器官内,则排出更难。因此,争取在体内污染后 3 h 内开始紧急治疗极其重要。治疗的原则是减少吸收和加速排出。

可通过洗胃、服用温和的催吐剂和泻药来减少胃肠道的吸收;可用药用炭、普鲁士蓝、含有制酸药的铝制剂和硫酸钡吸附放射性物质,以加速放射性核素的排出。促排放射性核素时,既要减少放射性核素的吸收和沉积,又要防止促排措施可能给机体带来的毒副作用,尤其要防止加重肾脏损害的可能性。

(三)医学登记和保存

对放射性污染及医学应急处理进行详尽登记,保存详细的医学处理记录,协助收集有关资料。辐射防护负责人员应提供有关事故类型、源与放射性核素种类及受影响人员与环境剂量等方面的资料。目的是确定人员实际所受剂量,尽量减轻人员所受的损害。登记内容:①污染发生的日期、时间和地点;②污染的经过及可能源;③现场监测数据,包括生物样品的监测、污染范围和污染程度的监测等,根据检测数据给出剂量;④医学处理情况,包括去污、促排治疗及实验室检查结果;⑤入院诊断意见,并建立医学应急处理档案。

(四)治疗

放射性损伤的临床治疗是一个复杂而困难的问题,尤其是事故性病例,应根据急性放射病的症状、体征和常规实验室检查结果确定救治方案。对危及生命的损害(如休克、外伤和大出血)应首先给予抢救处理。多数病例除皮肤损伤外,还伴有一定剂量的全身照射或者内脏损伤,有的伴有局部严重放射伤后引起全身反应。因此,在治疗过程中,应当重视全身治疗和局部处理两个环节。

1. 全身综合治疗　全身治疗主要依据病情的轻重、病程的发展采取综合性治疗,除给予高蛋白质饮食、多种维生素外,还应根据病情发展的不同阶段采取相应措施。对于伴有内脏损伤,早期应用肾上腺皮质激素对心、肺、胃肠道损伤有减轻水肿和渗出作用;早期应用改善微循环和心肌细胞的药物;对胃肠道损伤给予保护胃黏膜、解痉止痛和止血的药物;丙种球蛋白及胎盘组织制剂等可以增强机体免疫力、促进坏死组织分离和肉芽组织生长。

2. 皮肤辐射损伤治疗

(1)红斑和干性脱皮　可对症治疗,其原则是保护局部,避免皮肤受刺激和再损伤。可用具有清凉作用的粉剂、油剂外用。用含有氢化可的松的洗剂或喷雾剂,可减轻伴有水肿的严重红斑症状。

(2)湿性脱皮的治疗　每天用敷料包裹和用抗菌溶液清洗,也可使用抗生素软膏。

(3)溃疡　建议将患肢在无菌环境中隔离,或每天用敷料包裹以及用抗菌溶液清洗溃疡。可能需要用止痛药,慎用镇痛作用较强的吗啡类药物。在确定或怀疑有继发感染的情况下,应考虑局部或全身的抗生素治疗。

(4)坏死　应适时施行彻底的局部扩大切除手术,以各种组织移植的方法修复创面。手术切除的指征包括基底组织的严重破坏,即血管损伤、难以消除的疼痛和不可控制的感染等。

3. 脑型急性放射病　脑型急性放射病其病情极为危重,临床变化快,一般在照后 2~3 d 内死亡。故治疗是姑息性的,主要采用对症治疗措施,包括处理休克和缺氧,缓解疼痛和焦虑,给镇静剂控制抽搐,减轻患者痛苦,延长生命。

4.肠型急性放射病　肠型急性放射病病情危重,进展快,死亡早。对于偏重的肠型急性放射病,肠道损伤难以恢复,只能给予综合对症治疗,减少患者痛苦和延长生命。对于偏轻的肠型急性放射病其救治原则:早期应用可以减轻肠道损伤的药物;纠正脱水和电解质紊乱,纠正酸碱平衡失调;积极抗感染等综合对症治疗;尽早实施造血干细胞移植,以便重建造血功能。

5.骨髓型急性放射病　此型放射病的基本损伤是骨髓造血功能障碍,主要死亡原因是造血功能低下导致的感染、出血和代谢紊乱等并发症。治疗要点是:狠抓早期,主攻造血,防止多器官功能衰竭,度过极期和积极对症治疗。其治疗原则是:早期应用抗辐射药物,改善微循环;合理选用造血因子,促进造血功能恢复。根据各期特点,适度采用抗感染、抗出血、防止和纠正水和电解质代谢紊乱等,综合对症支持治疗;对不能恢复自身造血功能的患者,应尽早实施造血干细胞移植。

6.心理损伤效应的处理　适当的社会心理救助服务可以帮助大多数正常的人尽快消除不利的心理影响,同时也可分辨出少数因灾难冲击而有严重心理创伤的个人。对心理应激损伤伤员的治疗应简单,主要的治疗措施:

(1)明确告诉伤员的情况会很快好转　应激性精神损伤症状发生的早期很容易受来自外界的暗示的影响,给伤员良性的暗示,让他(她)感到有很好的康复机会,通常有利于心理损伤效应的恢复。

(2)休息和充足的营养　即使是短时间的生理上的放松和休息,对心理上的康复也有很大的作用。一般不需要药物治疗,必要时可以使用小剂量催眠药。

(3)引导伤员的情感发泄　恐惧和焦虑常常阻碍了正常的人际交流,加重了症状表现,适当的情感发泄是心理创伤后的正常反应,有利于重新获得正常的角色意识和消除自己是患者的认识,有助于重新回归社会和恢复工作能力。

事实证明,准确及时的信息报道,对公众的社会心理影响有着极其重要的意义。由于重大灾害和严重的恐怖事件有广泛而强烈的社会心理影响,公众迫切需要了解实际情况,及时传达政府和社区的救灾行动消息,对于稳定公众的情绪、减少误解甚为重要。故应普及辐射危害和防护的基本知识,使公众对辐射危害有一个科学而全面的认识,减少神秘感,从而减轻人们面对辐射时无端的恐惧心理,使公众对应激心理损伤也有一定的了解,从而减少应激心理损伤伤员的发生。同时,人们一般不愿意主动寻求心理帮助,相关的医疗机构和服务人员应主动提供应激心理损伤的心理治疗工作。

(五)放射性废物的管理

根据放射性废物中核素含量半衰期、浓度及废物的体积及其他理化性质的差异,应将不同类型的放射性废物进行分类收集和处理。

放射性废物的管理,应按照国家的有关标准和法规的要求,对放射性废物进行预处理、处理、整备、运输、贮存和处置,以确保放射性废物对工作人员与公众的健康及环境可能造成的危害降低到可以接受的水平;使放射性废物对后代健康的预计影响不大于当前可以接受的水平,不使后代增加不适当的负担。

第三节　非电离辐射职业暴露及防护

一、电灼伤职业暴露及防护

(一)电灼伤损害概述

医疗电器在使用时对操作者和患者存在着不可忽视的危险,电灼伤是其中不可忽视的一个方面。因此,明确与电器设备相关的危险是每个医护人员的责任和必修课。每个人必须时时刻刻知晓引起电灼伤的危险因素有哪些,又是怎样发生的,应该如何预防和应对。对此,有关电灼伤的知识应该引起足够的重视,并采取有效措施保障安全。医护人员常用的电器有:高频电刀、监护仪、电子气压止血带、显微镜、腔镜系统等。

高频电刀是一种取代手术刀进行组织切割的电子外科器械,在现代化手术中运用极为广泛。新一代的高频电刀获得了输出功率的自动调节,具有切缘整齐、切割快、电凝止血彻底、止血效果好,节省手术时间及能阻断肿瘤血行转移、创伤程度小、安全可靠的优点。而且具有普通手术刀无法替代的效果。一定程度上方便了手术医生的操作,在临床上已被广泛应用于普通外科、骨科、妇科、胸外科、神经外科、耳鼻咽喉科、整形外科、泌尿外科。但是由于高频电刀频率高,有效面积小,输出电流强度大,在使用过程中操作不当,会对人体产生电灼伤的严重后果,包括术者灼伤、患者灼伤,还会引起医疗纠纷。内镜下高频电刀常用于消化道内镜、胸腔镜、颅内镜、关节镜等隐藏式手术,也不可避免地会出现灼伤现象。

电灼伤是电损伤的一种。电损伤系指电流通过刺激易吸附组织如肌肉、神经或者提供热量产生的有害作用,包括窒息、心脏节律紊乱、深昏迷或灼伤等。根据电流对人体造成的危害可分两大类:一类是电流通过人体,引起内部器官的创伤,称为"电击伤"。另一类是电流通过人体,引起外部器官的创伤,称为"电灼伤"。无论是电击伤还是电灼伤,其造成的人体损伤受下列因素影响:电流大小、电流频率、电压高低、人体电阻、通过人体的电路、电击持续时间和心跳周期的时相。

电灼伤是一种由外部热源引起的皮肤和深部组织温度的升高,以致细胞死亡,蛋白质凝固或焦化。最常见的原因是皮肤接触了火焰,高温液体和高热物体或气体。灼伤的广度和深度取决于热源热能的量。

电灼伤起因于它的产热,其温度可达5 000 ℃。这是因为电流的绝大部分阻力就在带电导体与皮肤接触处。电流进入身体的部位,皮肤常常被完全破坏和烧焦。因为接触带电体的皮肤电阻很高,大量的电能在那里转换成热量使表皮烧伤。大多数电灼伤也严重损伤皮下组织,烧伤的范围和深度各不相同,影响范围可能比灼伤皮肤的面积大得多。电灼伤损伤的面积和深度,任何可能都会发生。而且进行性坏死和痂皮脱落通常比原先呈现的病损更加严重,并且波及深层组织。电灼伤发生损伤的机制主要是局部的热、光效应。轻者只见皮肤灼伤,重者可伤及肌肉、骨骼,电流入口处的组织会出现黑色炭化,特别严重者可即刻造成呼吸麻痹、心室纤维性颤动或两者均可发生。严重的电休克可使呼吸暂停、心律不齐,引起危险的心率失常。

1.电灼伤的深度分类及表现

(1)一度灼伤表现　创面皮肤红肿,触痛非常敏感,表面常潮湿,轻压后表面明显而广泛地变白,无水疱形成。

（2）二度灼伤表现　创面可有或无水疱,水疱底部呈红斑状或发白伴有纤维蛋白渗出,创面底部触觉敏感,轻压变白。

（3）三度灼伤表现　创面一般无水疱产生,创面白而质柔软或呈黑色炭化皮革样;也可能因皮下有凝固的血红蛋白而成鲜红色。苍白的三度灼伤常被误认为正常皮肤,但压之皮下血管不会褪色。三度灼伤一般无感觉或感觉减退,毛发脱落。常需经 3 ~ 5 d 的观察后才能区别深二度和三度灼伤。

2. 电灼伤的临床表现

（1）术者方面的表现　术者的灼伤部位常常以手部为主,感觉强电流通过手心,瞬间麻木的感觉呈点状。临床表现为点状黑斑,偶尔有皮肤红、肿、小水疱,几天后自愈。

（2）患者方面表现　切口周围皮肤灼伤以术野周围多见,深浅度从一度至三度均可发生。临床表现为红、肿、水疱,甚至局部皮肤坏死,一般轻者可在 1 ~ 2 周通过换药等处理自愈,重者需通过手术植皮可治愈。

患者接触导电体部位多见于四肢,偶见于身体侧面部分,如胸、腰侧。临床表现为红、肿、水疱,经治疗一周后可痊愈。

电极板粘贴处灼伤主要分布在电极板处或其周围灼伤在 1 cm×1 cm 以上,深度达二至三度,经换药或手术治疗可愈合。

需要区分的是,有些患者对一次性电极片粘胶过敏。其临床表现主要为负极板粘贴部位皮肤发红、皮肤的温度升高,粘贴电极板肢体散在红斑,无痛、无痒。虽然此类个体在临床上极为少见,但是需要与局部电灼伤加以区别。

3. 电灼伤的预后　表浅的电灼伤表皮很快可由未受伤的表皮、毛囊和汗腺的再生而获修复;如果无感染发生,很少留下瘢痕。

深层电灼伤时,表皮和大部分真皮被破坏,上皮的再生主要依靠来自创面的边缘、残存的皮肤或真皮的附件。但该过程缓慢,在上皮覆盖创面以前会有过多的肉芽组织形成。深层灼伤表皮多易挛缩,如不及时植皮,将导致外形毁损和残废,在某些人,特别是瘢痕体质者,可形成瘢痕疙瘩。若全部真皮和表皮均已毁坏,面积又过大的深层灼伤,创面无法收缩封闭(因真皮不能再生),无自行愈合的可能。如不切除,将会使创面裂开,焦痂自行脱落,留下一个底部暴露的创面。

（二）电灼伤危害发生的原因

医院工作场所发生电灼伤的原因主要有医疗电器的故障和有些医疗电子器械在使用中操作不规范或发生意外所致。

1. 医疗电器设备的故障　主要表现:①医用电子仪器设备本身存在质量问题;②仪器设备发生故障、劣化;③仪器设计不完善;④安全装置失灵或不完备。

2. 医疗电器设备的操作不规范

（1）医护人员违反操作规程或未参照安全流程实施操作。

（2）人为因素而造成电击人体伤亡等事故。

（3）有一些医疗器械在操作中会发生电击伤,未予以专门培训,未给予足够重视,如高频电刀等。

（4）高频电刀发生电击伤的原因分析

1）电刀手柄开关失控或术者无意触碰电刀:此类意外灼伤主要是电刀手柄开关失控或脚踏开关失灵,在未实施启用时,电刀一直处于工作状态。此时,如果电刀笔接触人体组织,会造成局部灼伤。另一种是术者或洗手护士无意触碰开关致电刀启动,接触人体组织致灼伤。

2)高频漏电灼伤:高频外科手术期间,患者不可避免地将高频电流传导至地电位,如果在此期间患者与导电物体相接触,则在患者与物体之间的接触点上产生高频电流并引起热坏死,如手术床、头架、托盘、输液架。另外,浸湿的布类也是导电物体。还有当手术者手套有孔时,穿孔部位也可能被灼伤。

3)电刀使用中遇易燃液体:易燃的液体中属乙醇最易引起。当术野残留乙醇,使用电刀时极易引起患者局部的灼伤。

4)负极板粘贴、使用不当:负极板未贴在肌肉丰富处,负极板导电胶失水变干或贴在皮肤潮湿处均可能灼伤;当一次性负极板反复使用时,也可致导电膏黏性降低,与患者皮肤接触的有效面积减少,降低导电性能,当电流通过时电阻增大而引起局部灼伤。另外,当术中患者移动,也可能导致电极板移位、粘贴不牢,做下腹或下肢手术时,冲洗切口致负极板处浸湿,影响粘贴牢固度,当使用电刀时极易引起灼伤。

(三)预防电灼伤损害措施

关于电灼伤危害的预防,在此仅以高频电刀为例加以说明。高频电刀使用时,为有效防止灼伤,应注意以下几方面。

(1)术中暂时不用主电极时,要将主电极固定于安全位置,避免主电极通过布单对患者身体某部位放电致局部灼伤;术中电刀不用时要安置妥当,一般应搁在平卧患者的腹部,避免手术医生不注意误按开关,而电刀头正好一处在某一角度造成对患者的局部电灼伤;乙醇脱碘后的术野皮肤一定要用干纱布擦拭干净,以免电刀与皮肤上残留的乙醇发生作用,灼伤患者及医务人员;手术大单也要保持干燥,在潮湿的情况下容易灼伤患者。

(2)使用前将火花塞间隙调整好,禁止在电切时任意调节火花塞间隙,以免影响输出量。

(3)负极板粘贴时应注意事项

1)电极板要与患者接触良好。贴放负极板的局部皮肤应该保持清洁干燥;位置应尽量靠近手术、病灶部位,且应选择肌肉丰富而无骨骼突出部位如大腿、臂部等;避免贴在脂肪组织丰富的地方;避免贴在患者体毛过多之处,以免影响接触,同时取下时增加患者痛苦;避免粘贴在潮湿的部位,如粘贴处被消毒液、血液或其他体液打湿一定要擦干后再贴。粘贴后要略加按摩,使负极板与患者皮肤有效接触,防止因负极板与患者连接面接触不均匀导致电灼伤;取出负极板时防止损伤皮肤。

2)负极板与皮肤接触面积要达70%。幼儿则选用小儿电极板,保证有效接触面积。一般接触患者的电极板面积不能小于$100\ cm^2$。防止电刀本身接触不良,导致全部电流通过小面积电极或者金属导体而引起灼伤。对于双极性负极板不能贴于骨骼两边。

3)术中如出现负极板报警,应及时关机检查,术毕撤下负极板前应先关机。术中发现患者烦躁不安时,应及时检查负极板部位及肢体情况,如出现负极板移位应关机更换。

4)选择高质量的双极高频电刀。因为双极高频电刀通常是采用镊子或剥离钩,高频电流就在两极之间作用,电极尺寸和组织结构特性不同就要求设备作自动调节,通常双极的极尖放电,而其余部分全部绝缘,如果绝缘层脱落或绝缘性下降,易造成患者的电极伤,同时也会造成医务人员灼伤。双极电刀的漏电回路由机器自动接地,放电回路不经过患者,所以相对安全,但其适用范围就较少。电极板也强调选用一次性负极板。

5)刀头,负极板与主机的连接部位,容易发生接触不良,而引起打火。具体表现在患者有颤抖现象。所以手术前摆好手术体位、局部消毒铺手术单后应该再次仔细检查一遍电刀的刀头、引线、极板及其连线有无断线,有无开裂、有无褶皱和老化现象,同时检查其各部位接触是否良好。翻动患者时应检查负极板情况。

6)预防高频辐射。患者携带或肢体接触金属物体,可产生严重的高频辐射现象灼伤患者及医务人员。所以,对体内带有金属物或易导电的物质,如妇女节育环、心脏起搏器、骨折钢针、金属夹板等患者不能使用电刀。对实施手术的患者应去除佩戴的手表、金属手链、项链、耳环等金属饰品。这些首饰犹如一个"发射天线",均可在接触部位产生漏电流而灼伤。同样,患者的手术台面应无金属物体,即患者应处于全悬浮状态。医务人员须穿厚实绝缘的鞋子,戴绝缘手套操作电刀,避免发生旁路电灼伤。

7)防止操作者的不良习惯引起患者或自身的灼伤。电刀头部有血痂等污物时,医护人员要立即消除,以保持传导功能良好。不要随便加大功率,以免对患者造成灼伤。在凝血过程中,有些手术医生习惯一只手拿止血钳,另一只手拿电刀头,碰击钳子。尽管这样的操作能够达到电凝的目的,但也容易造成刀头与止血钳打火烧伤患者和医护人员,火花会熔化医用手套而灼伤医生。

8)凡在更换使用新高频电刀的型号及使用不同厂家的产品时,必须及时组织全科医护人员学习并按说明上的使用要点详细地告诉手术医生,使上台的手术医生做到心中有数,在操作前先做模拟操作,以便观察电刀的性能。

高频电刀的安全问题复杂多样,电灼伤现象时有发生。只要我们医护人员、技术人员提高安全意识,增强责任心,就可以很好地克服它的不足,发挥其优势。

(四)电灼伤损害后应急、治疗措施

1.电灼伤后的应急

(1)电灼伤和火焰烧伤及高温气、水烫伤一样,均应保持伤口的清洁。

(2)受伤者的衣服、鞋袜用剪刀剪开后除去。

(3)伤口应该全部用清洁纱布覆盖,防止伤口被污染。

(4)四肢烧伤时,应该先用清洁冷水冲洗,然后用清洁布片或消毒纱布包扎。

2.电灼伤的治疗

(1)一度灼伤(红斑型) 仅表现局部红肿,治疗过程中防止摩擦,2~3 d 症状可消失,3~5 d 可愈合。

(2)一度灼伤(水泡型)和浅二度灼伤 表现为局部肿胀,有大小不等的水疱,常用 5 000 mg/L 聚维酮碘或者艾力克液消毒局部,无菌操作下去除大水疱腐皮,局部涂抹美宝烧伤湿润膏,防止感染,1~3 周可愈合。深二度灼伤者经上述治疗不愈合可手术植皮治疗。

(3)三度灼伤(焦痂型) 创面深,需及时清除坏死组织,保持局部干燥,面积大时需手术治疗,同时口服或静脉滴注抗生素,控制感染。表浅灼伤的表皮很快可由未受伤的表皮、毛囊和汗腺的再生而获修复;如无感染很少留下瘢痕。深层灼伤时,表皮和大部分真皮被破坏,上皮的再生可来自创面的边缘、残存的皮肤或真皮的附件。但该过程缓慢,在上皮覆盖创面以前有过多的肉芽组织形成。深层灼伤多易挛缩,如不及时植皮,将导致外形毁损和残废。在某些人,特别是瘢痕体质者,可形成瘢痕疙瘩。若全部真皮和表皮都已损伤,面积又过大的深层灼伤,创面无法收缩封闭(因真皮不能再生),无法自行愈合。如不切除,将会使创面裂开,焦痂自行脱落,留下一个底部暴露的创面。

二、高频电磁场职业暴露及防护

交流电频率为 50 Hz,在其导线周围存在有交变电场和磁场。当交流电的频率经高频振荡电路

提高到 10 kHz 以上时,电场和磁场就能以波动的形式向周围空间发射传播,即电磁波。电磁波的频率与波长为反比关系。频率范围在 100 kHz～300 MHz 的频段称为高频电磁场。

使用高频理疗设备的医护人员,在使用不当的情况下可受到电磁场的辐射。

(一)高频电磁场造成人体损害的机制

高频电磁场的发病机制有两个方面的内容。

(1)生物组织接受一定强度的射频辐射,达到一定的时间,会使照射局部或者全身的体温升高,此谓高频电磁场的热效应。但在实际工作中,尽管这种热效应并不引起人们的注意,处于该医疗场所或环境的医护人员,也并未发现有自身体温升高的现象,也不能够测出人体某一局部温度的升高,也无明显的阳性体征,但从业人员可有一系列的主观诉述。人们把这种不足以引起人体产热而产生的健康的不良影响,称为非热效应。

(2)生物体如同电阻、电容器的复合体。皮肤的导电性能较差,类似电阻;体液和体内某些组织的导电性能较强,类似电容。体内电解质分子中,有极性分子和非极性分子,前者指的是正、负电荷不重合,后者是指正、负电荷重合。在电场的作用下,非极性分子可发生极化作用,成为偶极子。交变电场可使偶极子迅速取向,取向中的偶极子与周围分子(或者粒子)碰撞、摩擦而产热。体液中的离子,在电场作用下运动,也可产生热量。研究表明,动物置于大强度的电磁场中一定时间,体温就会慢慢上升,直至高温痉挛而死。至于非热效应的机制,至今还未阐明,但多数人认为可能是电磁场对神经-内分泌系统或者细胞生物膜的直接作用所致。

(二)临床表现

高频电磁场对人体健康的主要影响,主要表现为轻重不一的类神经症状。通常有全身无力、易疲劳、头晕、头痛、胸闷、心悸、睡眠不佳、多梦、记忆力减退、多汗、脱发和肢体酸痛等。女性常有月经周期紊乱,以年轻者为主;少数男性表现为性功能减退。

体格检查可发现,部分暴露于高频电磁场的医护人员除有自主神经功能紊乱征象外,无其他明确、特异的客观体征。个别接触场较大的从业人员可表现为窦性心动过缓或者窦性心律不齐。

(三)诊断及治疗

高频电磁场所致的类神经症状具有可复性且恢复较快的特点,一般脱离接触后,症状就会减轻或者消失。症状的轻重,一般与接触电磁场的时间无明显关联,症状的加重与接触电磁场的强度明显相关。

一般进行对症处理和脱离接触。注意休息。

(四)预防

(1)明确辐射场源,采用屏蔽、远距离和限时操作三原则。在不妨碍操作的基础上,屏蔽场源的效果最好。屏蔽场源的材料多用薄铁板或铝合金。无导电性能的材料对场源无屏蔽作用。注意:屏蔽体要有接地装置。

(2)限制操作的时间,适当增加休息次数。

(3)工作场所尽量少放带金属外壳的设备,不用金属材料制作的工作桌椅,防止形成二次辐射源。

(4)凡有器质性中枢神经系统疾病及精神症状者,避免从事与高频电磁场有关的工作岗位。

三、超声波职业暴露及防护

频率高于人耳所能听到的频率范围的声波称为超声波,简称超声。超声波具有频率高、波长短、传播方向性强等特点。无论投射何种介质的交界面,超声波均可以发生反射和投射。故临床上常使用高功率超声波除牙垢,低功率超声波用于医疗诊断和理疗。

(一)超声波对人体的损害机制

超声波具有机械振荡、空化和致热作用。空气对超声波的吸收能力很强,故超声波不易在空气中传播。由于皮肤和空气的声阻相差较大,超声波在照射人体时几乎全部被反射回来而不能进入人体内。只有在超声波发射源与身体直接接触时,才会对机体造成损害。至于超声波对机体的损伤程度决定于超声的功率、照射距离和照射时间。

(二)临床表现

研究表明,超声波具有热效应,接受照射的局部温度可升高。超声波照射动物全身,可引起条件反射迟钝。照射动物头部,可因热效应而使动物死亡。

接受高强度超声波照射者,可出现头痛、头晕、恶心、呕吐、睡眠、乏力和全身不适等症状。部分人员出现耳前庭功能紊乱表现,如眩晕等。当超声波功率密度达到 $6 \sim 7 \ W/cm^2$ 时,可引起周围神经和末梢血管的损害,接触部位可出现感觉减退。

(三)防护措施

(1)超声波发生器与操作人员应有一定的间隔距离。应采取措施防止超声波泄露,如在发生器周围安装防护罩、防护帘等。

(2)减少并发的可听频噪声,避免超声发生器与人体的直接接触。

(3)有听觉器官疾患的医护人员,不宜进行超声波操作。

(4)对长期从事超声波检查的医技人员,定期进行体检,特别是听功能检查。

四、紫外线辐射职业暴露及防护

众所周知,阳光可以发出赤、橙、黄、绿、青、蓝、紫七种光线,其中包含紫外辐射(ultra - violet radiation,UVR),俗称紫外光俗或紫外线(紫外线的波长范围为 100 ~ 400 nm),在辐射波谱中,波长最短端与电离辐射相邻,最长端与可见光相接。紫外线为非电离辐射谱中波长最短(100 nm)能量最大(12 eV)电磁辐射。通常认为,波长越短能量越大,生物学作用越强,紫外线辐射也不例外。紫外线对生物体的损伤程度与其辐射的功率和时间有关。

根据 UVR 的波长和不同的生物学作用,可分为 3 个波段,即长波紫外线、中波紫外线、短波紫外线。其中长波紫外线波长为 320 ~ 400 nm,中波紫外线波长为 275 ~ 320 nm,短波紫外线波长为 230 ~ 275 nm。

(一)紫外线来源

1. 自然光线　自然光中的紫外线来自太阳光辐射。而太阳光中的紫外线照射到地球表面的含量受人们所处的纬度、海拔高度、日照季节、日照时间、空气中臭氧的含量以及大气的浊度等因素影响。

2. 人工光源　通常指由紫外线灯、电焊弧光、水银蒸汽弧光等。针对医院而言,人工光源多见于紫外线灯。紫外线在医学上具有广泛的用处,如应用紫外线消毒、手术切口及感染伤口的照射、紫外线照射自体血加氧回输、皮肤病的治疗等。

(二)紫外线对人体的损害

紫外线对人体的损害主要表现在皮肤和眼睛的损害。

1. 皮肤损害　皮肤对紫外线的吸收随波长而异。受到强烈的紫外线辐射,可引起皮肤红斑、水疱、水肿;停止照射 24 h 后可有色素沉着;接触 300 nm 波长的紫外线,可引起皮肤灼伤;波长 297 nm 的紫外线对皮肤的作用最强,可引起皮肤红斑并残留色素沉着;长期暴露紫外线可使皮肤皱缩、老化,更有甚者诱发皮肤病。

2. 眼睛　波长为 250～320 nm 的紫外线可大量被角膜和结膜上皮所吸收,引起急性角膜炎和急性结膜炎,称为电光性眼炎,多见于无防护的环境,如临床工作中,医护人员在没有采取任何保护措施的情况下,暴露于紫外线灯照射消毒的场所,或者长时间在紫外线消毒的环境中暴露从事某种工作,均会导致医护人员发生"电光性眼炎"。一般而言,"电光性眼炎"在紫外线暴露后,经过一定的潜伏期,一般在 6～8 h 发病,且发作时间多在夜间和清晨。起初仅有眼睛异物感或不适,继而将出现眼部烧灼感或者剧痛,伴有高度畏光、流泪和视物模糊。检查可见球结膜充血、水肿、瞳孔缩小、对光反应迟钝、眼睑皮肤潮红。

(三)紫外线照射损害的防护

1. 自然光中的紫外线辐射主要防护措施　①佩戴防护眼镜;②佩戴防护面罩;③对皮肤的防护,国外有人提出三"C"原则,即夏天出门戴帽子(cap)、穿长袖衣服(clothes)、涂防晒霜(cream),以防止紫外线对皮肤的过量照射。

2. 人工紫外线辐射的主要防护措施　①提高防护意识,对紫外线操作人员要认真进行技术培训和指导,使从业人员充分了解紫外线的有害性,健全操作规范和防护制度,并严格按照规程进行操作;②进行紫外线照射或者紫外线强度监测时,应戴防护眼镜、帽子、口罩,避免皮肤黏膜直接暴露在紫外线光下;③所有紫外线灯开关应安装在室外,严禁紫外线消毒时进入消毒区域。

五、噪声职业暴露及防护

(一)噪声分类

人们不喜欢、不需要且令人产生不愉快的声音统称为噪声(noise)。噪声会影响人的情绪和健康,干扰人们的工作、学习和正行生活,已经成为社会的公害之一。鉴于此,医护人员的工作场所存在的噪声污染是不容忽视的问题。研究显示,手术室的噪声通常可达到 90 dB 以上,ICU 的噪声通常也可达到 80 dB,甚至 100 dB,严重影响着医护人员的身心健康。

1. 医护人员工作场所噪声的来源　按照噪声的来源分为医院内部环境噪声和医院外部环境噪声。

(1)医院内部环境噪声　医院内部环境的噪声多见于机械性噪声、流体动力性噪声、电磁性噪声、来自人员的噪声。其中机械性噪声多由于机械的撞击、摩擦、转动而产生,如呼吸肌、吸引器、骨锯、洗衣房的烘干机、供应室的高压蒸汽灭菌器等发出的声音;流体动力性噪声多由于气体压力的突变或者液体流动而产生,如通风机、空压机、喷射器、放水、冲刷等发出的声音;电磁性噪声多由于电机中交变力相互作用而发生,如配电房中发电机、变压器、各种医疗检查设备、电凝等发出的噪声;至于来自人员的噪声,则指的是工作人员的对话声、患者痛苦的呻吟声、躁狂或者精神病患者的吼叫、医护工作人员的电话或者手机铃声等。除此以外,医院的各种建筑施工过程中产生的噪声也是不可忽视的噪声之一。上述这些均构成医院的噪声源。

(2)医院外部环境的噪声　医院外部环境噪声主要是指交通噪声,如医院距离马路过近,交通噪声可直接影响医护人员的身心健康。汽车声是城市交通中较大的噪声源。一般公共汽车的噪声约为 80 dB;摩托车的噪声比一般汽车噪声高 10 dB。飞机的噪声最强,在距离飞机约 300 m 处,噪声可达到

105 dB。研究表明,噪声达到 120 dB,就可直接导致人们的听功能严重损害,即致聋。

（3）生活的噪声　主要包括家庭噪声、公寓噪声、娱乐场所及电话铃声等。

2. 根据噪声分布的时间不同又分为连续性噪声和间断性噪声。

（1）连续性噪声　连续性噪声分为稳态噪声和非稳态噪声。随着时间的变化,升压波动小于 3 dB 的称为稳态噪声,否则为非稳态噪声。

（2）间断性噪声　间断性噪声又称为脉冲噪声,即声音持续时间小于 0.5 s,间隔时间大于 1 s,升压有效值变化大于 40 dB。

（二）噪声对机体的损害

1. 噪声对听觉系统的损害　主要表现为暂时性听阈位移和永久性听阈位移。

（1）暂时性听阈位移　短时间接触强噪声,可有耳鸣、听力下降,体检时听阈可提高 10 dB 以上,若离开噪声环境,数分钟即可恢复正常,这种现象称为听觉适应。较长时间暴露在强噪声环境,听阈可超过 15 dB,甚至达 30 dB 以上,听力可明显下降,离开噪声环境需要较长的时间如数小时甚至十几小时、二十几小时听力才能恢复,称为听觉疲劳。这种暂时性的听力下降又称为暂时性听阈位移(temporary threshold shift,TTS),属于功能性改变。TTS 随声压级增高和时间的延长而成线性增加;当声压级降到 60 dB 以下,接触时间再长也不会发生 TTS。声频越高引起的 TTS 值越大,TTS 水平和恢复速度,反映噪声性听觉适应和听觉疲劳的程度。

（2）永久性听阈位移　长期接触强噪声,听阈不能恢复到正常的听力水平,听力下降呈永久性改变,称为永久性听阈位移(permanent threshold shift,PTS)。PTS 属于生理性改变。3 000～6 000 Hz 高频段的 PTS,在接触噪声起初 10～15 年内听阈提高迅速,以后进展缓慢;声频段 500 Hz、1 000 Hz、2 000 Hz 的听阈位移在初期进展缓慢,但随着接触时间的延长和噪声强度的增加而逐渐增大。

2. 噪声对神经系统的损害　噪声通过听觉系统传入大脑皮质和自主神经中枢(下丘脑),将引起中枢神经系统一系列的反应。主要表现为头痛、头晕、耳鸣、心悸与睡眠障碍等神经衰弱综合征。调查发现,接触高强度噪声的人员有时表现情绪不稳定,易激怒、易疲倦等征象。做体格检查,可发现大脑皮质抑制和兴奋功能失调,脑电图 α 节律减弱或者消失,β 节律增强或者增加。自主神经中枢调节功能减弱,表现为皮肤划痕试验反应迟钝、血压不稳、血管张力改变等。

3. 噪声对心血管系统的损害　在噪声作用下,自主神经调节功能发生变化,表现为心率加快或者减慢;血压不稳定(多为升高),外周血管阻力增加;心电图 ST 段和 T 波呈缺血性改变,对心脏收缩功能有不良的影响。

4. 噪声对消化系统的影响　噪声可影响消化系统功能,主要表现为胃肠功能紊乱、胃液分泌减少、胃肠蠕动减弱、消化能力减退、食欲缺乏、消瘦等。长时间接触强噪声的医护人员,消化道溃疡的患病率相对增高。

5. 噪声对心理情绪的影响　突然而又剧烈的声音刺激,可引起惊恐反应。长期接触噪声,会导致工作效能降低,妨碍休息与睡眠,使人产生烦恼、焦躁不安等心理反应。

6. 噪声对其他系统的影响　噪声还可使人体的交感神经兴奋,活动增强,肾上腺皮质激素分泌增加。女性的性功能和生殖功能发生变化,月经周期紊乱,流产率增加,胚胎发育受到影响,分娩的胎儿体重下降,或者出现早产等现象。

（三）噪声的防护

各级各类管理人员及医护人员自身面对工作场所的噪声刺激应采取以下几个方面的措施加以防护。

（1）执行各类噪声标准和管理规定，控制噪声在一定的强度内。

（2）控制和消除噪声源　改善造作流程，包括密闭声源、吸声和隔声、隔振等，各种医疗设备定期维修保养，防止长期使用因磨损过度而产生噪声。

（3）控制噪声的传播　主要是增加噪声源和接受者之间的距离，以及设立屏障。

（4）个人防护　对于接触噪声的医护人员，可常用耳塞、防声棉、无线通信耳罩及防噪声帽。等进行噪声防护。其中防噪声帽有软式防噪声帽和硬式防噪声帽 2 种，根据具体情况选择应用即可。

（雷　蕾）

思考题

1. 简述医护人员工作中发生锐器伤的环节。

2. 简述发生锐器伤的职业分布和地点分布。

3. 试述发生锐器伤的常见原因以及锐器伤伤口的处理流程。其防护措施有哪些？

4. 电离辐射职业暴露的防护措施有哪些？

5. 医护人员工作中发生电灼伤职业暴露原因和防护措施有哪些？

第六章 运动功能性职业暴露及防护

::::::::: **学习目标** :::::::::

  1. 知识目标 ①掌握:腰椎间盘突出症的预防;下肢静脉曲张的预防。②熟悉:腰椎间盘突出症的临床表现;下肢静脉曲张的临床表现。③了解:腰椎间盘突出症病因、病理生理及诊断;下肢静脉曲张的病因、病理生理及诊断。

  2. 能力目标 观察自身情况,能判断是否有腰椎间盘突出症以及下肢静脉曲张;能识别身边腰椎间盘突出症以及下肢静脉曲张的危险因素,并采取有效的防护措施;具备防护腰椎间盘突出以及下肢静脉曲张的知识与能力;具备根据自身的工作和身体情况,正确选择保护用物,保持正确姿势的能力。

  3. 素养目标 具备根据自身的工作和身体情况,正确选择保护用物,保持正确姿势,科学用力的意识;增强科学工作,安全工作的意识。

第一节 腰椎间盘突出症及防护

  腰椎间盘突出症是因椎间盘变性,纤维环破裂,髓核突出刺激或压迫神经根、马尾神经所表现的一种综合征,腰腿痛是腰椎间盘突出症最常见的症状。临床医护工作者是腰椎间盘突出症的易发人群,这与医护人员特别是护理工作者的工作环境有很大关系。目前该病在护士群体的发病率尚无精确统计。但从临床上看,其发病率呈逐年上升趋势。由于该病具有难治性、易复发性及发病时导致较为严重的临床症状等特点,一旦患病,将严重影响临床护士的日常工作和生活。因此,如何预防腰椎间盘突出症的发生,降低其对医护工作者造成的职业危害,越来越受到人们的重视。

一、病因

  临床医护工作者由于工作性质的原因,常需要做较大强度的体力劳动,特别是急诊科、120 急救中心、手术室、ICU 等,在工作环境中因频繁搬运患者或者其他较重的物体,成为腰椎间盘突出的病因和诱因。因此,该群体成为腰椎间盘突出症的易发人群。其致病因素可大致分为以下几种。

(一)椎间盘退变

  椎间盘退变是腰椎间盘突出的基本病因。医护人员(特别是临床护士)较强的体力劳动,如铺床、搬运患者等,常使椎间盘负荷增加,并易导致腰部肌肉扭伤,影响椎间盘的营养供给,加速了椎间盘退变。随着年龄增长,椎间盘组织中的化学成分发生较大变化。髓核水分含量减少,蛋白多糖被降解,其膨胀性和弹性明显降低,此时,椎间盘处于易损状态,腰部负荷加重到一定程度,即会导致其病变。这也是腰椎间盘突出症在年长护理人员中的发病率明显高于年轻护理人员的原因之一。

(二)遗传因素

有阳性家族史的护士,其发病率远高于一般护士,且发病年龄均偏于年轻化。据有关报道证明,其21岁以前发生椎间盘突出症的相对危险性高出正常人群5倍。

(三)损伤

损伤是腰椎间盘突出症的常见病因,积累损伤是重要诱因。临床护士执行相关护理操作,如加药、观测引流导管时,弯腰、扭转动作较多,对腰部损伤较大。长期的损伤积累,导致腰部负荷加重,使其易患此病。此外,护士在工作过程中,若发生腰部急性扭伤,以及受严重暴力打击导致脊柱骨折,均可使椎间盘纤维环破裂,向椎管内突出,引发椎间盘突出。年轻护士腰椎间盘突出症多与急性腰部损伤有关。

(四)妊娠

妊娠期盆腔和下腰部组织充血明显,纤维环、后纵韧带等组织相对松弛,致使椎间盘承受重力增加。临床医护人员若在妊娠期间,于工作中扭伤腰部,损伤脊柱及韧带,均可增加腰椎间盘突出症发生的可能性。

(五)腰骶椎先天性异常

腰椎骶化或骶椎腰化,因其关节突不对称,使腰椎产生异常应力,椎间盘损伤机会增多,较易发生椎间盘突出症。对于患有腰骶椎先天性异常的医护人员,在工作过程中,比一般医护人员更容易受各类诱发因素的影响,引发腰椎间盘突出症。

(六)有害气体损伤

临床护理工作者特别是手术室、供应室以及消毒室的护士,由于工作需要,常接触一些具有挥发性的消毒剂。这些消毒剂不仅会刺激呼吸道黏膜等组织器官,同时也会引发末梢小血管收缩,影响腰部肌肉、韧带及脊椎骨的血供,加速椎间盘的退变,增大腰椎间盘突出症发生的危险性。

(七)温差刺激

因腰部损伤的积累,使椎间盘和腰部肌肉处于易损状态,对于外界温差的刺激较为敏感。较大的温差会阻碍腰部血液循环,影响椎间盘及腰部肌肉的新陈代谢率,减少其营养供给,加速椎间盘退变的速度,引发腰肌劳损,增加了腰椎间盘突出症发生的危险性。

(八)压力

临床护士工作压力较大,不但需处理诸多强度较大的工作,且要适应较快的工作节奏,尤其是手术室、重症监护病房等科室的医护人员,精神处于高度紧张状态,随时准备处理应激事件。长期处于此环境下工作,使临床医护人员产生较大心理压力,进而严重影响机体健康,降低机体抵抗力,使腰部易受外界不良因素侵袭,加速椎间盘退变,导致椎间盘突出症的发生。

二、病理

纤维环退行性变所形成的裂隙是椎间盘突出的重要病理基础。而纤维环出现裂隙或破裂的组织学基础是由于髓核退变缩小,其中的蛋白多糖下降,水分减少,胶原纤维相对增加。在此情况下,一旦椎间盘内压力增高,髓核即可沿着纤维环的退变裂隙突出到纤维环的裂隙中或纤维环外的韧带下,或穿过破损的韧带突出到椎管内。

三、临床表现

(一)症状

腰椎间盘突出的主要症状为腰腿痛。有一半以上的患者有不同程度的腰部慢性损伤。

1. 腰背痛　腰背疼痛既可出现于腿痛之前,亦可出现于腿痛之后,或与腿痛同时出现。部分患者腰痛不明原因突然发生,部分患者则在某次较明确的腰部外伤之后出现。腰背痛和外伤有间歇时间,短者数日,长者间隔数月乃至年余。患者腰背痛范围较广泛,主要在下腰背部或腰骶部。

2. 坐骨神经痛　这种疼痛可发生于腰背痛之后、之中或之前,多为逐渐发生,开始为钝痛,逐渐加重,多呈放射痛,由臀部、大腿后外侧、小腿外侧,放射至跟部或足背,少数病例可出现由下往上的放射痛,先由足、小腿外侧、大腿后外侧,而后放射至臀部。

3. 下腹痛或大腿前侧痛　在高位椎间盘突出症时,突出的椎间盘可以压迫 $L_1 \sim L_3$ 神经很而出现相应神经根支配的腹股沟区痛或大腿内侧痛。

4. 间歇性跛行　主要表现为行走时,随行走距离增多,逐渐出现腰背痛或不适,同时感觉患肢麻木,疼痛加重,当取蹲位或卧位后,症状逐渐消失。此为腰椎间盘突出压迫神经根,造成神经根充血、水肿、炎症反应和缺血所致。当行走时,椎管内受阻的椎静脉丛逐渐扩张,加重了神经根的充血程度,而引起疼痛加重。

5. 肌肉瘫痪　腰椎间盘突出压迫神经根严重时,可出现神经麻痹、肌肉瘫痪。较多见的为 L_4、L_5 椎间盘突出。L_5 神经麻痹可致胫骨前肌、腓骨长短肌、趾长伸肌麻痹,表现为足下垂、S_1 神经麻痹可致小腿三头肌瘫痪。

6. 麻木　腰椎间盘突出症有部分患者不出现下肢疼痛,而表现肢体麻木。此多为椎间盘组织压迫刺激了本体感觉和触觉纤维所引起。麻木感觉区域仍按神经根受累区域分布。

7. 马尾综合征　中央型腰椎间盘突出症,当突然巨大突出时,常压迫突出平面以下的马尾神经。早期表现为双侧坐骨神经痛、会阴部麻木、排便、排尿无力。有时坐骨神经痛可交替出现,时左时右。随后坐骨神经痛消失,而表现为双下肢不全瘫痪。

(二)体征

1. 步态　症状较轻的腰椎间盘突出症患者,在步态上可以和正常人没有明显差别。症状较明显者行走时步态较拘谨,症状较重者,喜欢身体前倾而臀部凸向一侧的姿势而且表现为跛行。

2. 脊柱外形　在外形上出现腰椎生理性前凸变浅。在一些严重的患者,则生理性前凸可以完全消失甚至反常,以尽量加宽后侧间隙,使后纵韧带紧张度增加,髓核部分回缩。同时椎骨后侧的黄韧带相应紧张,因而加宽了椎管容积。此外脊柱还可出现侧弯。

3. 腰部活动度　腰部在正常情况下的活动度前倾可达 $90°$,向后及向左、右可达 $30°$。腰椎间盘突出症患者各方向的活动度都会受不同程度的限制。

4. 下肢肌肉萎缩　腰椎间盘突出症患者属下神经单位的腰骶神经根受到损害,所以该神经根所支配的肌肉如胫骨前肌、趾长伸肌等皆可有不同程度的肌肉萎缩。

5. 感觉障碍　腰椎间盘突出症的感觉可以是主观的麻木,也可以是客观的麻木,两者都有参考价值。主观麻木为患者感觉小腿外侧麻木,但在用针刺检查小腿外侧皮肤痛觉时,其痛觉和其他部位完全一样,并无减退或消失。这是因为皮肤痛觉由几根神经重叠支配,单一的神经根损害并不一定能够查出痛觉减退区。但有时也可查到受累神经支配区确有痛觉迟钝,这就是客观麻木。

四、诊断

绝大多数腰椎间盘突出的患者,根据其发病史和临床表现及体征结合 X 射线、CT 等检查结果,基本可以确诊,突出的间隙也容易定位,少数患者需要进一步检查和鉴别。体检时可在下腰椎部找到放射性压痛点,按压环跳、委中等穴位可引起腿痛。直腿抬高和加强试验可为阳性。X 射线光片可见腰椎侧弯或个别间隙变窄。CT 和磁共振检查可直接观察到椎间盘突出阴影。

五、职业暴露防护

对于腰椎间盘突出症的预防,应注意以下几个方面。

(一)加强锻炼、提高身体素质

> 学习要点:
> 　腰椎间盘突出的防护措施。

临床部分科室的医护人员日常工作强度较大,身体常处于高负荷状态,时间过久,易使机体各组织器官疲劳,提前过渡到衰老阶段。同时亦会导致机体免疫力低下,使局部腰肌、韧带及椎间盘易受外界各种诱因影响,发生腰椎间盘突出症,引起腰背痛。因此加强锻炼、强身健体是预防腰椎间盘突出症的重要措施。通过锻炼可提高机体免疫力,使全身各个脏器系统功能增强,局部腰肌可摄取更多营养物质。同时通过锻炼亦可增加骨关节活动度,降低骨关节损伤概率。具体锻炼的方式很多,医护人员在业余时间可多做健身运动,如健美操、广播体操等,并提倡多进行有氧运动锻炼,如慢跑、高低杠、单双杠等。活动前应做好准备工作,放松局部腰肌及身体各个关节,活动时注意强度及幅度,避免在活动中损伤腰肌及椎间盘,诱发腰椎间盘突出症。

(二)保持正确的劳动姿势

医护人员特别是护理人员在工作、生活中,应注意保持正确的劳动姿势,这样不仅可以预防腰肌劳损的发生,还可延缓椎间盘退变的进程,预防椎间盘突出症的发生。

1. 站立劳动姿势　髋、膝微曲,自然收腹,双侧臀肌向内侧收缩,使骨盆前旋,腰椎变直,腰骶角减少,脊柱支撑力增大,有利于减少身体重力对腰椎和腰骶关节的损伤。

2. 坐位劳动姿势　坐位时,调节好座椅高度,以膝关节自由屈伸,双足自由着地为宜。腰椎基部离座椅靠背不宜超过 5 cm,且座椅应能完全撑托住大腿。若座椅太高,大腿后部肌肉受压,影响骨盆的松弛,使身躯不稳。若座椅过低,则增加髋关节的屈曲度,使骨盆前倾,易发生腰肌劳损。靠椅背部应与上腰椎贴近,保持脊柱伸直,可避免因过度屈曲引起腰部韧带劳损。

3. 半弯腰劳动的姿势　临床护士执行基础护理操作,如口腔护理、皮肤护理时,常处于半弯腰劳动状态。此时,应保持下腰部伸直、两足分开与肩平行,使重力落在髋关节和两足处,降低腰部负荷。

4. 弯腰搬重物的姿势　工作中需要弯腰搬运重物时,应先伸直腰部、再屈髋下蹲,后髋、膝关节用力,继之挺腰,将重物搬起。

5. 集体抬重物姿势　工作中需要调换床位而搬运患者时,所有参与搬运的医护人员均要挺胸直腰,先屈髋下蹲,后同时抬起重物,注意重心平衡,起身一致,统一指挥,步法协调。动作的不协调,会使重物的重量分布不均,容易造成个别医护人员受力过重,扭伤腰部。

6. 避免长时间维持同一劳动姿势　在临床治疗护理工作中,应避免保持同一固定劳动姿势,否则容易引发腰肌劳损,增加腰部脊柱负荷,增大发生椎间盘突出的概率。应定期变换姿势,使疲劳腰肌得到休息,减轻脊柱负荷。对于曾患腰椎间盘突出症但病情已经缓解者,更应注意对椎间盘的保护,避免长期固定的劳动姿势增大腰部损伤的积累。同时活动时亦应采取适当方式,注意加强腰背肌及腹肌的锻炼。拒绝过于剧烈活动,防止拉伤腰部肌肉,损伤椎间盘,引起腰椎间盘突出症的复发。如该病反复发作,会加速椎间盘的退变,亦会增加治疗的难度,使保守治疗效果不明显或无效,从而降低医护人员的生活质量。

(三)加强腰部锻炼

为了防止疾病反复发作,平时应注意加强腰部锻炼,尤其是腰背伸曲肌的锻炼。坚韧的腰肌可支撑脊柱,防止腰背部损伤。据报道,在 0°～36°范围的伸展练习,对于提高背伸肌力最有效。腹肌及肋间肌的锻炼可增强腹腔内压和胸腔内压,有利于减轻脊柱压力。加强腰椎活动度的锻炼,可以放松腰肌,改善局部血液循环,并可预防和矫正椎间盘退变。介绍一种脊柱活动度训练操,以供参考。

1)坐位,双手叉腰,弓背并两肘向前,后挺胸并两肘向后。

2)坐位,双手叉腰,左手经前方、侧方后斜上举,目视左手向左转腰还原。两侧轮流。

3)坐位,双手叉腰,左弯腰,左手垂直下伸,右手沿胸壁向上滑移,还原。两侧轮流。

4)坐位,抱膝,两手侧平举,手心向上,挺腰,后弯腰抱住左小腿,拉向胸部,还原。两侧轮流。

5)站位,两手侧平举,两腿伸直分开,弯腰以右手触左足,左手右上举,还原,两侧轮流。

6)站位,两手叉腰,依次向左、后、右、前方弯腰,还原;后方向相反重复运动。

注意:每一方向运动应达最大限度,但以不明显加重疼痛为宜;坐位运动时,应固定骨盆,排除下肢的替代运动。

(四)正确使用劳动保护用具

患病医护人员可通过佩戴腰围加强腰部的稳定性,保护腰肌及椎间盘。但腰围只应在劳动时使用,平时解下,否则可导致腰肌萎缩,产生腰背痛。对于已患腰椎间盘突出症的医疗护理人员,在佩戴腰围时应注意遵循以下原则:即于急性期疼痛加重时,坚持佩戴,但于卧床休息时,解下。虽然症状好转,但在天气寒冷,近期工作强度加大时,还应坚持佩戴腰围,起到预防作用,防止病情恶化。腰椎间盘突出的患者佩戴的腰围,一般选用皮质或人造革制成,腰围的长度与患者腰围相符,正中要宽些,约 20 cm,在中间,也就是腰椎的后部,内置 4～6 块长 20 cm,宽 2 cm 的钢片或竹板垂直支撑。两端也就是胁肋与髂骨上棘之间及腹部位置,宽度为 10～15 cm,可稍软,整个腰围外,穿一条普通腰带加固,可使患者使用方便。这样既限制了活动度较大的运动,又不影响患者的适当活动。

(五)做好妊娠期和哺乳期的卫生保健

据报道,妇女在妊娠期和哺乳期由于内分泌的改变,下腰部和骨盆的肌肉、关节囊和韧带松弛,下腰椎负荷增大,腰椎间盘内压升高,稍有不慎即可发生腰椎间盘突出症。女性医护工作者在妊娠期及哺乳期,应做好保健工作,避免过度劳累,以及从事较大强度的劳动。采取适当姿势活动,尽量减少腰部负荷,如抱小孩、拿物品时,应尽量靠近自己的身体。亦可通过适度的腰部按摩,增加局部血液循环,减轻腰部负荷。对于工作强度较大的科室,如急诊室、ICU 等,可考虑将妊娠期护士暂时调离,减少较大强度的劳动对于腰部的刺激。孕后应将体重控制在标准范围内,因过于肥胖会增加腰部肌肉及脊柱的负担,诱发椎间盘突出。

(六)避免温差刺激

冬夏季,病房室内外温差较大。护理工作者很容易受到较大温差的刺激。特别是冬季,室内外温差可达 20 ℃ 以上,较大的温差对局部腰肌、脊柱会产生较强刺激,影响局部组织新陈代谢率,增大腰椎间盘突出症的发病率。对于曾患腰椎间盘突出症的护士,更应注意自我保护,防止复发。冬季,护士离开病房时,要注意自我保暖,降低温差刺激。夏季,室内温度不宜过低,最佳的室内外温差是 5 ℃ 左右,并避免空调冷空气直吹腰部,刺激腰肌。

(七)养成良好的生活、饮食习惯

患病医护人员应建立良好的生活习惯,去除生活中的诱发因素,预防腰椎间盘突出症的发生。提倡卧硬板床休息,并注意床垫的厚度适宜,睡眠时,枕头高度以压缩后与自己拳头相当或略低为宜,翻身时尽量不扭转躯体,仰卧时,两膝间垫一小枕。晨起前,先活动腰部,避免迅速坐起损伤腰肌。在从事家务劳动时,也应注意避免长时间弯腰的活动,减少弯腰的次数。持重物不得超过5 kg,高处取物时保持身体直立,严禁后仰。可适当改变家居设施减少腰部负荷,如抬高灶台、水池的高度等。

在日常生活中,还应注意多食富含钙、铁、锌的食物,如牛奶、菠菜、番茄、骨头汤等。亦应增加机体内蛋白质的摄入量,因其是形成骨骼、肌肉、韧带不可缺少的成分之一。富含蛋白质的食物有:猪肉、鸡肉、牛肉、肝、鱼、鸡蛋、豆制品等。B 族维生素是神经活动时需要的营养素,可缓解疼痛,解除肌肉疲劳,亦要多食。粗粮、花生、芝麻等食品均含有丰富的 B 族维生素。维生素 C 是组成结缔组织以及椎间盘纤维环的主要成分之一,增加其摄入量,可延缓椎间盘的退变。富含维生素 C 的食物有红薯、马铃薯、青椒、油菜、芹菜、菜花、草莓、番茄、柠檬、橘子等。维生素 E 可扩张血管、促进血流,消除肌肉紧张,在一定程度上,亦能起到预防椎间盘突出的作用。花生米、芝麻、杏仁等均含有丰富的维生素 E。对于曾患有腰椎间盘突出症的医护人员应忌食寒冷食品,少吃煎炸油腻的食物,防止血液黏稠。年龄较大的护士,可通过补钙保健品,如壮骨粉、葡萄糖酸钙等,来提高机体的含钙量,预防腰椎间盘突出症的发生。

(八)注意环境保护——避免有害气体刺激

工作中尽量避免接触烟雾等刺激性气体。如无法避免,亦应做好自我防护,如戴好口罩、防护用具等。

(九)预防复发

对于曾患有腰椎间盘突出症的医护人员在日常生活中,应选择适宜的功能锻炼方式,加强腰背肌的收缩力,预防该病的再次复发。

可选择弯腰双手探地的功能锻炼方式,该法可促使神经根伸长,松解粘连,缓冲张力,解除肌肉的痉挛和疼痛。并使腰椎两侧的肌肉、韧带得到对称、协调、平衡的锻炼,有助于功能恢复。活动的强度及幅度因人而异,以不超过腰肌、脊柱活动的限度为宜。但该法对于椎间盘突出物巨大或骨化、椎管狭窄、侧隐窝骨性狭窄以及活动时疼痛较剧烈者不适宜。介绍几种腰背肌群的功能锻炼操,以供参考。

(1)俯卧撑运动　患者俯卧,手掌和足尖着地,上肢伸直使身体抬起;屈肘,胸腹部贴地,上肢再伸直抬起身体,如此反复。

(2)背伸肌运动　俯卧,上肢、头颈、背部及下肢尽力后伸,仅腹部着床呈一弓形。可与俯卧撑运动配合,同时练习。

(3)腰部运动　两腿直立,两脚分开约半步,双手叉腰,手掌向外,双臂从胸前尽力上举,也可向前或左右侧弯各做6~7次。

(4)腹肌运动　仰卧,双手抱枕部,用腹肌力量坐起,后躺下,下肢始终着地。不能坐起时,将双手向前平伸后坐起。

（5）慢步行走　挺胸、伸腰,慢步行走 1～2 km。运动时,量力而行,不可勉强,以免损伤腰肌,导致复发。

第二节　下肢静脉曲张及防护

下肢静脉曲张是指下肢浅静脉系统处于伸长、蜿蜒、迂曲状态,通常发生在大隐静脉或小隐静脉及其属支,是我国最常见的静脉病,也是临床医护工作者常见的职业病之一。该病如治疗不当或治疗不彻底易导致小腿静脉溃疡,或血栓栓塞,引发严重后果。

一、病因

（一）长久站立

临床医护工作者由于工作性质的原因,站立时间较久,导致下肢静脉血液回流受阻,静脉持久扩张,静脉壁压力持续增加,使静脉壁和瓣膜均遭受不同程度的损害。损伤积累到一定程度,即会导致瓣膜闭锁不全和静脉壁膨出,发生下肢静脉曲张。特别是手术室医护人员、经常进行手术的外科医生、120 急救中心的医护人员、工作年限较长的护士,大部分会有不同程度的下肢静脉损伤。

（二）下肢负重增加

上述科室医护人员因日常工作的强度较大,下肢承受的负重亦较多。随着下肢承受负重的增加,下肢肌肉、血管所受损伤亦会增加。损伤积累会影响下肢肌肉的收缩性,亦会降低静脉血管的弹性,进而阻碍下肢静脉血液回流,增大下肢静脉血液淤积的程度。正常情况下,静脉血液本身由于重力作用,对瓣膜会产生一定压力,但不会损伤瓣膜。如若静脉血液淤积时间过久,静脉压力持续增加,会严重损伤瓣膜导致静脉曲张的发生。

（三）妊娠

临床护理工作者在妊娠期间较易发生下肢静脉曲张。妊娠期,由于体内内分泌的改变,会使静脉扩张,瓣膜不能覆盖静脉。随着妊娠月份的增加,体重增加,血容量增多。进一步加重了下肢负荷和下肢静脉壁的压力。同时随着腹压的增加,下肢静脉血液回流受阻。诸多致病诱因的存在,增加了临床护士在妊娠期间发生下肢静脉曲张的危险性。

（四）深静脉血栓栓塞

患有深静脉血栓栓塞的医护人员更容易发生下肢静脉曲张。因深静脉血栓栓塞使较多血液积存于浅静脉,增加了浅静脉壁的负荷,该负荷超过一定限度,即导致浅静脉膨出、曲张。

（五）腹压增加

腹压增加会阻碍下肢静脉血液回流,增加下肢静脉壁的压力。医护工作者若长期维持同一姿势工作,如值班护士和医生长期坐位,会增加腹压,导致下肢静脉曲张的发生。患有慢性呼吸道疾患的医护人员,因长期剧烈频繁的咳嗽,腹压持续增加,外加下肢负荷过重,使其更易发生下肢静脉曲张。

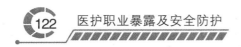

（六）遗传因素

有阳性家族史的医护人员较易发生下肢静脉曲张。有关调查分析表明,下肢静脉曲张为单基因遗传。特殊体质,外加护理工作者工作环境中存在诸多诱发因素,提高了有阳性家族史的护士发生下肢静脉曲张的概率。

（七）先天性浅静脉壁薄弱或瓣膜关闭不全

据报道,患有先天性下肢静脉血管异常的医护工作者,其下肢静脉曲张的发病率远高于一般医护人员,而且发病年龄较轻。静脉瓣膜发育不良或缺失,不能使大隐静脉血液正常回流。而浅静脉壁先天性薄弱又无法承受血液对其长时间的压迫,进而发生下肢静脉曲张。

二、病理生理

（一）曲张静脉的变化

初期,静脉内压力增高,管腔轻度扩张,黏膜下组织(主要在肌层)增生,形成厚而容易压瘪的圆形管道。中期,静脉扩张和迂曲更为明显。管壁开始萎缩,并有退行性改变。晚期静脉管腔进一步扩大,严重曲张,呈蚯蚓状或串珠样,甚至呈瘤状。

（二）血流动力学变化

当静脉曲张时,血液回流缓慢和静脉压力升高,影响毛细血管血液的流出,引起组织水肿。而当交通支瓣膜薄弱或功能不全时,深静脉血液向浅静脉逆流,使浅静脉瘀血,出现相应并发症。

三、临床表现

下肢静脉曲张常发生于大隐静脉与小隐静脉,以大隐静脉曲张为常见。

（一）下肢浅静脉曲张

浅静脉曲张多发生于双侧下肢,亦可发生于单侧下肢。较为肥胖的患者,往往患肢曲张静脉隐而不显;较瘦的患者,可见患肢浅静脉扩张、迂曲、隆起,严重者扭曲成团块状,站立时曲张静脉更为明显,当平卧抬高患肢时曲张浅静脉瘪陷。大隐静脉受累时,曲张静脉分布于下肢内侧面,或延伸至患肢的前、后面。小隐静脉受累时,曲张静脉分布于小腿的后面,可延伸到外踝和足背。

（二）患肢酸胀和疼痛

由于下肢静脉曲张,静脉瘀血,静脉压力进一步增高。随着病情的加重,患者多有患肢酸胀感或胀痛,易疲劳,多发生于久站时。当平卧抬高肢体后,酸胀感迅速消失。

（三）患肢肿胀

单纯性原发性下肢静脉曲张一般无患肢肿胀,当伴有踝交通支瓣膜功能不全或深静脉瓣膜功能不全时,足踝部及小腿可出现不同程度的肿胀,深静脉瓣膜功能越差,患肢肿胀越明显。如淋巴管受累,同时并发淋巴水肿,则患肢肿胀更为明显。

四、诊断

根据临床实践总结诊断标准如下:

1)有长期站立及能够导致腹内压增高的病史(妊娠及盆腔肿瘤史、慢性支气管炎、习惯性便秘等),有下肢静脉曲张的家族病史。

2）下肢静脉明显迂曲扩张,站立时更为明显;常伴有血栓性浅静脉炎,至晚期可发生足靴区皮肤色素沉着、纤维化、溃疡等。

3）深静脉畅通试验示深静脉畅通。

4）超声多普勒检查显示大隐静脉瓣膜功能不全,或同时伴有深静脉瓣膜功能不全。

5）静脉造影显示大隐静脉迂曲扩张、瓣膜功能不全,或同时伴有深静脉瓣膜功能不全。

6）排除其他静脉性疾病。

五、职业暴露防护

（一）避免长期站立,适当活动以促进血液循环

学习要点:
下肢静脉曲张职业暴露的防护措施。

为了预防下肢静脉曲张的发生,在站立过程中,患病医护人员避免长时间保持同一姿势,适当、轻微的活动,有助于促进下肢血液循环,减轻下肢静脉瓣膜承受的压力。站立时,可让双腿轮流支撑身体重量,并可适当做踮起脚跟动作,促进小腿肌肉收缩,减少静脉血液淤积。提倡在工作间歇期,做工作体操,如双腿上下摆动或夹蹬练习。并要充分活动踝关节,消除腓肠肌的疲劳,使其有效发挥泵作用,减轻浅静脉压力。亦提倡做下肢运动操。具体方法:平卧位或坐位,将下肢伸直后屈曲、屈曲后伸直,重复10次;踝关节做伸直、屈曲,重复10次,跖关节做伸直、屈曲,重复10次。两下肢同时或交替进行均可,每日做3~5遍。

（二）防止腹腔内压长期升高

腹腔内压升高可以影响下肢静脉血液回流,引起下肢静脉内压升高,增加静脉瓣膜负担或使静脉瓣膜破坏。因此,患病医护人员在日常工作和生活中,要做好自我保健工作,积极预防能够导致腹腔内压增高的慢性疾病的发生。相关的慢性疾病若有发生,应及早和彻底治疗,防止病情迁延,诱发下肢静脉曲张。同时,工作中避免久坐或长期维持同一姿势站立,避免导致腹腔内压升高。工作之余,应注意腹部及腰部的锻炼,适当变换身体姿势,降低腹腔内压。并可常做深呼吸动作,减轻腹腔内压,促进骨盆血液回流,减轻腿部血液淤积。

（三）抬高下肢——促进下肢静脉血液回流

患病医护人员在休息时应尽量抬高下肢,并配合自我按摩,促进下肢血液回流。睡觉时,可在小腿部垫一小枕,使下肢抬高15°~20°,减轻下肢肿胀及预防小腿溃疡的发生。并可于睡前用热水擦洗下肢,促进下肢血液循环,如果用赤芍、牡丹皮、桃仁、红花等煎汤熏洗擦揉,效果更好。

（四）穿弹力袜或捆绑弹力绷带

该法可以发挥小腿的肌肉“泵”作用,促进下肢血液回流,减轻或消除肢体沉重、疲劳感。可在早晨上班前穿戴上,睡觉前脱下。捆绑弹力绷带时,应先将腿脚垫高,从踝部向上捆扎,松紧适宜。对于手术室的医护人员,更适宜使用该法预防下肢静脉曲张的发生。尤其注意在穿戴弹力袜之前,应将双下肢抬高,减少浅表静脉血,提高预防效果。

（五）预防外伤

除上述各项预防措施外,还应注意保护下肢皮肤。长久站立工作,使下肢负重增加,局部血液循环不畅,使下肢血管、肌肉及皮肤营养不良。如若皮肤破损,极易感染皮下组织及血管,破坏血管正常结构,增加了发生下肢静脉曲张的危险性。

(六)注意锻炼,强身健体

经常参加体育锻炼,提高身体素质。适当的体育锻炼可以促进周身血液循环,使下肢静脉营养充足,增强静脉壁弹性,提高静脉回血功能,预防下肢静脉曲张的发生。其中游泳是防治静脉曲张的最佳运动方式。因游泳时,机体压力得到减轻,而水的压力则有助于增强血管弹性。亦提倡每日坚持快速步行锻炼,每次 15 min,每日可步行 4～5 次。快速步行时,可充分锻炼腓肠肌,使其收缩加强,挤压静脉血液回流,减少血液淤积,并使血管壁的新陈代谢增强,有利于血管维持弹性,保持正常结构和功能。特别是对于患有先天性下肢静脉异常的医护人员,更应通过加强身体锻炼来弥补先天不足,增强局部血管壁的弹性,以及下肢肌肉的收缩力,预防下肢静脉曲张的发生。

(七)注意孕期及哺乳期保健

女性医护人员在怀孕期间,由于腹压增大,下肢静脉回流不畅,较平时更易发生下肢静脉曲张,因此,要注意采取适当措施促进下肢血液循环,降低静脉曲张的发生率。不宜久坐,可适当在室内或室外散步,并建议用热水擦揉下肢。并可用适当力度,自下而上按摩下肢,双腿交替,不得逆向按摩,持续按摩 10 min,每天 1～2 次。

如在妊娠期已发生下肢静脉曲张,程度较轻者可使用弹力袜来预防该病的进一步发展。一般使用的压力为 20～30 mmHg(2.6～4 kPa)。如静脉曲张没有发展到大腿,通常于膝关节以下使用,即可达到满意的预防及治疗效果。同时亦应注意,分娩后体重多会有所增加,此时,应注意锻炼,将体重控制在正常范围内,避免过度肥胖。因为过度肥胖不但影响血液回流,还会增加双腿、双脚的压力。据有关报道,肥胖者比体重正常者更容易发生下肢静脉曲张。

(八)加强腿部运动

在日常生活中,应注意加强腿部锻炼,尤其要注意锻炼小腿肌肉。因为小腿肌肉是个辅助血泵,帮助静脉把血液泵回心脏,可预防静脉曲张的发生。如已发生下肢静脉曲张,亦可通过增强肌肉收缩力,提高下肢静脉壁的弹性,减慢静脉曲张的发展。患病医护人员可选择骑脚踏车、步行和游泳等方式来强化小腿肌肉。活动方式、方法及强度要适宜,根据个人自身情况选择。不提倡进行剧烈运动,如长距离快跑,这会增加下肢的负重,不能起到很好地锻炼腿部肌肉的作用。提倡每天坚持做仰卧屈腿、仰卧伸腿等简单动作,锻炼下肢肌肉。该方法简单,不需要辅助器械,同时活动强度不大,一般不会导致下肢超负荷运动。长期坚持,会有明显效果。也可定期做向心性按摩,减轻下肢肌肉的疲劳,促进血液回流。该方法需要由专业的按摩师来实施。另外,在介绍一种运动操,以供参考。具体方法。

1)站立位,两脚并拢。双手叉腰,提踵,下蹲,重复 10～15 次,自然呼吸,练习节奏由慢至快,重复次数逐渐递增。

2)站立位,双脚并拢。单腿屈膝抬高,双手胸前抱膝,双侧各重复 10～15 次自然呼吸。

3)站立位,两脚并拢。挺胸,双手叉腰,双脚交替向前做踢腿运动,各重复 10～15 次,自然呼吸。

4)站立位,两脚并拢。双手屈肘与腰同高,掌心向下,双脚交替上抬,两膝力求触及掌心(上身不可后仰),两侧各重复 10～15 次,自然呼吸。

5)站立位,两脚并拢。双手扶椅背或物体,用双脚尖支撑身体做上下踮动。重复 10～15 次,自然呼吸。

6)两脚并立,挺胸,两上肢向上伸直,上身前屈,两手指触地 4 次,然后还原,重复 5～8 次,自然呼吸。

7)两腿自然站立,高抬腿来回走动 1~2 min,同时,两臂交替向前、向后做画圈动作。自然呼吸。医护人员根据自身具体情况练习该运动操,以不超过机体下肢运动负荷为宜。可连续练习各个步骤,也可单独练习其中一个步骤。长期坚持,可增加下肢肌肉抵抗力,预防下肢静脉曲张的发生。

(九)采用适当工作方法,降低下肢负荷

要正确地运用人体力学的原理来指导工作,在搬运重物时、物品移动时或当拉动和移动重物或患者时,尽量用全身转动,避免用躯干转动,以免不均等的肌肉张力造成正常的重力线的改变。科学地收缩和放松肌肉。同时,医院的职能部门(如护理部和医务科),要开展全面的和互动的员工培训,如培训员工理解和熟悉有关患者提举和搬运的政策和制度,对新员工和轮转实习员工均要进行轮训。做好搬运重物的培训教育,教会他们应用力学原理去完成工作,并学会主动休息,生活作息有规律,夜班或较大工作量后,应及时休息,不应是感觉劳累后休息。并提倡护士重视自我保健意识的养成或不断提高。

(十)养成良好的生活和饮食习惯

患病医护人员在日常生活中,应注意自我保护,养成良好的生活和饮食习惯,提高机体抵抗力,预防下肢静脉曲张的发生。如冬季注意保暖,避免冷水刺激下肢。上下班期间,注意膝部保暖等。多食芹菜等高纤维的蔬菜和水果,以降低血液黏稠度。亦提倡多食具有清热利湿、活血化瘀功效的清淡食品,如丝瓜、苦瓜、冬瓜、黄瓜、西红柿、白菜、白萝卜、鸭肉、鹅肉等。介绍一种饮食调理法,以供参考。具体方法:薏苡仁 50 g,赤小豆 50 g,煮粥,1 次/d,可起到良好的预防和治疗作用。如已发生轻度的下肢静脉曲张,应尽量少食辛辣刺激性食品,如羊肉、辣椒等食品。

(十一)增强血管张力

可通过坚持做血管保健操,增强血管张力,降低下肢静脉曲张发生的概率。如已发生静脉曲张病变,亦可通过锻炼,改善病理过程,延缓静脉曲张的发展。因此,再介绍几种保健操,以供参考。

(1)取坐姿,双下肢伸直,用双手对下肢由下而上,反复进行拍打,力量以能耐受为宜,每次 15 min,每日数次。长期坚持,可有明显疗效。

(2)护理工作者可于每日晨起和晚睡前取仰卧位,双下肢抬高 3~5 min 后取坐姿,双下肢下垂 15 min,重复 2 次。长期坚持即可增强血管张力。

(3)该运动操共分为 10 节。

1)膝伸屈运动:取仰卧位,双腿绷直,双手掌心朝上枕于头下。双腿膝关节依次微抬起,放下,做屈张练习。左右腿分别各做 6~8 次。

2)抬腿运动:取仰卧位,双腿绷直,双手掌心朝上枕于头下。双腿并拢,依次抬起成45°,各进行 4~5 次。

3)分腿运动:取仰卧位,双腿绷直,双手掌心朝上枕于头下。在缓缓吸气的同时,尽可能地向两侧分腿。呼气,并拢双腿。反复 4~6 次。弯曲双腿,膝盖尽可能分向两侧,后再并拢,伸直双腿,回复为准备动作。如此进行 6~8 次。

4)腿上运动:取仰卧位,双腿绷直,双手置于身体两侧。举起右腿,于空中停留数秒后,放下。左腿重复,交替进行 4~6 次。

5)摆动腿运动:取仰卧位,双手掌心朝上枕于头下。双腿绷直,依次上举,左右摆动;抬起双腿,前后摆动。各进行 4~5 次。

6)侧分腿运动:取仰卧位,双手掌心朝上枕于头下。双腿绷直,左右依次最大幅度的侧分腿,腿

勿抬起,各进行4~6次。

7）腿侧圆周运动:取仰卧位,双手掌心朝上枕于头下,双腿绷直。抬左腿,于空中做圆周运动,后抬右腿,同上。做8~10次。

8）侧抬腿运动:取右侧位,右手枕于头下,左臂沿躯干伸展,左腿伸直,向上抬起6~8次。再取左侧位,重复动作。

9）膝侧后摆运动:取左侧位,左手枕于头下,右臂沿躯干伸展。右腿弯曲,膝盖向腹部贴近,后再伸直,用力后摆,如此反复6~8次。身体转取右侧位,重复上述动作。

10）侧踢腿运动:取左侧卧位,右腿伸直,用力前踢,再用力后摆,身体弯曲,如此反复6~8次。反方向换腿,重复动作。以上运动,每日练习1~2次,完成后取仰卧位,将手置于腹部,深吸气收腹,呼气放松,反复进行2~4次。长期坚持,可取得明显疗效。

（十二）定期体检

患病医护人员应注意定期体检,以及早发现病症,早期治疗。对于已发生下肢静脉曲张的护士,更应注意定期检查,及早采取防护措施,防止病情迅速发展及并发症的发生。

（李晓莉）

思考题

1. 简述腰椎间盘突出职业暴露的防护措施。
2. 简述下肢静脉曲张职业暴露的防护措施。

第七章　心理社会性职业暴露及防护

▆▆▆▆▆▆ 学习目标 ▆▆▆▆▆▆

　　1.知识目标　①掌握:避免行为及语言伤害的方法;发生行为及语言伤害发生后能采取的有效处理方式;医护人员心理卫生问题的控制与干预。②熟悉:行为及语言伤害的成因及行为及不良行为和语言容易造成的伤害;如何避免医院职场冷暴力且学会防护。③了解:医护人员的各类心理卫生问题的概念、因素、表现;医院职场冷暴力起因分析;医院职场冷暴力的表现。
　　2.能力目标　能根据工作中遇到的行为以及语言伤害的类型,运用有效的方式进行预防以及处理;能识别各类医护人员的心理问题,并能运用有效方法进行干预和控制;具备防范医院职场冷暴力的能力。
　　3.素养目标　提高医护人员关注职场心理健康的意识;能识别各类医护人员心理卫生问题,并提高医护人员的自我防护意识。

　　与劳动者心理、社会功能相关的非物理、化学、生物性的职业有害因素,称为职业性心理社会因素。职业性心理社会因素在生产劳动过程中广泛存在,直接或间接地影响人们的职业健康,引起心理社会性损害。职业性心理社会因素作用的方式、刺激量的大小、作用时间的长短以及同时存在的其他因素,共同决定了心理社会性损害的性质和程度。

　　医护人员执业中的心理社会性因素主要有:行为及语言伤害、职业倦态、护患冲突等。新的医学模式和整体护理观使医护人员工作的时间和空间范围明显扩大,从重视疾病的治疗护理扩展为全面重视生物、心理、社会因素对健康的影响,从患者疾病的治疗和护理扩展到健康人的预防保健,从个人的疾病防护理发展到家庭和集体场所的健康教育和健康促进。工作范围扩展以后,医疗护理工作环境进一步复杂化,医护人员执业过程中潜在的职业性心理社会因素在增多。明确认识医护人员执业中有害的心理社会因素及其造成的损害,是医护人员职业防护中不可忽视的问题。

第一节　行为及语言伤害

　　近年来,关于医护人员在执业过程中遭遇辱骂甚至殴打的报道屡屡见诸报端,有些伤害后果严重,以至危及其生命安全。不安全的工作环境,必然会影响医疗护理人员的身心健康。

　　医护人员职业性有害因素中的行为及语言伤害,是指医疗护理人员在执业过程中遭受的直接的或间接性的、威胁性的语言攻击和行为伤害。伤害的来源包括治疗护理对象、陪护人员、媒体、同事、上级主管部门等。其中,患者及家属最为主要,可以表现为辱骂、中伤、躯体伤害或工作骚扰等多种形式,且多是出于故意。行为及语言伤害的极端表现形式是暴力行为,可造成严重的后果甚至危及生命。

语言伤害是一种言语行为,其主要表现是运用口头或肢体语言对他人进行侮辱,甚至造谣中伤等。语言伤害是日常生活中的常见伤害行为,有的是故意的,有的是无意的。语言伤害作为一种"软暴力",对医疗护理人员的身心健康有着持久而重要的影响。

行为伤害则是指采用具体的动作行为对护理人员进行身体上的攻击,包括暴力攻击或性骚扰等。与语言伤害相比,行为伤害的后果更为直接可见。

一、行为及语言伤害的成因

行为及语言伤害发生的原因较为复杂,是社会生活领域的矛盾在卫生服务中的反映,体现在医疗护理人员、患者及家属、其他医务人员及社会体制等几个方面。

> **学习要点:**
> 医护人员行为及语言伤害的成因及防护。

(一)患者及家属方面的原因

1. 就医过程成为大多数患者及家属的应激源　我国目前处于经济发展初级阶段,卫生资源极为有限,且分布不合理。大量卫生资源集中在大、中城市,广大农村地区卫生资源仍然相对短缺。城市中的卫生资源则集中在规模较大医院,广大的社区卫生服务覆盖严重不足。卫生资源分布的不合理,导致人们就医过程非常曲折,"看病贵、看病难"现象显而易见。有时患者几经周折来到医院,还可能由于床位紧张等原因不能得到及时诊治,患者及家属的不满情绪积聚,容易将怨气发泄到首先接触的护理人员身上,轻则言语不敬或谩骂,重则出现激烈的行为伤害。

虽然医疗卫生服务本质上是政府提供给国民的一项福利,应具备基本的公平性和覆盖面,但近年来我国卫生服务的社会性下降。根据国务院发展研究中心和世界卫生组织"中国医疗卫生体制改革"合作课题组公布的课题报告,"改革开放以来,中国的医疗卫生体制发生了很大变化,在某些方面也取得了进展,但暴露的问题更为严重。"例如,医院财政拨款不足造成的经费自筹、设备折旧及引进、药品销售层层加价等,使得医疗费用上涨较快,其中一大部分转嫁到了患者身上,导致医疗消费成为我国居民的巨大负担。尤其在广大的农村地区,因病致贫、因病返贫的例子比比皆是。低收入者得不到起码的医疗保障,就医时个人的付费比例也过大,造成患者及家属沉重的物质和精神负担,容易出现过激的言行。

2. 患者及家属卫生常识的缺乏和维权意识的增强

(1)卫生知识缺乏,护患沟通不良　受社会经济发展水平、教育程度等许多因素的影响,我国的卫生知识普及程度还相对较低,人们多数缺乏卫生常识,对疾病的诊疗、护理等各项操作不能很好地理解和配合,容易与医疗护理人员发生冲突。一项对于某城市社区卫生服务需求的调查中,居民前5位的需求有指导保健、普及卫生知识、指导就医等,说明在卫生资源相对丰富、文化水平较高的城市社区,居民也缺乏卫生保健知识和就医常识。另一项调查显示,对于常见传染病的预防接种等卫生常识,我国城市中的厂矿职工掌握的人尚不到半数。因而广大的农村地区,尤其是偏远的山区和文化教育欠发达的地区,情况将更令人担忧。这种现状,不利于疾病的预防和康复,就医时也给医患或护患沟通带来了困难,容易产生不愉快以至发生纠纷,导致伤害行为。

(2)患者维权意识不断提高　随着人民群众文化及生活水平的提高,维权意识不断增强,在社会生活中非常强调自己的权益。就医过程中,患者的社会角色发生转变,形成新的权利的同时,也增加了相应的义务。角色的突然转变,可能造成某些患者角色适应不良,对自己新的权利义务认识不清或不能完全遵守。期望疾病恢复的本能愿望占据了主要位置,关注自身权利的同时,往往忽视了应尽的义务。医疗护理人员是临床上督促患者遵守规章制度的主要力量,在催缴欠费、制止不合适的探视、完成实习带教任务时,很容易涉及患者及家属容易忽视或认识不清的权利义务,产生冲突。

3.患者的心理需要得不到满足 人的心理需要是多种多样、各不相同的。进入患者角色以后,心理需要有一些共性的变化。如果这种需要持续得不到满足,就可能积聚对医院和医护人员的不满情绪,引发伤害行为。

(1)安全的需要增强 患者离开熟悉的家庭和亲人,进入医院的陌生环境,接触陌生的医护人员和病友,很容易产生孤独、不安的感觉,对于安全的需要增强。与此同时,某些患者及家属认为,进入医院就应该病情一天天变好,对于疾病恢复过程中的病情反复甚至加重尤其不能接受,并可能因此产生极度的不安全感。

(2)尊重和重视的需要 患病以后,人的自尊心有病态性增强的现象,同时注意力从外界环境迅速转移到自身的感受,对别人的言语行为变得特别敏感。医疗护理人员的某些行为稍有不当,或者本属无意,均可能引起患者自尊心受伤的感觉,导致对医疗护理人员的不信任和敌意。

(3)知情需要的增加 一方面,患者希望详细了解自己的病情,及早接受治疗,尽快恢复。而医疗资源的有限性,却需要患者较长时间的等待检查和治疗,与其愿望发生冲突。另一方面,患者及家属更希望医护人员能做出疾病恢复程度的保证,对预后情况、医药费用开支等情况在入院时就做出明确的答复。但良好的愿望并不符合疾病和健康发展的客观规律,随着住院时间的延长,患者及家属得不到承诺的失落感逐步增强,归咎的对象往往是医护人员。

4.由疾病所致的心理及情绪反应异常

(1)焦虑反应 作为社会人,每一个人的社会角色均有一定的延续性。特定的社会角色,需要承担特定的责任和义务。患病住院,打破了人们社会角色的连续,造成工作和生活的突然改变,这对于每一个人来说,均是一次较大的冲击。患病住院期间,患者的焦虑反应集中而强烈,可能影响到正常的思考和行为。例如与熟悉的环境分别所引起的分离性焦虑;对疾病的认识不足、渴望尽快恢复等所产生的期待性焦虑;手术患者还会产生术前和术后的焦虑情绪。

(2)患者的情绪不稳定 临床上,患者受到病痛折磨的同时,还要承受经济拮据引起的心情低落、康复时限较长所致的失望等多种负面事件的影响,往往出现情绪的不稳定,遇事容易激动,为一点小事就可能大发雷霆。医疗护理人员对各种检查、治疗、护理措施负有事前说明解释、事后照顾护理的责任,在患者疾病越是严重的时候,情绪的不稳定现象出现越频繁,医护人员越容易成为不良情绪的发泄对象。

(二)医疗护理人员方面的原因

1.医疗护理人员自我防护意识和能力薄弱 许多调查显示,我国医疗护理人员普遍存在职业防护意识淡薄的问题,自我防护能力不强。受学校教育、医院制度及自身因素的影响,医疗护理人员的自我防护与职业要求相比,有一定的差距,易成为受害者。

(1)防护意识差 临床医学教育和护理教育过程的忽视,医院对护理职业危害不重视,共同形成了医疗护理职业防护的真空地带,导致目前医疗护理人员防护意识较差。

1)医疗护理教育工作中职业防护意识的培养力度不够:职业危害重在预防,而预防的关键在于安全意识的培养。良好的学校教育,对于培养医疗护理人员的职业防护意识、正确运用防护措施、处理防护危害等,有着不可替代的作用。但可惜的是,目前为止,我国护理教育体系中尚无职业防护课程。有的医学院校虽然设有专题讲座,但没有系统深入地讲授职业防护知识。有的学校的学生毕业时根本不知道职业防护这个名词。陈炼红曾对湖南省17所学校的调查显示,88.2%的学校没有开展医护职业防护教育。从社会层面上看,职业防护是一个系统的工程,学校教育是这个工程的第一阶段。临床医学和护理教育中职业防护培养不到位,造成医护人员防护意识淡薄,直接影响了整个系统防护工作的开展。

2)医院对医疗护理职业防护重视及支持不够:调查显示,目前我国医院的医护岗前培训中,很少有单位将职业防护列入其中;医院感染控制制度对仪器、物品的消毒进行了明确规定,而对于医疗护理人员频繁接触的紫外线损伤的防护却未作详细说明。由于重视不够,医院的医疗护理职业防护设施购置不全,影响了防护工作的开展。

(2)防护能力差 防护能力差主要表现在以下几个方面。

1)法律知识不健全,有效运用法律手段维护自身合法权益的能力差。医疗护理操作涉及患者及家属的多项权利,可能产生相应的法律事实,引起医疗护理人员与患者之间法律关系的产生、变化和消失。同时,医疗护理工作面临的社会关系比较复杂,潜在的冲突隐患多。但医护人员在校学习及工作期间,未接受系统的相关法律教育,法律知识欠缺。即使偶尔接触有限的法律常识,对处理复杂的护患纠纷也帮助甚少。因此,面临法律问题时,往往手足无措。

2)运用法律知识维护合法权益的能力差。受传统观念的影响,很多医护人员认为对簿公堂并不光彩,所以遇事宁可自己吃亏,也不愿拿起法律武器捍卫自己的权利。遭遇了行为及语言伤害,处理方式多是大事化小、小事化了,最后不了了之。法律知识缺乏,维权意识薄弱,加上工作繁忙,使医护人员中少有人合理运用法律武器保护自己。

3)医护人员中女性为主的性别特征,也使护理人员防护能力较差,易遭受行为及语言伤害 社会生活中,女性作为体能上的弱势群体,是很多伤害行为的对象,例如暴力攻击、性骚扰等的受害者中,女性占多数。特别是护理工作环境的进一步扩大和复杂化,使护理人员置身于社会生活的大背景中,成为许多伤害行为的对象。

2.部分医护人员的知识和技术不能适应新的工作要求 当代医学科学的发展日新月异,临床医学和护理学科也进入了迅速发展的时期,出现了新的工作内容和要求。人们日益增长的卫生服务需要,也对医疗护理工作提出了更高的知识和技术服务目标。特别是护理人员,由于历史的原因,我国护理人员的总体学历偏低,知识层次以中专、大专为主,工作内容强调对医疗的配合,进修和继续教育学习的机会少,知识和技术更新困难。同时,部分护理人员满足于完成本职工作,忽视新知识、新技术的学习,对健康教育、心理护理等知识含量较高的工作不能完全胜任,对整体护理、护理程序等新理论理解不深刻,对一些新的护理理念和护理模式的问世不了解,在执行过程中流于形式,影响护理工作的开展,降低了服务质量。护理专业的发展滞后与人们的卫生服务需要发生矛盾,引起患者及家属对于护理工作、护理人员的不满,成为发生伤害的原因之一。

(三)医院工作人员的原因

生物医学模式向生物-心理-社会医学模式的转变,对整个医疗卫生服务系统提出了新的要求,医生、护士以及医技人员等均需要改变旧的角色,适应新的工作内容。医护关系也由传统的"主从型"转变为"并列-互补型",护理人员从单纯的执行医嘱过渡到主动运用护理程序评估诊断病情、制定独立的护理计划并实施。这是对传统医护关系的一种挑战,护理人员需要适应新的工作内容和要求,医疗人员也要彻底改变对护理工作、护理人员的不良认识,相互之间重新建立交流信息、协作补充的关系。但仍有部分医疗人员心中的"主从型"医护关系根深蒂固,对新的医学模式认识不深刻,对护理人员承担的新的工作不理解,因此,在行动上不支持、不配合,甚至冷嘲热讽、言语相讥,造成护理人员的身心伤害。

(四)社会及卫生体制的原因

我国目前进行的改革是一个除旧布新的社会变革过程,影响到每个人的工作、生活,必然会产生心理震荡,引起一些矛盾和冲突,暴力冲突事件可能暂时性增多,医护人员站在救护工作的前沿,也承受着遭遇更多伤害的危险。例如,护理人员的社会地位低,接触的强势群体对护理工作不理解、不尊重时,容易遭遇伤害。护理工作体力和脑力劳动并重,工作环境存在众多不良的刺激,传统上依附于医疗事业的发展,造成社会上认为护理的专业性不高、不尊重护理人员的现象。

正在进行的医疗卫生体制改革,将医院推向市场,带来了新的经营理念、服务方式,也产生了新的问题。很多医院的科室在市场竞争中追逐经济利益的最大化,千方百计压缩开支,于是缩减护理编制成为某些短视者的选择。在职护理人员超负荷运转,过度的身心疲劳影响了工作表现,引起患者及家属的不满,也是行为及语言伤害的一个原因。

二、行为及语言伤害的预防

如前所述,医护人员的职业防护是一个社会层面上的系统工程,医疗护理人员遭受的行为及语言伤害是社会生活中多种因素共同作用的结果,这一问题的解决,也有赖于多方力量的共同参与。概括起来,要着重做好以下几方面的工作。

(一)医疗护理人员要从自身做起,减少发生行为及语言伤害的因素

1. 提高自身综合素质

1)患者住院后,最大的愿望和最根本的目标就是接受良好的治疗和护理,尽快恢复健康。部分患者由于不满意自己接受的服务而与医护人员发生冲突,其中有医护人员的客观因素、患者的主观因素,也有医护人员工作的原因。因此,预防职业中的行为及语言伤害,首先要从医护人员做起,提高服务质量。医护人员要加强心理学知识的学习,努力掌握各种疾病引起的心理变化,并在实践中总结本科室患者心理变化的规律,减少工作中发生冲突的机会。同时,要正确运用整体观念指导医疗护理实践,将患者看作生理、心理、社会、精神、文化的共同体,了解可能影响患者疾病和健康的心理社会因素,将潜在的冲突因素化解于发生之前。另外,要提高全体医护人员的技术操作水平,减少可能引起患者不良反应的操作,提高患者和家属对医疗护理工作的满意度。

2)新型医护关系的建立,需要护士、医生两方面的共同努力,护理人员更要对自身严格要求,在认识到自身可以发挥更大作用的同时,深刻了解护理队伍总体层次偏低的现状,努力提高自身素质。

2. 提高自我防护的意识和能力　护理人员是医护职业防护工作的主体,理应发挥其核心作用。虽然目前护理教育中缺乏系统的职业防护课程,护理人员仍要充分认识到职业中的危害因素,增强自身的防护意识和能力。

(二)加强医护职业防护教育

临床医学与护理教育工作者应进一步重视职业健康,在各个教育层次均积极开设医护职业防护课程。学校教育阶段的职业防护教育比较系统,对医护人员职业防护意识和能力的培养意义重大。我国的医护教育工作者要从完善学科体系的角度出发,积极开设职业防护课程,及早培养医护人员的职业防护意识和能力。医疗护理职业的危害因素也是在不断发展变化的。不同的社会生活条件下,医护人员遭遇的伤害类型不同。要求医疗护理教育能紧跟时代发展,定期组织集中的职业

防护培训,不断更新在职医护人员的职业防护知识。

(三)充分发挥医院及卫生行政主管部门的作用

医院和卫生行政主管部门是医护职业防护的主导力量,为防护工作提供物质和制度支持,营造良好的医疗护理工作环境和社会环境,对预防行为及语言伤害有重要的作用。

1. 正确认识医疗护理工作的价值,提高医护人员的待遇和社会地位　随着人类疾病谱的改变、社区护理的发展,护理人员在维护和促进人民健康工作中将发挥着越来越重要的作用。各级行政部门和医院管理层应充分认识医疗护理工作的价值,合理提高医疗护理人员的待遇和社会地位,让社会尊重医疗护理工作,尊重医疗护理人员,减少伤害事件的发生。

2. 重视医护职业防护工作　①职工是一个单位发展的基础,保护职工的职业健康,可以延长职业寿命。医院应本着人道主义的原则,站在单位可持续发展的高度,重新认识医护职业防护工作,重视对医疗护理人员的职业安全教育,加大防护设施的投入,支持受到行为及语言伤害的医护人员通过合法途径维护自身权益。医疗组织机构的重视和支持,是医护人员维护自身权益的强大精神动力,也有利于减少行为及语言伤害的发生。②科技在发展,社会在变革,国际交往和交流更加频繁而内容多样,这给人们的生活带来了巨大的变化,也产生了新的职业危害因素,比如传染病的迅速传播及重大突发性公共卫生事件等。

医护职业面临的危害因素在不断增多,需要各级行政部门和医院从制度上加强对职业防护的重视,将医护职业防护作为职工岗前培训和院内感染控制的重要内容,在平时的工作中,重视防护制度的落实,经常性地检查督促,帮助医护人员养成良好的职业防护意识和习惯。

(四)发挥媒体的舆论宣传作用

联合网络、报纸、杂志等多种传媒的力量,宣传普及卫生常识,减少人们保健和就医过程中不必要的曲折,增加对医护工作的理解和尊重,减少由于误解和冲动等原因导致的行为及语言伤害。

媒体应客观报道医疗护理服务过程,加大对医疗护理工作的正面宣传,使人们正确认识医疗护理事业。特别是护理事业,由于高等护理教育的断层,目前我国的护理事业与国际相比有一定差距,但历史原因造成的落后局面正在逐渐改变。媒体的宣传可以协助创造一个良好的社会舆论环境,增进人们对护理工作的理解和信任,促进护理事业的发展,同时有效减少针对护理人员的行为及语言伤害。

三、行为及语言伤害发生后的处理

行为及语言伤害一旦发生,各方面应本着分清是非、惩恶扬善的原则及时处理。对于受害人员和全体医护人员,一个及时、公正的处理结果至少能起到心理安慰的作用,增强执业安全感。而严厉惩治不法行为对于弘扬社会正气、建设法治社会有着积极的促进作用。

医护人员要敢于面对执业中的行为及语言伤害,勇于维护自身权利。遭遇伤害行为后,积极寻找合理合法的途径解决问题。

医院及卫生行政部门应认真对待医护人员遭遇的伤害事件,抛开传统的"怕打官司"的思想,尽力支持受害人员的维权行为。律师以及新闻舆论界可以通过声援、提供法律帮助等方式协助维护人们的正当权益,树立良好的社会风气。故意实施的伤害行为已经触犯了我国刑法,无论行为后果如何,都应承担刑事责任。根据我国刑法第二百三十四条的规定,故意伤害他人身体的,处 3 年以下有期徒刑、拘役或者管制。如果致人重伤或死亡,或手段特别残忍的,刑罚还要加重,最高可处死刑。司法部门应严肃处理,采取有力措施保证职业安全。

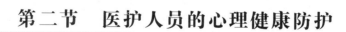

第二节　医护人员的心理健康防护

一、医护人员的心理卫生问题

（一）工作压力与健康

1.压力与工作压力源　19世纪后,自然科学的迅速发展为很多疾病的预防和治疗带来了福音,由生物性致病因子引起的疾病,如传染病、寄生虫病等被有效控制,然而非传染性、非生物源性疾病的发病率和死亡率却急剧上升。在全球经济发展的推动下,世界各国的疾病谱和死因谱进一步转变,身心疾病成为威胁人类健康的第一大类疾病,各种各样的压力则是导致身心疾病的重要原因。

压力,现代英语中一般用stress,是应激的同义词,指外界环境刺激的要求与个体的适应能力不相协调时引起的主观反应。心理压力是人体正常心理构成的一部分,适度的压力可以提高个体的觉醒水平,利于应对环境的变化,对健康有积极作用。但超限的压力对健康有消极作用。研究结果证实,现代人类的疾病一半以上与应激有关;高强度的持续性心理压力可导致全身不适和心理障碍,出现头痛、疲劳、食欲缺乏等,并可进一步形成不可逆的躯体病变。

现代社会,职业人群成为社会人口的主要组成部分,工作中的压力问题也日益引起全社会的重视。世界卫生组织于1987年专门出版了《工作中的社会心理因素与健康》,探讨有关问题。不良的工作环境、劳动角色模糊或冲突、工作时间安排不当、待遇不合理、社会地位低、组织结构和升迁制度等都可能成为工作中的压力源,影响职业人群的身心健康。国内外的大量研究表明,医疗护理工作任务繁重,风险高,是一个高度应激的职业。

2.压力致病的机制　工作压力作为人们生活中诸多压力源的一种,其致病机制符合压力致病的一般规律。人体不断地受到刺激后,会引起神经系统、内分泌和免疫系统的变化,这种变化在心理因素导致疾病的过程中起了中介作用,最终产生躯体病变。

工作压力作为刺激,对于人体是一种信号,经过外周神经传入大脑,为个体所感知,引起机体相应的生理、生化改变和一定的情绪反应。过度的紧张引起人体交感神经-肾上腺髓质系统的兴奋,分泌大量儿茶酚胺,下丘脑通过垂体分泌各种神经激素,作用于身体各系统,机体出现呼吸加深、血压升高、心率增快、胃肠蠕动减慢等变化。机体不断调整自身功能以适应压力造成的反应。如果刺激的强度较低,持续时间较短,机体的适应能力能够应对,则生理、生化等的变化会恢复正常,消极的情绪状态也随之复原。如果刺激强度大,并且长时间持续,超过了机体的承受阈,机体长期应激后出现能量耗竭,导致生理、生化改变不能恢复,不良的心理状态持续存在,将最终引发自主神经系统的功能紊乱,使某些内脏器官发生功能性乃至器质性损害。

（二）工作疲惫感

现代社会,生活节奏不断加快,人们面临的工作压力在增大。职业医学研究证明,多数人在面对工作压力时会产生紧张的身心反应。紧张反应的强度、持续时间及作用结果与工作压力密切相关,同时受个人因素、社会资源等的影响。工作疲惫感,是指由于持续的工作压力引起个体的"严重紧张"反应,从而出现的一组症候群,其主要表现:缺乏工作动机、回避与他人的交流、对事物多持否定态度、情感冷漠等。工作环境中的应激源持续存在,高强度的刺激使机体长期处于紧张状态,如果不能及时有效地加以疏导,可造成工作热情降低,效率下降等,严重影响工作质量。

工作疲惫感是一个心理学的概念,用以描述职业人群在持续压力下产生的生理、心理和行为的改变,可从情绪疲惫感、工作冷漠感及工作无成就感3个方面分析。其中,情绪疲惫感被认为是工作疲惫感的核心,是工作压力导致的工作行为和态度改变的结果,往往出现于工作疲惫感的第一步。缺乏社会支持、工作要求高等是情绪疲惫感的最重要影响因素。工作冷漠感,是失去工作热情后的消极状态,表现为对服务对象漠不关心、反应冷淡等,是疲惫感的外在表象,其产生受个人因素、环境因素的共同影响。工作无成就感则是指个体感觉工作不能体现自我价值,或者觉得自己碌碌无为、一无所成。

医疗护理人员,面对的多是生理或心理不健康的人群,需要处理复杂的人际关系,还要面临可能发生事故的威胁,工作中存在众多的压力源,是工作疲惫感的高发人群。其中,针对护理群体而言,国外已有研究认为,护士的低、中、高度工作疲惫感分别各占33%。而根据国内的研究结果,中国护士中高度工作疲惫感的达59.1%,工作疲惫感已经成为影响我国护理人员身心健康的重要因素。

世界卫生组织"人人享有卫生保健"的战略目标,在职业人群中体现为"人人享有职业卫生"。职业人群的精神健康和身体健康一起,成为职业医学和职业卫生保健的研究重点。

工作疲惫感作为影响和困扰在职人员的重要心理社会因素,在世界许多国家已经开始了较为系统的研究。在我国,这方面的研究也开始起步,但还须进一步完善。对于医护人员工作疲惫感的研究,近几年有上升的趋势,说明该问题的重要性得到了护理专家和职业医学界的认可和关注。

1. 工作疲惫感的表现　工作疲惫感的表现主要在情绪、人格和职业效能等方面。

(1)情绪反应　紧张初期,可能引起人们的心理异常反应,表现为情感和认知功能的改变,例如经常出现焦虑、抑郁状态,注意力不集中、记忆力下降等。达到工作疲惫感的程度后,则会出现情绪耗竭,精力丧失,疲乏不堪、极度的疲劳感等。调查显示,焦虑是我国护士较常见的心理问题。护理人员的情绪反应还体现为主观上"容易烦恼和激动""经常不能控制地大发脾气",休息不能缓解的疲劳感,夜班工作后更明显。

(2)人格改变　职业人群出现工作疲惫感后,会出现人格的改变,自我意识发生障碍,不能准确体验外部世界,感觉陌生或不真实,体验情感的能力减退或丧失,对他人反应消极,有逃避和疏远倾向。在护理人员,则会表现出对患者的冷漠、不关心,对患者主诉的麻木,与患者及家属的冲突增多,不愿参加医院的集体活动,有意逃避与同事的聚会和交流等。

(3)职业效能降低　工作疲惫感者不能维持职业人群的一般工作效率,他们缺乏努力工作的热情和动机,并伴有工作质量的下降。在医护人员则表现为操作熟练程度下降,工作缺乏积极性和主动性,缺乏思考,医疗护理质量下降。甚至可能出现旷工、缺勤以至离职。调查表明,医疗护理工作的压力与离职意愿呈中等程度的正相关。特别是护理人员,压力大导致工作疲惫感的产生,并进而引发护士的离职思考。某项调查的结果显示,47%的护士曾打算或很想离开护理岗位。同时,医疗护理工作是一项需要医护人员高度冷静和理智的职业,稍有不慎就可能导致事故的发生。出现工作疲惫感的医疗护理人员,无疑是事故的高发人群。

现代理论认为,健康不仅是没有疾病,而且是身体、精神和社会的完好状态。因此,判断一个人健康与否,除了重视生理、生化指标的客观变化外,还应该关心他的心理、精神状态以及社会适应能力是否完好。职业卫生工作的目标就是创造一个安全的工作环境,保护职业人群在执业期间免受健康危险因素所带来的各种危害,维护和促进职业人群在躯体、精神和社会适应方面的完好状态。

工作疲惫感的产生,破坏了人体原本的健康平衡状态,使职业人群的心理、精神和社会适应出现了危机。

2.工作疲惫感产生的影响因素 压力源造成的影响有无及大小取决于压力本身、个体对压力的感知以及应对压力的能力和条件。医护人员工作疲惫感的产生,是医疗护理职业因素、医护人员个体因素以及应对资源3个方面共同作用的结果。

(1)个人因素 应激是外界环境要求与个体适应能力之间的博弈,结果或者是机体成功应对,重新恢复身心平衡,或者是应激打破机体平衡,导致工作疲惫感和一系列躯体反应的发生。发展过程中,个人因素起了重要作用。①生理因素:现代社会,人们的生活形式变化很大,尤其是女性,从原先单一的家庭责任转变为家庭和社会的双重责任,压力增加很多。护理队伍中,女性人员占了绝大多数,性别特征在医疗护理职业中的表现尤为突出。孕育、抚育后代的责任,职业妇女义不容辞,女性在经期、妊娠期和更年期特殊的生理、心理变化,也带来了身心压力。②个性特征:个性特征包括兴趣、气质、性格、智力等几个方面,是人的遗传素质与成长环境相互作用的结果,它使心理过程带有个人色彩。目前研究比较多的是气质、性格、行为类型等与健康的关系。

气质是个人心理活动的速度和稳定性以及心理活动的指向,通常分为4种类型,即多血质、黏液质、胆汁质、抑郁质,实际生活中人们的气质多是两种或两种以上的混合类型。

不同气质类型的人对事物的反应及行为方式有所差别,或反应迅速而强烈,或反应缓慢而持久。具体到护理队伍,如有些护士活泼、敏感,对患者或同事的语言及行为比较留意,情绪受环境影响波动较大,容易产生紧张和焦虑反应;而有的护士则沉默孤僻,抑制力强,遇事不爱声张,心事较多,长期积压之下,一旦遇到较大的刺激,就可能导致负面情绪的暴发,甚至失控。

性格是个人在现实行为中表现出来的稳定的个性心理特征。例如诚实、谦虚、怯懦或勇敢等。性格的不同,提示人们对待困难时不同的刚性和弹性,对待心理冲击的反应方式也不同,与人的健康有密切关系。

具有不同行为特征的人,易患疾病有所不同。对行为类型的研究始于美国,Friedman 和 Rosenman 首先在一项针对冠心病的研究中提出了 A 型行为的概念。具有 A 型行为特征的人有如下特点:①时间紧迫感,做事缺乏耐心,说话办事快,脾气急躁等,力求短时间内完成更多的工作,同一时间尽可能做几种工作;②竞争意识强烈,争强好胜,事业心强,好与人争辩;③敌对性,对人怀有敌意,有很强的攻击性,生气时易向外界发泄等。目前为止,世界各地的很多研究都揭示高血压、冠心病、脑卒中、高脂血症等疾病与 A 型行为之间的联系。1988 年,Baltruch 提出了 C 型行为的概念,指出 C 型行为与恶性肿瘤的发生有密切关系,又称"肿瘤易发行为"。

21 世纪是信息时代,知识和技术更新周期越来越短,医疗护理人员需要学习和运用的内容也越来越多。在新理论、新模式的运用上,往往"有形无神"。很多医疗护理人员认识到知识技术更新的必要性,感觉到竞争的激烈,忙碌的工作和生活又使其无暇学习,形成心理上的压力。另外,受个人兴趣、护理工作性质、社会地位等因素的影响,部分医疗护理人员不热爱本职工作,对治疗护理工作任务敷衍了事,态度不积极,工作现实与理想状态之间的差距构成心理冲击。加之我国高等护理教育刚刚起步,第一志愿录取的学生不多,部分调剂录取的学生经过几年专业课的学习,仍然没有产生对护理专业的兴趣,但由于种种原因走上护理工作岗位,可能会存在角色适应困难,心理落差和压力更大。

工作满意度对疲惫感的发生也有一定影响。工作动机得到充分激励,在工作岗位上受到关心和尊重,同事之间和上下级之间能相互交流和支持等,有利于激发人们的劳动热情,调动积极性,增加工作满意度,克服工作带来的疲劳感。受社会因素及个人因素的影响,目前,我国医疗护理人员的工作满意度不高。在工作压力增大时,相对更容易产生疲劳感,长期持续的疲劳感可转变为工作疲惫感。

人们对抗压力源的影响时,经常采用防卫机制来应对压力,保护自己。我国的心理卫生专业人员尚少,人们也还没有养成看心理医生的习惯,所以要求医疗护理人员个人具备一定的心理知识和应对技巧,以缓解工作生活中众多压力源造成的冲击。而传统的教育对心理知识重视不够,医疗护理人员缺乏必要的心理知识和心理应对能力。在面对压力时,不能充分运用各种防卫机制保护自己。

(2)职业因素 近年职业医学研究中有人提出角色理论来解释职业压力问题。医疗护理工作中可能引起职业压力的角色因素有以下几种:

角色冲突:医疗护理人员中多为女性,承担着家庭和社会的双重角色。传统模式对女性在家庭中的义务要求较多,而医疗护理工作本身也是高付出的职业,需要投入大量的时间和精力。家庭和工作角色的冲突,给医护人员带来压力。

重复作业:医护人员日复一日地重复"似是而非"工作内容。特别是护理人员需要完成的基础护理工作重复性强,内容单一,容易导致不同程度的单调状态,出现倦怠感、情绪不佳等。护理人员定科定岗以后,专门从事一类工作。例如,手术室护士需要不断核对患者信息和器械状况,内容相似又有所不同;责任护士每天要交接病房物品情况,从晨间护理、处理医嘱到晚间护理,程序相同而服务对象在更换等。医疗人员也一样,每日重复着接诊、书写病历、查房等一系列"似是而非"的工作项目。职业医学研究证实,长期从事单调作业而不适应者,不仅容易产生疲劳状态,还会导致生产能力下降、身心健康水平下降、事故增多等。

个人价值的冲突:1985年我国恢复高等护理教育至今,已培养了数以千计的高等护理人才,充实到临床一线。而我国的卫生体制和医护分工则一直沿袭原先的制度,形成了中专、大专、本科甚至研究生护理人员工作内容几乎完全一样的局面。繁重的临床工作使开展科研的可能性一降再降,护理队伍竞争学习的氛围总体较差,使高学历护理人员觉得学无所用,很难实现个人价值,产生冲突。目前,已有关于高等护理人才流失严重的报道。

个体间或上下级关系较差,相互信任和支持不良,是造成职业紧张的重要因素。如护理队伍女性聚集,容易产生小矛盾、小摩擦,人际关系处理难度大。我国目前的护士长群体以经验型为主,缺乏先进的管理理念,往往走向过于威严或过于温和的某个极端,上下级间的信任和支持有待提高。临床护理工作需要与患者及家属、医生、后勤等多个部门打交道,急救护理和社区护理的接触面更加广泛。复杂的人际关系是护理人员不可忽视的压力来源。特别是近年来,医疗机构和医务人员面临"信誉危机",患者及家属往往以一种怀疑的态度对待护理工作,使得护患关系、医患关系更加难以处理。

医疗护理工作中的压力源,主要来自工作本身的性质,同时与社会的经济、文化环境有关,表现在以下几个方面:

工作量大:医疗护理工作既有体力劳动,也有技术性的脑力劳动,患者从入院至出院的所有环节,包括治疗和手术,均离不开医疗护理人员的工作,范围极广。导致临床医疗护理工作量大的原因有:一是医学模式的转变和整体护理的开展,进一步扩大了医疗护理工作的范畴,要求医护人员关心患者的生理、心理、社会、精神、文化等多个方面,并给予帮助和支持,在沿用原有编制的情况下,新任务的执行,必然加重在职医护人员的工作负担,加大了医疗护理工作量;二是护理人员需要承担许多非护理工作。在西方发达国家,护理工作的等级分别非常明显,与其他非护理工作也有鲜明的界限。而我国护理人员从事的工作除了护理患者外,还有工作站的清扫、科室医生护士等所有人员工作服的清洗、医疗垃圾的分类处理等。这些额外的工作占用了护理人员的宝贵时间,也增加了很多的工作量。孙宏玉、熊泳的一份调查显示,无论是在中资医院还是中外合资医院,工作量大是护理人员普遍的压力源。谢文等的一项调查也表明,"工作量太大"在护理工作35项压力源中居于首位。

工作量大使医疗护理人员加班成为经常的事情。上班时间忙于三查房、撰写病历、医嘱处理、各种医疗护理记录、病情观察和治疗,甚至交班以后利用自己的休息时间完成各种文字记录工作,成为很多医疗护理人员的工作常规。

医疗护理工作的高风险带来的压力:医疗本身的不确定性,临床护理工作的繁重、琐碎,使医疗护理职业呈现高风险。人们的维权意识不断加强,部分媒体的倾向性报道,增加了冲突和纠纷的危险。而风险责任分担机制不健全,事故差错后的高额赔偿,令医疗护理人员如履薄冰,产生极大的精神压力,引起个体的不良反应。

患者的病情变化等负面事件的影响:有调查证实,针对暴力受害者工作的医疗护理人员,可能受到反移情作用的影响,而体验受害者的精神压力,对自身健康及工作造成潜在性伤害。例如护理人员多为女性,感情细腻,同情心强。患者的病情加重或突然死亡,对家属是极大的刺激,对值班护理人员也是心理上的冲击。医院是一个充满了生离死别的地方,患病对所有人均是一个负面事件,人们的情绪多带有忧伤,甚至对生命的无奈。病房护士长期生活在这些负面情绪的包围中,不知不觉中受到影响,造成情绪低落、悲观等。

护理工作社会地位低:受长期以来思想的影响,人们心目中护士的形象就是打针、发药,对病情没有自己的意见,仿佛可有可无,因而不重视护理工作。经常有患者康复后,回来答谢负责的医生,对主管护士却不闻不问。工作时相互协作,康复后患者对医生和护士的态度则反差明显,造成护理人员强大的心理落差,感觉自己不受人尊重,工作不被理解,产生自卑感和失落情绪。国内许多关于护士工作压力源的调查一致表明,社会地位低是护理人员的重要压力来源。

轮班工作制度:医疗护理工作的轮班制,容易产生职业倦怠。特别是在人员少,轮班勤的情况下,医护人员更像是陀螺,身心疲惫。特别是护理工作24 h的连续性,需要护理人员的频繁倒班。而轮班劳动影响正常的生物节律,降低劳动者的心理功能。职业医学研究表明,夜班人员的应激反应较日班人员更强烈。而部分科室夜班常安排一名护士值班,劳动强度和工作风险更大。调查显示,很多护士在上夜班之前,出现焦虑、排斥等情绪。几次轮值夜班后,睡眠不足及生活质量下降常引起进一步的心理障碍,影响护理人员的社会和家庭生活。工作休息时间的特殊性,减少了护理人员参加社会活动的机会,对社会信息了解不足,常会产生孤独感。而作息时间与家人不一致,也影响了家庭成员之间的交流,对夫妻感情、子女成长等都是一种考验。

人力资源管理包括职工福利、待遇、业务发展和培训等,也是医疗护理工作中的重要紧张源,特别是护理人员。

护理工作待遇低:与对护理人员越来越高的工作要求相比,护士的工资待遇却一直在水平线上徘徊。与医生相比,护理队伍的奖金、福利等也较差。高付出、高风险的工作,需要强大的物质和精神支持。很多医院在进行体制改革时,首先从护理编制开始试点,正式职工、聘用制、合同护士及临时护士等名目越来越多,实质不外乎减少护理人员的正式编制,从总体上降低了护理人员的待遇水平。近几年有些医院甚至停止招聘正式护士,雇用大量临时护士,以减少开支。这种行为严重影响了护理服务质量,制约医院的长远发展,也给工作在一线的护理人员心理上蒙上了一层阴影。

继续教育培训职称晋升机会少:受社会政策的影响,我国的护理继续教育系统起步晚,护理队伍接受继续教育的机会及参加各类培训和学术会议较少,与医生频繁的学术交流、学历提升形成明显的对比。面对竞争激烈的社会,新老职工的学习积极性都很高,尤其是人到中年,对业务、职称的提高和发展最为关心。缺乏培训和教育机会、晋升困难成为职业紧张的重要原因。

3.工作疲惫感的应对资源 应对资源指的是个体从工作中和工作以外得到的理解和支持,是职业紧张的缓冲因素。丰富的应对资源,有利于减轻紧张反应,减少工作疲惫感的发生。目前研究较多的是社会支持系统,主要表现:①情感支持,工作中遇到的困难和压力可以向朋友倾诉,并得到安慰;②社会的整体性,使护理人员感觉到社会集体的存在,自己是社会的分子,与周围人有着共同的关心;③社会支持切实而明确,例如任务互助或者经济上、劳动工具、劳动手段的相互帮助等;④社会信息,护理人员可以获得有关任务的信息,从而得到指导和帮助;⑤尊重,技术和能力得到承认和尊重。社会支持对职业紧张有明显的缓冲作用。社会支持系统是应对压力的有效资源。有力的社会支持,有助于维持良好的情绪,并在个体面对压力时提供保护。

二、医护人员心理卫生问题的控制与干预

预防和控制医护人员心理卫生问题的发生,需要从压力源和应对两个方面进行,因此干预措施也应是综合性的。

(一)控制职业中的紧张因素

1.提供教育和培训机会 接受继续教育是医疗护理人员个人提高的过程,也是单位整体素质提高的过程。虽然占用一定的时间,但有利于可持续的长期发展。在职人员参加继续教育和学术会议,可以增加对学科发展前沿和国内外同行情况的了解,带来工作变革的方向和动力。卫生行政部门应鼓励教育系统及时开办各层次的继续医学和护理教育和各种类型的培训班、讨论会,促进医疗护理界形成浓厚的学术竞争氛围。同时制定切实的政策鼓励在职医疗护理人员继续深造,学习本学科的前沿知识,提高学历和职业竞争力,学习心理学、法律和人际交往等方面的知识,避免职业风险,增强应对职业压力的能力。

> **学习要点:**
> 　医护人员心理卫生问题的控制与干预。

2.提高医疗护理从业人员的社会地位 21世纪,医疗护理"维护和促进人类健康"的学科目标必将使医护人员在卫生保健领域发挥更大的作用。适应医学模式和护理功能的转变,社会对医疗护理工作的评价也需相应改善。提高医护人员的整体社会地位,创造一个尊重医生和护士的社会环境,有助于实现医疗护理人员的工作价值感,增强应对工作疲劳的动力。

3.合理运用激励理论 医疗护理工作的性质不同,使得二者在为健康服务的前提下,有着不同的分工。在手术、用药治疗方面,医疗人员具有一定的优势,但在健康教育、心理疏导等问题上,护士的作用同样不可缺少。不同的工作,需要用不同的尺度去衡量。因此,医院应合理运用激励理论,在评奖、晋升等问题上,使用不同的标准,给予医疗护理人员合理的、不同的期望,激发医疗护理人员的工作热情,避免员工产生工作无望的疲惫感。

4.合理组织劳动时间 轮班工作不可避免,但合理的安排可以降低夜班劳动带来的负面效应。职业医学认为,上一个或两个夜班以后即轮换其他班次,避免连续上夜班;每次夜班之后保证24 h的休息时间;上夜班时有一定的休息时间,可以最大限度降低轮班劳动的疲劳感。管理者正确认识作业能力变化的规律,合理组织劳动时间,增加夜间值班人数,能避免轮班劳动引起的护理职业紧张。对于工作量时间变化较大的科室,可以安排机动人员或灵活安排工作时间,提高8 h内的时间利用效率。

5.增加医护人员编制,合理安排各科室医护人员 医院应切实执行卫生部门关于医疗护理人

员编制的规定,增加临床医疗护理人员,减少并逐步避免非医疗和非护理性工作的干扰。同时,不同的医疗护理人员之间应对压力的能力存在差异,对于急症室、重症监护、手术室等应激强烈的科室,选择工作人员时应全面考查心理素质。

6.努力创造利于医疗护理人员成长的环境　科室和医院,是医疗护理人员成长和发展的小环境,对其影响最直接。一个良好的科室环境,可以在一定程度上缓解工作和思想的压力。不同学历、不同年龄的医疗护理人员,其需求和心理负担也不同。科主任和护士长应把握下属人员的特征、爱好、困难所在,在工作安排、责任分配等方面发挥各层次医护人员的特长,满足其实现自身价值的需要,形成浓厚的学术和科研气氛,创造一个留住人才、吸引人才的科室环境。同时,科主任和护士长作为医疗护理队伍的带头人,要努力为医疗护理群体争取上级部门的支持。在平时的工作中,以身作则,实践"以人为本"的管理理念,理解下属医护人员的苦衷,关心他们的内心感受,营造良好的工作氛围。

(二)减少个人因素带来的压力

1.培养积极乐观的精神　积极乐观的精神,是战胜疲劳的基础和关键。工作和生活中,很多压力不可避免,但调整心态,以积极乐观的态度对待,可以缓解压力引起的身心反应,甚至激发变压力为动力的信念,使压力成为个人发展的机遇。

2.正确认识本职工作　医疗护理工作是一项庄严而神圣的职业,直接对人的生命负责,存在压力是必然的。轮班劳动、突发事件等也是由医疗护理工作的性质决定的。选择医疗护理职业,就意味着选择了奉献与谨慎。从事医疗护理工作之前,应深刻了解这个职业的特点,并分析自身是否具备所需要的素质。同时,我国的医学和护理实践处于迅速变化发展的时期,人们认识和接受新的医学模式和护理模式需要一个过程。在这个过程中,所有在职医疗护理人员应该用行动展现医学和护理职业的全新意义,帮助改变社会对医疗护理职业的偏颇认识,而不是消极等待和抱怨。正确认识医疗护理职业的性质和专业发展的阶段,有助于医疗护理人员理智对待工作中发生的种种现象,深刻认识这些现象的社会背景和根本原因,减少消极情绪的产生。

3.合理疏导压力带来的影响　面对工作压力带来的身心紧张,不同的处理方法会产生截然相反的结果。而合理运用应对压力的技巧,疏导负面的躯体和心理反应,可以将紧张感减轻。比如,培养轻松的业余爱好,养成锻炼身体的习惯等,都有助于摆脱烦恼,恢复体力和精力。

4.提高自身素质　面对社会现实,医疗护理人员首先要自立自强,用专业知识和技术提供优质的服务,才能最终赢得人们的信任和尊重。社会进步、人们健康服务要求的提高、新的仪器设备的使用等,是促使医学和护理学科以及医疗护理人员发展的动力。正视挑战,提升自身素质,适应时代的要求,是克服疲惫感的根本所在。意志坚强、能力卓越,才可能胜任具有挑战性的医疗护理工作。

(三)发展社会支持系统

1.完善社会支持系统　社会支持系统能够有效地缓冲压力,保护身心免受紧张状态的影响。父母、亲属、朋友等构成个人的社会支持系统,在应对压力时必不可少。护理队伍作为高压力群体,应该有意识地发展自己的社会支持系统。身心疲惫或紧张时,约朋友一起消遣或是毫无保留地倾诉,即使问题未能解决,仍能缓解心理上的压力。面对工作中的困难和委屈,孤立无援的感觉会将暂时的逆境扩大为无法逾越的障碍,而有效的社会支持则会增加人们战胜压力的信心和力量。

2.创造人际沟通环境　社会的进步,工作节奏的加快,家居环境的封闭化,通信工具的快捷

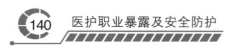

化,一方面使人际交往的频率加快,另一方面又使人际情感交流减少,心理相融降低,冷漠增加。

第三节 医护人员职场冷暴力损伤及防护

"冷暴力"的概念最先出现在婚姻家庭中,但是现在这一概念已经蔓延到职场中,被称之为"职场冷暴力"。大多是有苦说不出来的一种心理感受。所谓的职场冷暴力是指上级(上司)或者群体用非暴力的方式刺激对方,致使一方或者多方心灵受到严重伤害的行为。其主要体现在让人长期饱受讥讽、漠视甚至停止日常工作等刺激,使人在心理上压抑、郁闷。就整个社会而言,职场冷暴力存在于各个行业领域。医院是知识分子相对比较集中的地方,中国学术制度下"论资排辈"更为彰显,一些专家、权威、领导因为权利而拥有的所谓的"威严",对低年资的医护人员的工作、学习、职称晋升等方面起着决定性的影响作用,低年资的医护人员在这种"高压"状态下,身心处于高度紧张的状态。长此以往,势必对该群体的身心健康造成不良的影响,因此,医护人员工作场所冷暴力的存在是不容忽视的。

一、职场冷暴力对人的身心伤害

(一)精神心理与行为方面的影响

医院环境中,低年资的医护人员在整个医疗护理队伍中属于庞大的群体。有研究显示,低年资的医护人员面对职场冷暴力,极易出现焦虑、迷茫、信心大幅受挫、疲惫不堪的感觉。对此,有关文献报道,面对职场冷暴力,67%的职场人表示自己曾经遭受过职场冷暴力。当遭遇职场冷暴力,只有16.9%的人表示会积极寻找解决办法,而对于其他绝大多数受害者而言,均带来了极为严重的后果。其中最多的直接导致了消极的工作状态。另有38.1%的受害者表示自己会整日郁闷,严重影响工作积极性;还有20.9%的职场人则"以冷制冷,同样让对方陷入职场冷暴力",19.9%的人则选择了黯然离职。总之,职场冷暴力将对上下级之间的关系和工作配合产生更大的负性影响,对职场人的工作情绪与工作状态带来严重的损害,极大地降低工作效率,也将造成不可挽回的人力资源损失。

(二)生理方面的影响

职场冷暴力对职场人有着强大的危害指数。除上述内容外,还可导致职场人生理上的不适症状,如身体的消化、免疫、代谢等功能均将受到损害。最终反应在工作中的职业倦怠,甚至离职。职场冷暴力已经成为组织或企业可持续发展的一大障碍。

二、医院职场冷暴力起因分析

至于职场冷暴力的起因,我们可从心理学、社会学的视角去看待和分析。

(一)挫折攻击

挫折攻击这一概念,我们可以形象地理解为"枪打出头鸟"。在医院里,医疗护理人员的水平、能力、学识、学历、阅历等方面均参差不齐,必然会有一些低年资的医护人员通过自身的努力而出类拔萃,甚至脱颖而出,很快被提拔任用到相应的高层次的工作岗位。这样一来,各方面距离的拉开,很快在原来所属的层次和群体之间造成不相融局面,那么,原来的上级和所处群体成员,若心理狭隘,不能包容而控制欲较强,或者具有嫉妒心理、仇视情绪、不服气的态度等,均会像一发发无声无形的"炮弹",投向对方,接踵而来的是对优秀者、成功者的行为上的孤立,情感上的冷漠,态度上的忽略。

(二)归因差异

人际关系本身是一个针对人的因素。从人际交往技巧以及人们在不同人际关系中所怀有的期望的角度来看,对待同一事件,人们可能将原因归于个人主观或者外部的环境等。当某几位医疗或者护理人员是朋友时,往往由于良好的关系,对朋友保持着较长时间的信任,成为一种心理习惯。当其中的两位发生医疗护理差错或者事故时,他人往往会站在朋友的立场,把发生差错或者事故的原因归为客观因素;而当其中的两位成为业务和职务上的竞争对手时,那么原有的关系也就融入了对某种利益的争夺,就会使原有的朋友关系存在一些不和谐的敌意气氛。这种气氛下,促使人们更多关注的是对方内部的负面因素。同样在情感反应上,对朋友关系的人,人们会给予更多的同情,更少的生气,更多的关心、更细微的关照,更全面的疏导,对竞争对手则刚好相反。

此外,还应该看到,每个人对于人际交往的期待是不同的。有的人希望"君子之交淡如水",有的人期待是"亲密无间"。在职场上,我们应该保持适度的距离感,彼此之间留有一定的空间。那种要求别人对待自己都要有"超越正常工作关系之上的亲密"的人是不成熟的,更不能以此来当作衡量是否存在职场冷暴力的标准。

三、医院职场冷暴力的表现

医院职场冷暴力也同社会其他行业领域一样,有着以下几种表现形式:①上级医师和医学专家权威不支持低年资医生或者护士的提案;②高年资医护人员对低年资医护人员不信任,不参加对方组织的各类活动;③因为工作关系,低年资医护人员,偶然因为某一学术问题发生争执,上级医师、专家、权威则认为是在公开伤害自己的面子,对此耿耿于怀,故在以后的医疗护理工作中,遇到问题时置身事外,不伸手帮助,甚至还落井下石;④因为鄙视对方,故有他参加的医疗护理活动,避开不参加;⑤对刚刚提拔任用现在的职务又高于自己的过去的下属,不重视不欣赏,故见面不打招呼,对于他(她)的问话不做反应;⑥制造一些可控范围的小摩擦让人不舒服可又无可指责等。

四、医院职场冷暴力的防护

1. 突围上级领导(或上司)冷暴力的策略　主要有以下几个方面:不要被自己的意识击倒;有什么要求,就大胆诉说;不去猜测领导心思,不去钻牛角尖;对冷暴力勇敢说"不"。

2. 突围同事冷暴力的策略　主要有以下几个方面:接受事实,多换位思考;改变自身的清高孤傲之人格缺陷,转变落后的认知观念;要认识到没有永恒的同事,只有永恒的利益;凡事不要太过于认真,培养自己豁达开朗、乐观幽默的个性。只要让自己成为"一团火"恰到好处地燃烧,那么就能融化所有的"冰冷"。

(路俊英　周芮伊)

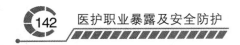

思考题

1. 简述医护人员心理社会性职业暴露的类型及防范措施。

2. 简述医护人员常见的心理卫生问题及控制干预措施。

3. 常见的职场冷暴力有哪些类型？应如何防护？

学习目标

1. 知识目标　①掌握:门诊、急诊常见防护措施;ICU 职业防护措施;手术室职业防护措施;静脉药物配制中心防护措施。②熟悉:门诊、急诊常见职业性危害因素;ICU 常见 职业危害因素;手术室常见职业危害因素。③了解:静脉药物配制中心概况。
2. 能力目标　能根据工作场所,采取相应的防护措施。
3. 素养目标　识别各科室容易发生职业暴露的因素,并提高职业防护意识;提高医护人员对科室中危险因素的认识。

第一节　门诊、急诊科职业暴露及防护

医院门诊、急诊是各种患者高度集中的场所,也是众多病菌的集散地。工作环境中存在严重影响护理人员身心健康的危险因素,在诊疗和护理操作过程中若不注意个人防护,容易造成职业性损伤。因此,提高门诊、急诊护理人员的自我防护能力,减少不良因素的损害是不容忽视的问题。

一、常见职业性危害因素

(一)生物性危害因素

门诊、急诊医护人员所接触的大多是未确诊或诊断不明或急重症患者,许多患者患有传染性疾病,在接触患者具有传染性的血液或其他体液、分泌物、排泄物时,若不注意个人防护,不仅造成自身感染,还会成为传播媒介,甚至引起医院内感染的流行。感染途径包括:

1. 呼吸道感染机会增加　经由悬浮于空气中的病原微生物感染,门诊、急诊科患者多,病种复杂,人流量大,细菌、病毒可在空气中形成气溶胶,导致医护人员呼吸道感染的机会增加。一般病毒性呼吸道传染病,通常患者就医时症状比较轻。因此,在就诊过程中很容易将病毒传播给医护人员。2002—2003 年传染性非典型肺炎流行期间,因对该病的传染性、传播途径及防护方法缺乏认识,急诊科的医护人员成为最主要的易感者。

2. 感染经血传播性疾病　在紧急救护危急重症患者时,诊疗护理工作显得更加紧张。特别是护理人员,在建立静脉通道、抽取血液标本、进行各种药物配制注射过程中容易发生针刺伤,这是急诊科护理人员最常见的职业性伤害,多种经血液传播的疾病经此途径传播,如乙型肝炎、丙型肝炎、

艾滋病、梅毒等。在一项关于门诊、急诊护士职业防护的调查中显示,生物因素危害造成该群体各年龄组护士产生压力程度列第一位。

(二)心理社会性危害因素

1. 心理压力　门诊、急诊医护人员产生心理压力的原因:①工作环境,门诊、急诊是一个充满焦虑、变化和易产生沟通障碍的场所,存在许多不良的心理刺激,既影响到患者也影响到医护人员。工作空间拥挤、人流量大、嘈杂的环境以及令人不愉快的气味;经常面对急症抢救、生离死别的场景。此外,医护人员还经常应对患者及家属的一些愤怒、不理解的情况。这些因素的作用可导致医护人员产生巨大的心理压力。②常规性的倒班和经常性的加班,医护人员的生物钟被打乱,加之女性特有的周期性生理变化等,使其机体长期处于一种"应激"状态呈超负荷运转,很容易导致心理性的疲劳。③对自身能力的担心,门诊、急诊的患者病情往往来势凶猛、复杂,要求医护人员具备敏锐的观察力、准确的快速判断能力,熟练的抢救技术和应变能力。抢救工作需要争分夺秒,不允许有丝毫的差错发生。作为医护人员经常会担心发生差错事故,担心自身的知识能力不能适应急救工作的配合,不能满足患者和家属的心理、情感需求而导致纠纷的产生。这种工作性质给医护人员带来很大的心理压力。过高的心理压力使得医护人员产生工作疲惫感。研究显示,工作高度疲惫感既能影响医疗护理人员的身心健康、工作热情和工作效率,也影响医疗护理工作的质量。

2. 工作场所遭受暴力攻击

(1)工作场所暴力攻击形式与成因　尽管医院的任何工作人员都有可能成为暴力的受害者,但与患者接触最多的医疗护理人员存在的危险性更高。尤其门急诊的患者来自社会不同层面、不同知识结构,患者和家属的个人素质也不相同。有的患者只关心自身的健康,要求医务人员应充分满足自身的健康需要。有时为了一些小事,则对医护人员出言不逊;有的患者不讲社会公德,不遵守医院规章制度,为了达到某种目的,无理取闹,甚至殴打医护人员。医护人员在工作场所遭受的暴力行为有 2 种形式:①受到直接的躯体攻击;②受到语言攻击,主要是患者或其家属责骂、谩骂、辱骂、贬低或是威胁。仅就护士而言,美国科罗拉多州 1997 年的一项调查显示,有 32% 的护士在工作中遭受到暴力攻击;宾州 1 项研究发现 36% 的急诊护士在 1 年中至少遭受过 1 次身体伤害。在门诊、急诊,针对护理人员的暴力行为最常发生于下列情况:①夜间或中午等人手不足时;②患者长时间候诊时;③候诊或就诊过度拥挤时;④医生或护士单独为患者治疗护理时;⑤办公环境中走廊、房间等的灯光暗淡处。

(2)护士工作场所暴力案例

【案例1】

据某市人民医院急诊科介绍,一天下午 2 点多,一男一女抱着一名 8 个月左右的婴儿来到该院门诊给孩子看病,经过医生检查,诊断孩子患有"上呼吸道感染",需要输液治疗。随后门诊医生开了处方。患儿家属取药后来到急诊科的注射室为该孩子注射,从下午 3 点多钟开始输液,一直持续到傍晚。到傍晚 5 点多,由于孩子小,不能很好配合,在输液过程中,出现液体外渗,因此,按照医疗操作规程的要求,需要重新注射。于是,当班护士小莫马上过来给患儿重新静脉穿刺。就在刚刚穿刺不久,婴儿开始哭闹,患儿家人发现孩子的液体没有滴入,就让小莫去查看。小莫看到婴儿头皮的注射部位有点儿肿,就要重新注射。就在小莫拔下针头的时候,站在小莫身边的男子突然大怒,挥拳向小莫打去,一拳打在太阳穴部位,接着又打了两拳,分别打在后脑部、耳部。而突遭重击的护士小莫,顿时站立不稳倒在了地上。

随后有人马上拨打 110 报警。据当时在现场的医护人员说,警察到场后,在警方批评教育下,男子向被打的护士小莫及其家人道歉,并愿意赔偿医药费2 400元。此时已是晚上10点左右了,护士小莫和丈夫当时接受了道歉和赔偿。

但是,第二天上午,护士小莫出现新的病情,被打之后出现头晕、头痛、听力降低、耳鸣等症状,经过五官科医生重新拍片以及听力测试检查,发现已经"鼓膜穿孔",鼓膜上有新鲜血迹,听力下降。

据了解,小莫的丈夫杜先生得知妻子"鼓膜穿孔"的消息时流泪了,他在谴责男子打人行为的同时,呼吁医务人员的人格应该受到尊重,医务人员的人身安全应该得到保障!目前,被打受伤的护士小莫已经住院接受治疗。小莫的丈夫提出要对妻子的伤情做法医鉴定,根据法医鉴定结果追究打人者的责任。他表示,"鼓膜穿孔"已不是一般的民事纠纷,打人者已经构成人身伤害,不是私了能够解决的问题。

记者采访时了解到,打人男子当时的行为已经引起在场很多就医患者和家属的不满,一些目击现场的人主动留下联系电话,表示愿意在需要的时候为小莫作证。警方对该事件已经重新立案,并重新调查取证,护士小莫伤情的法医鉴定也已开始。

【案例2】

某年5月3日15时许,一位56岁老年妇女因车祸被送到某市第一人民医院急诊室,当班医护人员立即抢救。急救医生发现,伤者呼吸、心跳全无,瞳孔开始放大,救护人员立即使用最先进的医疗手段,对其进行救治。一个多小时过去了,医生依然无法将其救醒,不得不宣布其死亡。死者家属闻讯立即进入抢救室,并给死者换上衣服。

正在这时,同在一个抢救室的另一位患者出现病危症状,必须换用死者占用的硬板手术台,才能展开救治。这时,值班护士长走到死者家属面前,请求他们能让出这个手术台。谁知其中一大汉立即挥拳打向护士长,后在其他亲朋的阻拦下,护士长躲开了拳打脚踢。而正在给病危患者打针的护士,却无辜遭到对方一顿拳脚,先是额头被打得肿起一块包,随后又被一脚踹到手术台前,并被踩踏几下。该护士当即昏倒在地。这一切被另一位护士看在眼里。后经脑外科、胸心外科、普外科医生紧急会诊,该护士在半个小时后苏醒过来。经检查,医生诊断该护士右下肺挫伤,可能导致血胸,但最让医生担心的是,该护士的头部被打成闭合性颅脑损伤,需住院进一步观察抢救。

3. 护患纠纷　随着人们法律意识的增强,人们自觉运用法律的手段来寻求保护自己利益的意识也有了很大的提高。患者不再满足于主动-被动型的医患关系。要求得到更高水平的医疗护理服务。一旦患者认为医护人员在诊疗护理过程中有疑点,就有可能引起患者的不满或投诉,他们就有可能向医院提出质疑,直至诉诸法律。

(三)物理性危害因素

1. 人力搬运重物　门诊、急诊室医疗护理人员、ICU医疗护理人员、手术室医疗护理人员以及静脉药物配制中心医疗护理人员,均会不同程度地受到搬运重物所导致的物理性职业危害。如门诊、急诊科护理人员需要无数次地从急救车上搬运患者;ICU护理人员需要协助患者上下床或轮椅、帮助患者翻身、站立或步行;或搀扶突然跌倒或晕倒的患者。手术室护理人员需要每天多次地将患者从手术台上搬下或者将手术患者搬上手术台;静脉药物配置中心的护理人员需要每天搬运静脉输液液体及其他医疗物品等。由于经常重复或在搬运过程中不合理的姿势很容易造成脊柱损伤或肌肉拉伤。根据资料统计,腰背扭伤是医护人员最常见的职业伤害之一。

(1)搬运重物伤害和易发环节　有人统计,护士一天工作中有25%的时间是处于弯腰或其他腰部受限的工作姿势,如搬运患者和搬运物品等使护士经常处于某种非自然体位,需弯腰、身体扭曲、持续重复的单方面活动。当直立时,力是作用在整条脊柱上,在这样的姿势上脊柱可以承受相当大的压力,然而,当脊柱弯曲时,压力集中在弯曲的那一边,所有的应力都集中在椎间盘的一侧,这样使第4、5腰椎的椎间盘病变,低位腰椎的椎突关节病变,该区域的姿势性畸形和特定的腰椎骨结构异常。这些腰骶结构的器质性病变导致了局部神经受压,进而引起腰背部的症状。McGill曾在职业工程心理逻辑学中阐述:工作中的每一个循环操作过程中,脊柱的组织结构都承受一种相同的负荷模式。如果负荷加大,超过了该结构的最大承受限度,组织结构的损伤就会发生,并且这种损伤可能暴发,结果导致腰椎间盘突出的发生。如果负荷强度低于组织结构的承受能力,则此操作就是安全的。

有文献报道,频繁地(每班次5次以上)搬运患者或为卧床患者更换体位会增加护士腰背痛的发生;频繁地(每班次5次以上)协助患者走路、使用轮椅或手推车等活动会诱发病房护士以及康复科医护人员颈、肩部职业性肌肉骨骼疾患。病之初期仅为单纯肌肉失衡和肌肉生理代谢紊乱,以后则因长期痉挛缺血可引起肌肉过度疲劳,引发颈、肩部软组织劳损。一般表现为慢性颈部疼痛不适,在颈部运动时尤为明显,颈椎旁有深部压痛,疼痛呈周期性发作并逐渐加重,疼痛可以产生持续的肌紧张,又可引起一系列的继发改变:紧张肌肉持续牵拉,可导致肌肉两端附着处软组织进一步劳损,加剧软组织的病理改变;肌紧张引发的神经冲动,可以和病理组织发出的疼痛神经冲动汇聚在一起,使本来较轻的疼痛症状变得较严重;一组肌肉紧张或痉挛,必将引起相应肌肉发生与其相适应的变化,以期达到补偿原发部位肌肉紧张引起的功能障碍和功能失调,可引起对侧肌肉的补偿调节,背部肌肉紧张可引起腹部肌肉补偿调节,这种对应补偿调节在慢性肩、腰、臀痛护士中较为多见。临床表现为一侧疼痛,日久可以向对侧发展;低位疼痛,日久可以向高位发展;高位疼痛,日久可以向低位发展。那些病程较久、疼痛严重的患者,出现广泛范围的不同程度疼痛,即由此而成。

搬运重物所致伤害最常见的是职业性腰痛,主要症状为腰背部疼痛,有压痛点,可伴有臀部感应痛及坐骨神经痛,有大腿及小腿的放射痛。在卧床、手术患者多的科室(如ICU、急诊科),护士发生腰肌劳损及急性腰扭伤概率增高。腰肌劳损为腰背痛的最常见原因,躯干在负重活动时,腰部受力最大最集中,长期弯腰工作者,腰部肌持续呈紧张状态,使小血管受压,供氧不足,代谢产物积累,刺激局部而形成损伤性炎症。患者一般无损伤病史,常在弯腰、转身或抬举重物时突然发作,症状持续数多天后可逐渐缓解或消失,慢性、复发性特点明显。而颈、肩部职业性肌肉骨骼疾患发作时表现为肌肉痉挛、乏力,骨与关节出现疼痛,运动受限,甚至畸形,可出现感觉异常、麻痹等。搬运重物伤害可能与以下因素有关。

1)重体力劳动:腰背痛的发病率显然与重体力劳动呈正相关。一般认为当质量超过9.3 kg(25磅)时发生腰背痛的危险性将明显增加,如护士的腰背痛有1/2~2/3是在搬运患者时或者为患者翻身时发生的,而人员不足造成护士工作量过大及缺少搬运患者的辅助设备(如翻身床、对接车)更增加了发生腰背痛的危险性。

2)不良的工作姿势:远离身体躯干拿取或操纵重物;超负荷的推拉重物;不良的身体运动或工作姿势,尤其是躯干扭转、弯曲、伸展取东西;超负荷的负重运动,尤其是举起及搬下重物的垂直距离过长,搬运重物的水平距离过长等。

3)缺乏相关的培训:护士从事较多基础生活护理工作,但却因缺乏相关培训,不会很好运用人体力学的原理护理患者,如为卧床患者更换体位或更换床单等动作,护士只做弯腰动作,很少屈膝,常使腰背肌肉、韧带受到过度牵拉引起腰部疼痛。

4)无良好的作息习惯:年轻护士在开始操作时精神紧张、技术不熟练,又没有在最佳生理工作体位养成良好习惯,均可引起颈肩部肌肉疲劳,而使之失去控制肌肉平衡的能力。而工作之外,不注意主动休息,生活习惯多无规律性,又缺乏锻炼,不能使受牵拉的肌肉、韧带恢复良好状态。

（2）搬运重物导致伤害案例分析

【案例3】

患者,女性,39 岁,某大医院外科监护室护士,从业 18 年,每天的部分工作是搬抬患者和搬运各种医疗仪器,有的仪器较重。3 年前开始出现腰背部疼痛,2 年前出现左侧腰腿痛症状,经 CT 检查证实为腰 4、5 椎间盘膨隆。尽管曾请病假休息累积 2 个月,由于仍需工作,症状好转后常复发,半年前因症状较前剧烈,复查 CT 示腰 4、5 椎间盘突出,明显压迫硬膜囊。躯干在负重时,腰部受力最大也最集中。腰部肌肉长期超负荷工作,并且经常处于紧张状态,将产生腰部肌肉劳损。症状以无明显诱因的慢性疼痛开始,多为酸胀感,且休息后可缓解,但卧床过久后又会感到不适。本例即是长期搬运重物,背部肌肉慢性劳损。久之,造成椎间盘发生退变,椎间盘突出的早期为膨隆,此时如果避免弯腰搬重物,进行休息及牵引治疗等保守治疗方法,大多数可缓解甚至治愈。发生椎间盘突出时,症状进一步加重,此时保守治疗往往无效,常需手术治疗。

2.电器意外伤害　急诊科经常抢救患者,在进行电击除颤或使用电动吸引器过程中,在连接电插线板、固定插座时,可能出现漏电、短路现象,有潜在的触电及电灼伤的可能。至于电器导致的意外伤害的原因可参考"物理性职业暴露因素及防护"相关内容。

3.噪声污染　门急诊的患者及家属多,尤其急诊科是急危重患者集中抢救的场所,噪声来源于患者的呻吟、家属的呼救声。此外,各种仪器产生的噪声影响也是不容忽视。

4.电离辐射　急诊护理人员经常护送危重患者做 CT、拍片检查,不可避免地会连带受到 X 射线的辐射。小剂量暴露,长时间接触会因蓄积作用而致癌、致畸。至于电离辐射所致伤害详细内容可参考"物理性职业暴露因素及防护"相关内容。

(四)化学性危害因素

门诊、急诊作为患者集中的高密度场所,许多已发的或潜在的各种传染病比较多,因此,医护人员常使用各种化学性消毒剂进行环境的消毒,如甲醛、戊二醛、过氧乙酸是门诊、急诊场所空气、物品、地面常用的挥发性消毒剂。这些化学性消毒剂本身也会造成二次污染,可对人体的皮肤、黏膜、呼吸道、神经系统产生不利的影响,引起接触性皮炎、哮喘、中毒或致癌等。详细内容可参考"化学性职业暴露及防护"相关内容。

二、防护措施

(一)生物性危害因素的防护

1.树立全面防护的职业安全管理理念　医护人员是医院最宝贵的资源,管理者有责任和义务为其提供一个更为安全与健康的工作环境。制定相应的防护管理办法,如一次性注射器毁形管理办法,当有可能接触患者血液或其他体液操作时必须戴手套等,并适时对管理规定相应进行改进,使更为科学、合理,以更有利于保护临床医护人员的职业安全。

2.加强个人职业安全知识的教育和培训　由于目前临床医护人员在学校所受的教育普遍缺乏防护知识的培训,因此,在医疗护理人员上岗前,医院应对其进行防护知识的岗前培训,并重视对这方面知识的在职教育,不断增强医护人员的个人职业安全防护意识。

3.强化医疗护理人员的洗手要求　依从性洗手是避免细菌感染最简单、最基本的方法,也是最常被忽略的。要求医疗护理人员每次工作完毕,应立即洗手,在脱下工作服或手套后也应立刻洗手。洗手时应严格按照七步法进行。即掌心擦掌心;手指交错,掌心擦掌心;手指交错,掌心擦手背,两手互换;两手互握互擦;指尖摩擦掌心互换;拇指在掌中移动,两手互换,揉搓手腕、手臂、双手互换。时间为 1 ~ 2 min。

(二)心理社会因素所致危害的防护

1. 提高自身的心理素质 与同事间建立良好的人际关系,创造和谐的工作气氛。合理安排睡眠、饮食和家庭生活,善于从生活中寻找乐趣,适当参加有益的集体活动,多参加体育锻炼,提高自身对紧张刺激的承受能力,保持一种平和、稳定、乐观的健康心态。

2. 科学排班 门诊、急诊医疗护理人员工作量大,管理部门应按工作量合理配置医疗护理人力,配合采取弹性排班、轮班制,调整工作强度,减轻职业紧张和心理压力。

3. 暴力的防护和应对

(1)医护工作场所暴力的防护 因为医疗护理职业暴露问题越来越受到社会的重视,许多健康服务的机构已把研究的焦点集中在暴力的预防和控制策略上。

1)医疗行政管理的要求:①国家和卫生主管部门应尽快制定和颁布防范工作场所暴力事件的法律法规。②就医过程中,医患双方都应履行自己的权利和义务,患者不能只强调权利不履行义务,明确规定不允许发生暴力事件,不允许侵犯他人人身安全。③分期分批为护理人员开设应对暴力的培训班。开设的课程:本部门工作场所防止暴力发生的政策、引发暴力的危险因素、对暴力行为的识别及防范措施和发生暴力后的求助等。④人力资源部门要保证临床一线有足够的护理人力资源供给,减少患者的等待时间。尤其在暴力高峰时段,比如:工作人员轮流用餐时间、转送患者途中、夜班时段、急救时期等更应给予高度重视。⑤禁止工作人员单独在急诊室或门诊值班。⑥医疗职业为高风险职业,医疗机构应为医务工作者购买医疗风险保险。社会舆论或媒体对于医患关系应给予正确的导向。

2)医疗布局和设施的要求:医院的完全开放形式使任何人都可以进入医院,其中不乏蓄意犯罪的流氓、酗酒和吸毒者、偷窃和抢劫犯及精神病患者,所以医院的环境设计不合理可能是暴力发生的潜在因素。因此,医院的布局和设施要符合以下要求:①相关环境安全设施要保证。如工作场所及周围环境的照明要足够、进出口的安全控制要到位。病房、护士台、与医院保安部门之间的监控和报警系统要畅通,必要时应设置电话报警装置等。②医院可根据实际运作情况设置专门的警力点,一旦警报拉响时,能迅速做出有效回应,如果条件允许也可以与地区警署联网。③在工作场所暴力的高发区域,如急诊室等部门也可设置 24 h 闭路电视监控。④在走廊、交叉路口安装安全装置,如反光镜、摄像头等。⑤在设计护士台布局时,可考虑封闭护士站,也可加高护士办公台,以防不测。护士台的门窗玻璃应该是防弹、防碎材料制成。同时办公家具或其他物体应该尽量设计为固定式的,以减少它们被当作武器使用,伤及他人和财产破坏。同时,应设置员工专门通道或紧急出口,以备不测。⑥为情绪激动的患者及家属,或为突发事件设置一个"缓冲室""隔离室""休息室"。⑦建立卡控通道来限制外来人员在医院的活动范围。医院的保安有义务限制探访者的数量,甄别和阻止有暴力和不良动机的人员进入医院和工作场所。⑧在工作区域内外安装较强的照明灯。设置一间宽大、舒适的候诊大厅。

3)医疗护理人员教育与培训的要求:①针对从事健康服务职业的医疗护理人员,应该设置预防和应对职业暴力发生的理论培训课程和技能操作课程;并将该项目纳入医院每年医疗护理人员的必修继续教育项目,同时在培训中不断纳入新的内容,以适应新的职业暴力预防的政策和策略。②通过各种形式组织有关人文知识方面的讲座,以达到掌握与患者有效交流沟通的技巧和能力。

③定期对医疗护理人员进行相关政策、制度方面的培训,包括应对暴力事件的预防、报告制度及支持系统流程的培训。④指导认识潜在的暴力,了解化解或降低潜在暴力情况的方法。同时教会医护人员如何评估和识别可能发生暴力的信号及自身保护方法,如警惕性、适当的防卫技术、如何脱离和回避等。⑤学会建立良好的社会支持网络。要与合作者、同事形成密切的关系,确保自己在受到工作场所暴力的威胁时有可及的应对资源可利用。并经常通过一些已发生的案例讨论,来从中吸取一些教训或获得一些启迪。

4)医疗护理人员自身能力要求:①树立以患者为中心的服务意识,强化医疗护理服务的人性化,尽可能满足患者合理的需求。②加强职业道德规范,提高个人修养,提升工作责任心,严格执行各项规章制度。③不断钻研技术、提高业务能力,更好地为患者服务;增强医患、护患沟通,对待患者一视同仁。

5)社会系统的支持:医院是为患者提供医疗服务的特殊公共场所,其工作环境的安全性直接影响到患者的医疗护理质量和生命安全。政府部门应尽快制定相应的法律、法规,追究施暴者扰乱就医环境、损害人身安全所造成的法律责任。

(2)医护工作场所暴力发生后应对措施　医疗护理人员遭受职业暴力的问题越来越受到社会广泛的重视,许多提供健康服务的医疗机构已把有关医院工作场所暴力的研究焦点集中在暴力的预防和应对上。在暴力的应对方面又强调暴力发生时的防范。医护人员法律意识不强,往往没有保留被暴力侵犯的证据,使行凶者得以逃脱法律的制裁。如果发现有工作场所暴力倾向发生可能,应该做到以下几点。

1)确定或寻找一个可使自己随时逃离现场的线路或者出口。不要让患者或家属夹在自己和门的中间,以挡住你离开的通道。更不要背对着患者,使可能施暴者离开你的视线。

2)不要侵犯患者或家属的人格尊严,也不要触碰到患者某些忌讳的部位,与他们保持一定的距离。而且不要让患者误解你有随时侵犯他的私人空间的想法或念头,否则会增加他的愤怒。

3)保持自己的情绪稳定和平静呼吸,真诚地表现愿意倾听患者及家属的意见或建议。

4)当患者或家属大声谩骂喊叫时,不要试着与他或者他们谈话或对话,让他们发泄或抱怨,用倾听与沉默应答。当患者或家属听你说话时,你要保持镇静,讲话的语速不宜过快、语调不宜过高,声音不宜过响或过轻,以保持平静的声音为妥。

5)对于患者或家属不正确的表达,不要急于争执、辩护、对质或批评。让他们有足够的时间表达他的抱怨与不满。不失时机地有选择性地做出一些回答。

6)试着澄清误解,承认患者令人信服的怨言。用简洁的语言与之交流,以表达对患者的关心并提供确实可行的解决问题的方法。

7)在与患者或家属的交谈或接触中,一旦发现有暴力倾向时,应尽早防范,并尽快提醒每一位有可能接触该患者和家属的医疗护理人员言语与工作都要加倍小心。同时,应该高度重视患者及其家人对治疗护理的反应和满意度。

总之,医院反暴力是一项长期性的,需要多方面介入与配合的工作。需要社会的支持、政府的重视、人民的理解和支持,更需要广大医护人员自身的提高和适应。

(三)物理性危害的防护

这里主要介绍物理性职业危害其中的一种因素即搬运重物所致伤害的防护。

1.搬运重物所致伤害防护　要正确地运用人体力学的原理来指导工作,应注意以下几点。

(1)保持重心合理　医护人员在搬运重物时,要保持大的支撑面,两脚分开15 cm的距离,以维持身体的平衡,使重心恒定并使重量均匀分布。另外应注意,工作时身体靠近工作物,肘部尽可能地贴近躯干两侧。

（2）动作合理　物品移动时，能拉则不要推，能推则不要提。如物体的质量超过 5 kg，则应在物体的重心上安上一个提把；如提体积较大的物品，则重量不能超过 10 kg；当物体是人体重量的 35% 时，不要硬提举，可沿地面推动；当推动物体时不要有向下的力。而且用力的方向尽量接近重心的水平，如此将省力很多。

（3）姿势正确　当拉动和移动重物或患者时，要使身体挺直在支撑面上，而决不要抬起或离开支撑面。两腿前后分开，膝盖微屈，拉紧臀部和腹部的肌肉，使之支撑骨盆腔，尽量避免背部过度弯曲，用力于膝部和体部，使身体重量随着两腿前后移动，而不要硬撑强拉。

（4）动作协调　尽量用全身转动，避免用躯干转动，以免不均等的肌肉张力造成正常的重力线的改变。

（5）科学收缩和放松肌肉　肌肉在能放松时就放松，只有在必要时才收缩。在任何工作中都应尽可能地用最大肌群和最大数量的肌肉。

（6）重视使用搬运患者的机械设备　在科学技术迅猛发展的今天，各种诊疗护理器械的生产已为减轻医疗护理工作量提供了很多优越的条件，如翻身床、对接车、机械提举架、移动椅等作为首选项目应用于临床诊疗护理工作。

（7）开展全面的和互动的员工培训　培训员工理解和熟悉有关患者提举和搬运的政策和制度，对新员工和轮转实习员工均要进行轮训。做好搬运重物的培训教育，教会她们应用力学原理去完成工作，并学会主动休息，生活作息有规律，夜班或较大工作量后，应及时休息，不应是感觉劳累后休息。

（8）提倡医护人员重视自我保健意识　功能性腰背痛是可逆转的，而单纯性颈肩部肌肉酸痛和不适，大多由于工作疲劳而发病，稍加休息或作对抗性反方向肌肉运动，即可消除疲劳而使症状消失。在工作之余要进行自我腰腿部肌肉的锻炼。如转胯运腰、转腰捶背、双手攀足、腰部转动、臀部转动、腹部转动、躯干水平提起、腿和背的锻炼、伸展腿韧带等。

2. 搬运重物所致危害后的应急措施　搬运重物可能导致不同程度的颈、肩、腰部损伤，根据不同情况给予相应的对症处理，鼓励报告工作中损伤腰部、下背痛、其他的肌肉骨骼症状和疾病的事件，而且保障报告者无负面影响，还要保证对受伤员工的积极治疗。

（1）颈部损伤的治疗主张　首先将预防和康复作为一个重要的基础治疗，包括颈部保健知识教育，体育锻炼体操方法，使用合适的健康枕头和乘坐飞机、车、船途中的颈椎保护圈等。无论是急性或慢性发作的颈部疼痛，在首次诊疗中均应发现并纠正可能诱发颈椎关节损伤的不正确用颈姿势或习惯，这将影响该患者颈椎病的近期和远期疗效。发病 1 个月内的颈椎关节疼痛属于急性损伤期，在基础治疗上采用局部加热改善血液供应的物理治疗，选择服用一种非甾体类镇痛药。颈椎不稳患者的小关节疼痛应用颈椎牵引加手法整复，会收到立竿见影的效果。如果患者因各种原因不能坚持物理治疗时，可应用局部注射消炎镇痛药或微创射频消融治疗。

（2）肩周炎的治疗方法　口服消炎镇痛药、热敷；病变早期动静结合，上肢吊带制动肩关节的同时，坚持每天锻炼患肩；病变进展期可以局部封闭，积极有计划地主动锻炼肩关节是治疗期间最主要的措施，切忌被动活动肩关节。另外还有手法松解、针刀疗法及神经阻滞等。

（3）职业性腰背痛的治疗方法　常见原因主要是损伤性的，如腰肌损伤和劳损、腰椎间盘突出症、腰椎压缩性骨折等，即是职业因素使躯干长期处于机械力学的较大负荷状态。其治疗方面，急性期主要采取卧床休息，以硬板床为宜，可以在疼痛部位采取适当的按摩和推拿，但力度不宜过大，以免对肌肉造成新的损伤。安全的方法是理疗和热敷，也可以适当牵引。平时避免过劳，纠正不良体位,以正确的方式弯腰搬运重物。在工作时可以使用腰围保护,但在休息时必须去除,以免肌肉失用性萎缩。适当功能锻炼,如腰背肌锻炼,防止肌肉张力失调;药物治疗:主要为消炎止痛药及舒筋活血的中药;封闭疗法:有固定压痛点者,可用普鲁卡因加醋酸泼尼松龙进行痛点封闭,效果良好;对各种非手术的病例,可施行手术治疗。而另一方面,职业人群中的个体因素亦起着相当大的作用,病患精神心理上的紧张焦虑对职业性腰背痛起诱导和促进作用,腰背疼痛加重焦虑,焦虑再通过神经介质的介导,加重局部缺血,引起更广泛的肌肉痉挛及化学废物的堆积,两者均又强化疼痛,疼痛又使腰椎结构的异常更难纠正,这样便形成了恶性循环,使病情经久不愈。国外称之为紧张性肌炎综合征(tension myositis syndrome,TMS)。因此,需要先稳定患者的情绪,解释有关心、身疾病的概念,并教会患者精神和机体全面放松的基本技术,再进一步探查腰骶结构上的病因,有针对性地应用推拿按摩和深部热疗等疗法以解决腰骶结构的紊乱问题和病理机制本质上的肌肉系统缺血状况,其疗效往往会比预料的好得多。

第二节　ICU 职业暴露及防护

ICU 是医院抢救危重患者的重要场所,由于工作环境和服务对象的特殊性,在 ICU 工作的护士常暴露于多种职业性危害因素中,若不注意个人防护容易造成职业性损伤。

一、常见职业危害因素

(一)物理性危害因素

1. 噪声损害

(1)噪声主要来源　大量研究表明报警声是 ICU 最严重的一种噪声。假如一位患者同时使用心电监护仪、呼吸机、微量泵、输液泵等多种仪器时,就会有 40 ~ 50 种可能的报警参数。大多数机械报警声为 60 ~ 70 dB,有的甚至超过 80 dB。在机械中,影响较大的是呼吸机、持续心电监护仪,甚至气垫器等,均会产生强弱不等的噪声。在医疗操作中,吸痰声是刺激性较强的一种噪声。另外,工作人员的说话声也是一个不可忽视的噪声。由于长期在高噪声环境中,工作人员养成了提高声音进行交流的习惯。由于抢救患者的概率较高,在紧急情况下声音在无形中比平时高出许多。

(2)噪声对医护人员的影响　一是对身心健康产生不利影响。医护人员长期在高噪声的环境下,容易导致心理压力增加,易出现烦躁、失眠、工作效率低等现象。张占杰等报道在北京的三所三级医院的 ICU 护士亚健康的发生率是 39.5%,明显高于普通人群,且在 ICU 工作 5 ~ 10 年的护士亚健康发生率高。二是容易发生意外、差错、事故。高噪声的环境不仅使医护人员工作效率低下,还可以引发差错事故的发生。医护人员在报警声中,有时很难准确、快速地区分报警的来源。曾有研究表明,即使有经验的 ICU 护士也只能快速有效辨别 39% 的紧急报警声,这样就影响护士对患者的观察而丧失有效的救治时机,导致一些不堪设想的后果。

2. 放射损伤　随着影像学增强器的改进,在 ICU 的患者摄片常在床边进行,病房内无防护设施,使得 ICU 护士经常受到 X 射线的照射;呼吸困难者使用简易呼吸囊,使医护人员常暴露在小剂量的放射环境中。由此产生的电离辐射会给医护人员造成机体损伤,如白细胞减少、不育症、放射病、致癌、致畸等。

3. 腰椎损伤　负重 ICU 患者病情危重,有的患者由于疾病限制,不能正常翻身、更换床单等,必须由护士搬动。在搬动患者时往往需要用较大的力气,日积月累可引起护士腰椎损伤。发生腰椎损伤的因素可参考"门诊、急诊科职业暴露及防护"有关内容。

(二)生物性危害因素

ICU 医护人员在日常工作中不可避免地接触患者具有传染性的血液或其他体液,因此受感染的概率很高,若不注意个人防护,不仅造成自身感染,还会成为疾病传播的媒介。

(三)心身耗竭综合征

心身耗竭综合征是一种因心理能量在长期奉献给他人的过程中被索取过多,而产生的以极度心身疲惫和感情枯竭为主的综合征。在 ICU,因危重患者多,病情易突变,实施抢救多,医护人员大脑长期处于紧张状态,紧张压抑心情长期得不到宣泄,极易导致心身耗竭综合征。

1. 工作压力　国外学者报道,心身耗竭综合征的发生与工作压力因素密切相关。压力产生的原因:①高强度的工作、高水准的要求造成的心理压力。ICU 医护人员经常处于一种连续的抢救过程中,而且重患者多,观察项目多,很容易导致心身疲劳。②垂死和死亡现象的刺激。ICU 汇集了全院的危重患者,其死亡率相当高。垂死和死亡现象作为一种刺激因素除造成医护人员的直接心理压力外,还可导致继发影响,使医护人员产生一种紧张感,认为自身工作中的很小失误或差错即会导致患者死亡。

2. 人员配备不足　国内 ICU 护士缺编现象普遍,长期超负荷工作,超出个体承受限度;遇有急症抢救常须加班,使其常常处于高度紧张的状态中,以致护士感到精力不足,出现头晕眼花、腰酸背痛、神经衰弱等状况。

3. ICU 设备复杂且更新快　ICU 的专业特点是"两个集中":一是集中了各种危重患者,二是集中了现代高科技的仪器与技术。各种现代化高科技的治疗仪器的引进和各种先进治疗措施的应用,迫使医护人员在紧张的工作之余,还要不断地学习新理论、新知识和新技术。

二、防护措施

(一)物理性危害的防护

1. 减轻噪声　主要措施:①正确设置报警声,可根据不同的环境和昼夜时间段,采取不同的报警音量,晚间或较安静时把报警音量调低,白天适当抬高音量;②工作人员加强认识,做到四轻,即说话轻、走路轻、关门轻、操作轻;③电话铃声设置在合适的音量并及时接听;④所有仪器、设备专人保管,定期检修,力求消除异常噪声。

2. 放射损伤的防护　患者进行床边 X 射线拍片时,医护人员应暂时回避,确需陪护密切观察病情的,应穿防护服。ICU 年轻护士较多,在孕期应妥善安排工作,做好防护。

3. 负重伤的预防　医护人员应懂得节力原理,用正确的姿势搬动患者;一人无法搬动时,可多人合作;平时加强锻炼,以增强体质。

上述问题的详细内容可参考本教材有关章节进行学习,这里不再重复介绍。

(二)生物性危害的预防

在接触具有传染性分泌物、血液或其他体液时,应遵守消毒隔离制度,认真洗手并进行手的消毒,这是控制交叉感染的重要措施。详细内容请参考本书第三章有关内容。

(三)心理危害的预防

(1)加强医疗护理人员配备,适当调整工作强度,采取弹性排班、轮班方法,减轻医护人员职业紧张和心理压力,创造和谐的工作气氛,以利消除疲劳;业余多组织集体活动,放松情绪,及时释放工作压力,使心理职业损伤降低到最低限度。

(2)创造良好的抢救环境,提高抢救成功率,有利于保持医护人员的自尊和自信。合理布局抢救室,周密制订救护程序、保持抢救设备的良好性能,注意加强医护人员的业务培训等,是减少垂死和死亡现象对医护人员刺激的保障,有利于缓解医护人员的心理压力。

(3)加强对心理学和医学伦理学的学习,提高医护人员的良好心理素质。

第三节　手术室职业暴露及防护

在医院临床科室系统中,手术室的环境比较特殊,它不仅是手术治疗各种疾病挽救患者生命的重要场所,同时也是一个职业暴露的高危险区。手术室医护人员长时间工作在一个比较封闭的环境中,其周围存在着大量危害其身心健康的有害因素。例如,频繁接触患者的血液及各种体液、分泌物、排泄物等,可能造成病原微生物的感染;各种化学消毒剂和挥发性麻醉剂形成的空气污染;由于工作需要,每日精神高度紧张,注意力集中,长时间的颈椎前屈站立;巡回护士经常需要快步行走,处理各种重物及进食时间不规律造成的心身上的损害;另外,还存在电灼、噪声等危害因素。使得从事手术室工作的医护人员成为职业暴露的高危群体。因此,必须针对手术室常见的职业危险因素,制订相应的防护措施,进行有效的防护管理,以保护手术室医护人员的身心健康。

一、常见职业危害因素

(一)生物性危害因素

手术室医护人员每天都接触患者的血液、体液、分泌物及排泄物以及被切割的人体组织、器官等,而且手术配合中使用的锐利器械较多,如刀、剪、钩、针等,传递频繁,稍有不慎,极易损伤自己或误伤他人。在 Lohine 的一项调查中发现,约有 11.7% 的手术室工作人员中存在意外的血液直接接触。术中意外针刺伤、刀割伤、污血可溅到皮肤或眼睛里。在可经针刺伤传播的 20 余种疾病中,最常见也是最可怕的是乙型肝炎、丙型肝炎、艾滋病。

1. 乙型、丙型肝炎病毒及暴露途径　乙型肝炎的传染源是患者和病毒携带者,病毒存在于血液及各种体液中,传染性血液可通过皮肤、黏膜的微小破损而感染;还可通过母婴垂直传播,或通过输注血液制品传播;密切接触传染。对于医护人员来说,肝炎最常见的暴露途径是在有创操作过程中经皮暴露而造成的血液感染。美国疾病控制与预防中心在 1988 年曾做出估测,每年因为直接或间接感染乙型肝炎而导致死亡的医护人员有 200～300 名。其中,最容易被感染的群体是外科医生和护士。另外,手术室护士感染丙型肝炎的概率为 0.1%～1.6%。手术室医护人员感染乙型、丙型肝炎病毒的常见暴露途径:①意外伤害,手术配合中使用的锐利器械造成的针刺伤、刀割伤等。美国疾病控制与预防中心估计,医护人员中每年至少发生 100 万次针刺伤,其中护士占 80%。曾俊等对在手术室实习护士受伤情况的调查显示,其受伤率为 97.09%。病毒传染的媒介可以是被污染的术中使用过的注射器、手术器械等。②密切接触传染,医护人员在移动患者、安置其手术体位、各种注射、麻醉与手术的配合、包扎、术后处理等操作过程中与患者的血液或其他体液、分泌物、排泄物及被污染的器械、敷料和医疗用品接触密切,导致皮肤黏膜污染。

2.艾滋病病毒及常见的暴露途径　获得性免疫缺陷综合征是一种获得性免疫缺陷综合征,主要是经血液、性接触和母婴传播。获得性免疫缺陷综合征常见的暴露源包括感染者或患者的血液、含血的体液、感染者或患者的精液、阴道分泌物、含人类免疫缺陷病毒的实验室标本、生物制品、器官等。手术室的医护人员经常与患者的血液及其他体液、血液制品直接接触,因此,感染艾滋病病毒的机会非常高。据报道,截止到1997年7月,美国确定由患者传染而导致医护人员感染该病的人数达到52人。在被确认的医护人员中,护士是最主要的职业群体。调查显示,护理人员在手术中受伤的概率最大,占受伤总数的77.19%,并且发生在手术过程中的危险性也是最大。而且由于手术中往往是最繁忙最紧张的时候,受伤者往往来不及马上处理。因此,对于手术室医护人员来讲,艾滋病的暴露途径主要是通过破损的皮肤而引起的血行感染。一般而言,针刺的平均血量为1.4 μL,一次针头刺伤感染人类免疫缺陷病毒的概率为0.33%。其次,少数可通过黏膜或其他非完整性皮肤接触感染。黏膜表面暴露后感染的概率一般为0.09%。感染的可能性与针头刺入的部位、皮肤损伤的程度、器械针头污染的程度及患者疾病的严重程度等有关。

(二)化学性危害因素

现代化手术室多为层流净化手术室,为保持室内的洁净,窗户的封闭性也很强,长时间的持续工作得不到新鲜的空气。在手术室中存在的化学性危险因素主要包括:麻醉废气、化学性消毒剂、抗肿瘤药物、外科电器烟雾、乳胶和橡胶制品及其滑石粉等各类粉剂。

1.麻醉废气污染　由于手术中使用的麻醉药大部分以原形由患者肺中排出,形成的麻醉废气可通过许多环节弥散到空气中,造成手术室的环境空气污染。虽然目前国内大型医院的手术室普遍使用紧闭式麻醉装置,麻醉机装备的废气吸附清除系统可有效地降低空气中麻醉药的含量,但如果出现麻醉机呼吸回路漏气仍可造成空气污染。长期暴露在这种微量麻醉废气的污染环境中可对手术室护理人员的身体健康带来不利的影响。麻醉废气在机体内不断蓄积达到危害机体健康的浓度,可能产生氟化物中毒和遗传学影响,包括致突变和致癌作用;还可影响女性的生育能力,引起流产、畸胎等。

2.化学性消毒剂　为保持手术室内的无菌状态,熏蒸法和喷雾法是手术室最常用的化学消毒法,其使用的化学消毒剂主要是甲醛、戊二醛、乙醇、环氧乙烷等挥发性化学制剂。因此,很容易造成空气的二次污染。①甲醛:作为醛类高效灭菌剂,杀菌作用强,但其蒸汽对眼睛和呼吸道有强烈的刺激性,可引起流泪、咳嗽、结膜炎、鼻炎、支气管炎等,急性大量接触甲醛还可导致肺水肿;②戊二醛:可引起皮炎、变态反应、结膜炎等;③含氯消毒剂对皮肤有轻微的损害,对金属、布类腐蚀性强;④过氧乙酸是一种强氧化剂和高效广谱杀菌剂,对黏膜有刺激性。此外,环氧乙烷、乙醇及甲苯还能诱发细胞突变,并有累积效应。由于手术室内存在多种化学性消毒剂造成的有害气体,可对人体造成严重危害,长期接触有致癌和致畸作用。

3.抗肿瘤药物　为了增加治疗效果,手术中配合使用一些抗肿瘤药物,这些药物可经过皮肤和呼吸道进入人体而产生不良的作用。职业接触抗肿瘤药物所产生的毒性、致畸、致癌作用已被证实,对医护人员生殖功能的影响国外已有报道。谢金辉等对北京、天津、包头三地24所医院873名护士的1 021次妊娠的回顾性调查显示,护士职业接触抗肿瘤药物可导致妊娠并发症及不良妊娠结局的危险性增加,其不良妊娠结局随着抗肿瘤药物接触水平的增加而增加,接触组为26%,对照组为15%。

4.使用外科电器形成的烟雾　激光外科电器、电刀切割、电凝止血及其他动力设备在使用过程中可产生导致手术间空气质量下降而影响健康的烟雾。美国职业安全与保健署于1996年9月发布了外科手术烟雾危害的警告,认为激光和外科电器在使用中组织热裂所产生的物质与机体的某些炎症有关。暴露于烟雾环境中的人员主要有恶心、呕吐及眼睛和上呼吸道的刺激症状等。

5. 乳胶、橡胶制品及其滑石粉

（1）乳胶类制品　手术室常用的手套、止血带、胶布等物品含有乳胶成分会引起多种反应。如皮疹、荨麻疹、瘙痒、哮喘，极少情况下还可造成休克危及生命。乳胶过敏反应是医护人员最常见的接触性皮炎，特别是手患有湿疹时戴手套更容易诱发。美国职业保护与健康研究会发布的"乳胶过敏警戒"中提到，据初步估计，目前医务人员中乳胶过敏的发生率是 8% ~ 12%。据相关调查显示，手术室医护人员更容易产生渐进性乳胶过敏，这一情况的发生要归因于其需长时间、高频率地接触乳胶。

（2）橡胶制品　橡胶手套，也是导致过敏发生的原因之一。首发症状表现为手部的接触性荨麻疹和瘙痒，严重者会进一步发展。国外的一项研究表明，外科医生和手术室医护人员比其他的医务人员更容易发生该类制品的过敏反应。

（3）各类粉剂　医用手套内常使用多种粉剂，如石松子粉、滑石粉和最近新出现的玉米粉。这类材料在增加手套使用便利的同时，也给医护人员带来了严重的危害。其中最常见、危害也最大的是过敏反应。医护人员发生过敏反应的途径有 3 种。一是天然橡胶蛋白与手套上的淀粉颗粒融合凝固后在空气中飘浮，通过呼吸道被吸入；二是通过皮肤吸收粉末；三是洗手不规范、不彻底，污染食物进入消化道。

（三）运动功能性危害

专家已证实：护士的工作姿势与能量消耗有一定关系，工作姿势与疲劳也有一定关系。手术室工作紧张，节奏快，器械护士在工作中较长时间处于相对固定的姿势。巡回护士平均用 240 步/min 的急速行走工作，累计时间 4 h/d 或更长。此外，护士还要经常搬运重物。因此，手术室的护士很容易出现颈椎和脊柱的损伤。

1. 颈椎损伤　手术室器械护士在整个手术中都是全神贯注，身体保持前倾位，护士拿取器械身体转动幅度很小或只转动颈部及倾斜上身。配合手术时颈椎保持前屈 20° ~ 85°，连续站立时间平均为 6.5 h/d 或更长。手术视野离护士越远，颈部偏转的角度越大。长时间使肌肉肌腱处于疲劳状态，极易发生颈椎病。

2. 脊柱损伤　据美国健康部门报道，1988—1990 年约有 70% 的护士工伤是由搬运患者引起的，1992 年人力研究所报道，约有 1/4 的护士因脊柱受伤不得不离职。移动和搬运患者及无菌包裹是手术室的一项经常性工作，不正确的搬运姿势常造成脊柱损伤。角度不正确的下弯腰超时静立可对肌肉关节造成损伤。在配合手术时，护士有时会过度倾斜身体或在手术台前采取重心偏向一条腿等不正确姿势，使脊柱韧带肌肉承受重压或持续性疲劳而受损。

3. 长期站立损伤　研究表明，长期站立对人体健康会产生有害的影响。人在站立时，整个身体的体重会落到双侧下肢上，重力由脊柱传递到腰椎关节、双膝、双腿。直至足底，骶髋、膝、踝各关节都要承受重力。为了保持稳定性，这些关节周围和肌肉群必须保持相应的紧张状态，持续过久，就会导致肌肉疲劳。同时，因站立时心脏离足端最远，为了泵血到下肢要多做功，消耗甚大，心脏负担加重，而导致一系列的身体伤害。如潘婕等对手术室护士就下肢静脉曲张的发生进行了调查分析，结果提示手术室下肢静脉曲张的职业损害有上升趋势，其发病率与工龄的长短、工作强度、工作的特殊性有密切关系：工龄 6 ~ 10 年，发生率为 40%；工龄 11 ~ 15 年，发生率为 83%。长期站立伤害可表现在以下几个方面。

（1）下背痛　长期站立可造成累积性伤害，以下背痛最为常见。初期症状觉得下背酸痛，颈部酸痛、肌肉扭筋拉伤，再加上缺乏适当休息，又需负重搬运，或是突然承受推拉扭转，紧急采取不当姿势,日积月累会造成腰椎、颈椎的椎间盘突出,更严重甚至产生下肢麻木、坐骨神经痛以及肌力衰退。

(2)膝关节滑囊炎 因为长期站立造成膝关节压迫引起发炎,初期觉得关节肿胀、疼痛,如果缺乏适当休息,又需屈膝搬运,常造成关节退化变形,甚至行走困难。

(3)足趾变形 久站加上鞋子设计不良,造成足趾外翻、关节变形,足趾长期受压也会造成表皮角质增生,产生俗称的"鸡眼"。

(4)下肢水肿 久站造成下肢血液回流障碍,初期觉得小腿抽筋,脚踝肿胀,随后下肢水肿,越站越严重。

(5)静脉曲张 长期站立因长时间维持相同姿势,在日积月累的情况下,破坏静脉瓣膜而产生静脉压过高造成静脉曲张。静脉曲张多发生在下肢,腿部皮肤出现红色或者蓝色像是蜘蛛网、蚯蚓样的扭曲血管,或者像树瘤般的硬块结节,静脉发生异常肿胀和曲张。久站或走远路时,常感下肢沉重、发胀、酸痛、易疲劳;或可发生下肢和足部肌肉痉挛,病情加重时,表现为腿上一团团"青筋",甚至皮肤溃疡经久不愈,既影响美观又影响健康,而且下肢静脉曲张者普遍存在下肢深静脉血栓,随时有生命危险。

(6)女性可见痛经发生率增高 痛经的发生受内在或外来等多种因素的影响。长期站立工作者,因重力引起的流体静力学作用影响静脉血回流,子宫等盆腔脏器血流不足,子宫肌组织缺血刺激自主神经疼痛纤维而发生痛经。此外,长期站立工作带来的疲劳、精神紧张等因素使痛阈降低,可能也是痛经发生率增高的原因之一。

(7)眩晕 因为久站造成头颈不适易引起眩晕感。

(8)肛肠疾病 长期站立还会引起腹压增高,内脏下垂,而直肠静脉丛压力持续增高的结果还会引起痔疮的发生。

(9)胃下垂。

【案例导入与分析8-1】

长期站立的伤害

患者王某,女性,44岁,手术室护士。从业23年,长期站立工作,5年前开始出现双下肢静脉曲张,小腿肿胀,7年前出现腰背部酸痛,活动受限,翻身及弯腰时疼痛明显。X射线检查示腰椎退变,生理曲度变直,经卧床休息2周后症状缓解,但之后症状经常发作,且发作强度和频率逐渐增加。

根据上述案情,请思考:

患者王某的发病因素是什么?

思路提示:

长期站立最主要的危害是下肢静脉曲张,全身软组织劳损,主要发生部位为腰背部、颈部及双下肢。对女性来说,还有月经异常的风险。危害往往与工龄长短相关。长期持久站立,重体力劳动等都会使静脉瓣膜承受过度的压力,逐渐松弛,瓣膜正常关闭的功能破坏,这是导致静脉曲张的主要原因。

(四)物理性危害因素

1.噪声 凡是人所不喜欢、不需要或使人产生不愉快的声音统称为噪声。国内外的一些研究表明,手术室的噪声平均为60~65 dB,但往往接近90 dB。

（1）手术室噪声的来源　①麻醉呼吸机产生的噪声约为 65 dB；②电动吸引器发出的声音,约为 73 dB；③电灼,约为 65 dB；④电话铃声,为 60～70 dB；⑤工作人员谈话,约为 60 dB；⑥其他包括空调声、麻醉报警声、手术器械的应用、患者的呻吟、电锯、物品及仪器移动声等。

（2）噪声对人体的影响　噪声对人体有害,可引起紧张的应急反应,包括心理和生理反应。①生理反应:噪声可影响人体的内分泌、心血管以及听力系统的正常生理功能,出现头疼、头晕、听力下降等,导致判断力和持续记忆力减退,使医护人员的注意力不集中、影响手术关键时刻的注意力。②心理反应:长期接触噪声,可使人出现情绪上的不良反应,包括焦虑、恐惧、愤怒或者抑郁等,妨碍休息和睡眠,导致工作效率降低。

2. 电离辐射　随着影像增强器的改进和骨科半闭合手术的广泛开展,手术室的医护人员经常受到 X 射线的照射。小量长时间的接触放射线可因为蓄积作用致癌或致畸,还可抑制骨髓造血,使白细胞减少,造成自主神经功能紊乱。另外,目前泌尿外科、神经外科、整形外科手术中常用的激光对皮肤、眼球有光化效应损害。

3. 紫外线　紫外线灯是手术室常用的有效空气消毒法,而且在一些手术中也常常会使用到,如紫外线照射自体血充氧回输、伤口的照射等。紫外线灯对人体的危害是不容忽视的。可造成眼睛和皮肤的损害;在消毒过程中产生的臭氧有强氧化作用,能破坏肺表面的活性物质,引起肺水肿和哮喘。

4. 触电及电灼伤　手术室中电器设备较多,如电刀、显微镜、电插板、电动吸引器及电煮沸锅等。如果存在漏电或操作不规范、思想不集中,就会损伤自己。

（五）社会心理性危害因素

1. 心理疲劳　手术室是一个高风险、高工作强度的科室,工作的随机性、时限性强,工作性质多是被动和从属的,护理人员每天必须配合性格、爱好和手术习惯不同的外科医师的工作,在遇到急症、疑难复杂手术及抢救患者时,使大脑长期处于紧张状态。同时,新的护患关系和患者家属法律意识的不断增强,对护理工作提出了新的挑战,手术室护士经常担心工作中出现差错事故,担心工作不慎导致医疗纠纷。上述两种因素的存在,极易导致其身心疲惫。

2. 饮食不规律　在进行大的手术时,手术医师和护士需要长时间的工作,不能按时进食。长时间的空腹工作易诱发胃肠道的疾病或发生低血糖,甚至虚脱。

二、防护措施

（一）一般性防护措施

1. 手术室整体布局应合理规范符合要求　医院医疗护理质量控制小组负责人、手术室科主任、护士长应参与手术间、各种仪器的摆放等。

2. 建立职业防护教育和培训制度　由手术室科主任、护士长、手术室负责感染监测的护士共同组成宣教小组。负责对手术室医护人员进行有关医院感染和防护知识宣教,使手术室医护人员对职业感染有较全面的认识。除了相关专题讨论外,也可利用图片、画报等进行教育,以增强手术室医护人员的自我保护意识,提高自我防护能力。

3. 严格管理手术室废弃物　手术室每天会产生大量的废弃物,要求医护人员正确处理废弃物。医疗废弃物的分类按照卫健委关于《医疗卫生机构医疗废物管理办法》的规定执行,分别放入不同颜色和标记的污物袋,封口后放入污物储存间,送往专门的垃圾站进行无害化处理。当日手术结束后,应撤除手术间内所有污物袋。

4. 提供足够的防护用具　由于缺乏必要的防护用具,导致医护人员在明知存在一些职业危害因素的情况下,却不能付于实施。因此,管理者不要被科室成本核算的理念所束缚,为医护人员的健康着想,提供足够的防护用具。

5. 防护措施的实施要制度化　医院应设有专门的监督小组,考察各项防护措施的落实情况。如防护用具是否正确使用,医护人员洗手的规范性等。都要有监督部门来强制执行,否则将受到相应的处罚。只有将防护措施制度化,才能真正提高医护人员的职业防护意识。

6. 制定医护人员意外伤害管理办法　该办法应包括:意外伤害的现场紧急处理,报告手术室和感染监控人员,抽血检验,填写意外伤害报告(附化验单),必要的登记及登记备案。

7. 建立医护人员健康体检登记制度。手术室医护人员上岗前均免费预防注射乙型肝炎疫苗,相应部门对其进行跟踪观察。对每位医护人员预防注射后进行化验,了解是否产生抗体。对于身体条件不能胜任手术室工作的,及早更换岗位。

(二)生物性职业危害的防护

1. 加强教育培训　加强职业防护相关知识的教育和培训,提高医护人员的防护意识,重视乙型肝炎病毒、丙型肝炎病毒、人类免疫缺陷病毒防护知识的宣传和教育,使其了解此类传染病的基础知识和接触机会,重视防护措施的重要性,自觉做好防护工作。

2. 规范术前各项检查　手术患者术前生化检查项目,建立术前患者的访视制度,要求参与手术的医护人员在术前 1 d,准确了解患者肝炎和艾滋病病毒携带情况,并重点做好此类手术围手术期的安全防护。对于急症或未确诊的患者,一律按照有传染病的患者进行防护。

3. 安全处理锐器　针头、刀片等锐器用过的针头禁止双手回套针冒,应及时放入固定容器内。对使用中和使用过的刀、剪、钩等锐器消毒处理时一定要戴手套,轻拿、轻放,以防刺伤皮肤。清洗、消毒器械时,锐利器械单独放置,打包时器械尖锐端使用安全套,避免刺伤。

4. 严格锐利器械使用的操作规程　手术过程中传递刀、缝针时放慢速度,或将手术刀放在弯盘中传递,避免手与手直接接触;不可直接用手装卸刀片、弯曲或折断针头。避免刀割、针刺伤的发生。

5. 针刺伤的应急处理　立即将伤口用清水冲洗,挤出残液,用碘酊消毒,若患者乙型肝炎病毒阳性则应在受伤 24 h 内注射乙型肝炎病毒高价抗体和乙型肝炎疫苗。如果患者人类免疫缺陷病毒阳性应设法在暴露后 24 h 内尽快服药预防,做好详细记录并上报。

6. 严格按照卫健委医院管理规范进行标准预防　确定患者的血液及其他体液、分泌物、排泄物均具有传染性的,需进行隔离,不论是否有明显的血迹污染或是否接触非完整性的皮肤与黏膜,接触上述物质者必须采取防护措施。

7. 健康体检　医护人员定期进行肝功能和乙型肝炎六项的检查,定期注射乙型肝炎疫苗,增强人体免疫力。

(三)化学性职业危害的防护

1. 采取多种手段降低室内麻醉废气　确保室内空气达标前提下,手术间要定期开门窗通风,改善室内空气质量;有条件的应建立洁净手术室,采用净化空调系统;将麻醉废气用管道接至门外。

2. 定期检查麻醉机的性能　术前提醒麻醉师检查麻醉机的密闭性,减少药液的挥发。术中如遇麻醉机漏气或回路不畅,应在手术结束后停用该机器,进行检修。

3. 合理使用防护用具　接触甲醛、戊二醛等化学制剂及应用抗肿瘤药物时,应使用手套、口罩、防护衣,加强自身防护。如不小心将化学制剂滴到眼睛里或皮肤上,应在流水下反复冲洗,以将影响程度减少到最低。巡回护士在配置抗肿瘤药物时,应现用现配,操作完毕后立即清洁操作台面,减少化学治疗药在空气中的挥发。

4.合理排班和休息　使妊娠期或哺乳期的医护人员尽量减少接触挥发性麻醉药及抗肿瘤药物。

5.采用烟雾排除系统　过滤和清除外科电器形成的烟雾,配合激光手术时应佩戴防护镜。

6.推广使用抗过敏手套和无粉手套。

(四)运动功能性损害的防护

(1)器械护士在手术台上传递器械时,尽量做到身体和颈部同时转动,以减少颈部转动的幅度和次数。

(2)加强体育锻炼,增强肌肉、韧带等组织的韧性和抗疲劳能力,可进行颈部、腰部的保健操和健美操锻炼,改善血液循环。

(3)在转运患者时,采用专用的转运板,避免腰背部损伤。

(4)长时间站立可穿大隐静脉弹力袜,适当地压迫下肢血运以减少大隐静脉曲张的发生率。也可在休息时抬高下肢,促进血液循环。

(五)物理性职业危害的防护

1.一般防护

(1)对手术室的仪器、设备及时检修,定期给仪器的活动部件上润滑剂,加强维护,减少异常的噪声,保证仪器的正常使用。噪声大的仪器应尽量淘汰。

(2)要求医护人员工作时要做到四轻:即说话轻、走路轻、操作轻、开关门轻。

(3)术中需使用 X 射线拍片定位时,应注意穿防护服或暂时回避,对于人员的安排应合理适当。

(4)激光手术固定在一个房间,手术时应戴防护镜,并关闭门窗,在房门上注明激光字样,警示标志要明显。

(5)进行紫外线照射时,应戴防护眼罩、帽子、口罩,避免皮肤直接暴露在紫外线光下。严禁紫外线消毒时进入消毒区域。

(6)做好电器的使用管理。定期请专业人员检查维修手术室专用线路和电器。电器安装在防漏电的安全插座上。每个仪器配有操作程序卡,操作前严格遵守规程无误后方可使用。保持手术间的湿式清扫,防止静电效应。

2.长期站立所致危害防护

(1)科学管理合理排班　科主任和护士长既保证工作的连续性,又注意缓解医护人员因工作姿势带来的疲劳,特别是长期站立者,腰背肌肉比较薄弱,容易损伤。因此,应避免长期固定在一个动作上和强制的弯腰动作,有目的地做一些工间操以加强腰背肌肉的锻炼,如腰部的屈后伸、左右腰部侧弯、回旋及仰卧起坐的动作,使腰部肌肉发达有力,韧带坚强,关节灵活,减少职业性腰背痛的发生。

(2)注意自我调节劳逸结合　平常需要长时间站立时,记得做足背伸直屈曲动作,让小腿肌肉收缩帮助血液回流,减少静脉血液积聚。或每隔一段时间就起身踏踏脚或是动动脚趾头。或站久了可以蹲一蹲,蹲下不仅使腰腿肌肉得到放松休息,而且也减少了体能的消耗。

(3)加强体育锻炼　进行腰腿部肌肉锻炼,走路、游泳、骑脚踏车等较缓和的运动,除能刺激小腿肌肉群,促进静脉血液回流外,还能降低新的静脉曲张发生的速率,并起到加强静脉管壁的力度。吸烟者应禁烟;肥胖者应减肥,以减轻腰部的负担;睡眠时应保持脊柱的弯曲、避免潮湿和受寒也是很重要的。

（4）因工作性质需要长期站立时，自我"稍息"姿势，让两条腿交替承重，轮换休息或采用双脚尖站立，可将脚尖作为支点，脚后跟为作用力，体重落在两者之间距骨上，形成省力杠杆而减轻体重对双足的压力，而减轻疲劳，又增加脚部踝部关节韧带和皮肤柔韧度。

（5）为了维持下肢血供，坚持适当运动，坐在凳子上双腿或者单腿不停地抖动、摇晃，这些动作在肌肉伸缩的同时，促进了下肢血液回流，防止了肢体血栓和静脉曲张的形成。

（6）抬腿、抬高下肢　每天睡前在床上将双腿抬高超过心脏，持续 10～15 min，或是睡觉时用枕头垫高下肢。平时经常用温水泡脚或用手按摩小腿，以促进下肢血液循环，可有效地消除下肢疲劳。

（7）长期从事站立工作或强体力劳动者，宜穿弹力袜套保护，使浅静脉能处于萎缩状态，并要注意裤子、鞋、袜的选择，不宜穿紧身裤和紧腿裤、狭小的鞋和高跟鞋以及过紧的袜子，防止下肢和双脚受挤压，加重血液循环障碍。应穿肥大一些的裤子，轻便舒适的鞋袜，以利于下肢和足部的保健。

3. 长期站立所致危害后的应急措施　长期站立伤害以颈肌、肩肌、腰肌、腿肌等与骨骼劳损为多见，在前面篇幅已有说明，在此不再赘述。长期站立以下肢静脉曲张最为重要，其早期症状只是感觉下肢沉重、酸胀、紧张、易疲劳等不适，应及时采取措施防止进一步发展。具体措施请参考"运动功能性职业暴露及防护"有关内容。

（六）社会心理性危害的防护

（1）加强业务学习，提高业务水平　手术室医护人员平时要加强各方面的学习，不断钻研新技术新业务，提高业务技能和理论知识水平，提高配合手术的能力。

（2）合理安排工作和休息　在工作安排中，合理安排和适当调整器械护士和巡回护士工作的次数，既要保证工作的连续性，又要缓解护士因工作姿势带来的身心疲劳；合理设计工作流程，简化人工运作的行程和程序，减少无效劳动；教会护士学会恰当地选择工作速度，缓解紧张程度；工作之余参加一些有益于身心健康的娱乐活动，劳逸结合，使工作与生活有张有弛。

（3）加强职业道德教育　手术室医护人员要从职业道德和患者利益出发，加强自身素质修养，培养良好的心理适应能力和承受能力；与同事建立良好的团结协作关系，互相学习，互相支持；心胸宽广，遇事善于化解，及时调整心理状态。

（4）养成良好生活习惯　手术前一天了解手术的持续时间，保证充分的睡眠，吃好早餐。巡回护士在不影响手术的前提下轮流进餐，对时间特别长的手术，中间加餐牛奶。手术结束后，应及时补充营养，注意休息，补充体力。

（5）熟练掌握操作规范　在配制和使用化学性消毒剂的过程中，应保持工作区域空气流通，定时开窗换气或安装空气净化装置，以避免挥发性化学性消毒剂在空气中含量过大而导致急、慢性损害。

（七）减轻心理疲劳

手术室医护人员除要合理饮食，注意营养均衡，保证充分的休息和睡眠，适当进行体育活动外，还应在工作之余积极参加健康向上的学习、娱乐和文化活动，以减轻生理、心理上的疲劳。同时在工作中应处理好与上级、同事之间的关系，创造良好的人际环境，学会宣泄和疏导，保持平和、稳定、乐观的心境。

第四节　静脉药物配制中心职业暴露及防护

一、概述

静脉药物配置中心,就是在符合国际标准、依据药物特性设计,有经过培训的药学技术人员、护理人员严格按照程序进行全静脉营养液、细胞毒性药物和抗生素等药物配制的操作环境,保证临床用药的安全性和合理性。

(一)国内外开展静脉药物配制中心的现状

世界上大多数发达国家已实行了静脉用药的集中配置,1963 年美国俄亥俄州州立大学附属医院建立了第一个静脉药物配置中心,将药物集中配置集中化管理取得了很好的效果,之后北美洲、欧洲、东南亚等地区陆续成立了静脉药物配置中心。美国 2004 年 1 月 1 日正式实施的第 27 版药典对静脉药物的配置做出了强制性的要求,所有进行静脉药物配置的场所均应符合其相关的规定。我国 2001 年在上海静安区中心医院建立第一个静脉药物配置中心,在此之后,据不完全统计,现已有近 100 家医院开展了静脉药物的集中配置服务。

(二)成立静脉药物配置中心的意义

静脉药物配置中心可保证静脉输注药物的无菌性,防止微粒的污染;降低院内获得性感染发生率和热源反应发生率;有利于解决不合理用药现象,减少药物的浪费,降低用药成本,将给药错误减少到最低;增强了职业防护,减少细胞毒性药物对操作者的身体和环境伤害。同时,也有利于把时间还给护士,使其集中精力护理患者。

(三)人员的基本构成

中心由药剂师、护士及工勤人员等相关人员数名组成。

(四)接受医嘱内容

主要接受 24 h 长期医嘱中的静脉滴注和静脉推注用药的配置。临时用药和抢救用药仍由病房护士临时配置。

(五)主要工作流程

长期输液医嘱产生→主班护士输入电脑→护士长核对无误→电脑发送至配置中心,药剂师审查药方→护士摆药→药剂师核对无误→经传递窗送入洁净室→护士核对并配置→经传递窗送入成品区→药剂师核对→工勤人员送到病区由护士清点后签收。

二、防护措施

(一)建立健全防护制度

1. 环境要求　配置室空气的洁净要达到万级标准(环境监测微生物数<100 cfu/m³),维持 5~10 Pa 的正压。抽、排风设备能安全排净有害气体,经活性炭吸附过滤后排至室外。使用垂直层流生物安全柜,柜内空气洁净达百级标准(环境监测微生物数<5 cfu/m³),柜内压力 70~160 Pa,设专柜配置

有伤害性药物。生物安全柜的玻璃防护屏离台面限高 18 cm,柜内强排气形成相对负压环境,无形的空气屏障防止有毒性微粒散出安全柜,以保护操作者。所用设备需定期检测,确保正常使用。

2. 个人防护设备

（1）戴一次性口罩、帽子　遮盖头发、口鼻,尽量减少皮肤裸露,使用防护镜。

（2）穿防护衣　护士操作前要穿连体防护衣,并确保防护衣具有屏障保护作用,可隔离有害药物。

（3）戴双层手套　使用聚乙烯和乳胶双层手套,手套需覆盖住袖口。手套每 30 min 更换1 次,出现破损及时更换,更换前后要用消毒皂液彻底洗净双手,丢弃的手套需同其他废弃物一起封闭处理。

3. 废弃物处理　废弃的安瓿、药瓶等集中存放在专用袋内密封处理。棉球、手套、口罩、帽子、一次性注射器等,应放入专用废品袋内,焚化处理。

4. 护士的防护保健　加强护士自我防护知识的教育,进行专职培训并定期考核,学习药理知识,掌握伤害性药物的作用机制、不良反应。每年定期为接触伤害性药物的护士进行体格检查,合理安排休假,定期更换岗位。不安排怀孕和哺乳期的护士从事伤害性药物的配置。

（二）规范操作规程

（1）有伤害性药物在排药和摆药过程中,需小心轻放,以免打破造成污染。配制全过程均在生物安全柜内进行,包括打开安瓿、摇匀、混合等,不得越过玻璃屏障在安全柜外抽药或加药。

（2）确保用药剂量准确、废弃药液可稀释后排放,也可注入密封瓶内,放入带盖容器内集中处理。

（3）注射器尽量在生物安全柜内毁形并放入密封袋内集中处理,也可用清水冲洗接触抗癌药的器具,降低其毒性,再送供应室统一处理。

（三）掌握意外事故紧急处理程序

所有配置工作应尽量减少潜在意外事故的发生,一旦发生意外,首先考虑工作人员受伤害及被污染的危险,并及时上报,采取相应紧急措施。

（黄芳艳）

思考题

1. 门诊、急诊科常见的医护人员职业暴露的因素有哪些？如何防护？

2. ICU 常见的职业暴露因素有哪些？如何防护？

3. 手术室常见的职业暴露的危害因素有哪些？如何防护？

4. 静脉药物配置中心常见的职业暴露的危害因素有哪些？如何防护？

第九章　常用的医护职业防护技术

━━━━━━ ▒▒▒ **学习目标** ▒▒▒ ━━━━━━

1. 知识目标　①掌握：标准预防操作原则；掌握各类个人防护技术的使用方法；各类型职业暴露后的应急处理方法。②熟悉：针刺伤职业防护技术；针对消毒液的职业防护技术；配置细胞毒性药物的职业防护技术；辐射损伤的职业防护技术；生物安全柜使用技术；患者的防护。③了解：传染病的分级防护技术。

2. 能力目标　根据工作情况，能灵活运用标准预防操作原则；能根据患者病情，在护理过程中采取标准预防措施；具备根据不同的职业暴露正确应用有效的防护技术的能力。

3. 素养目标　根据不同情况，采取不同的防护措施，提高护生的决策思维；提高护生的自我保护意识。

第一节　标准预防技术

一、标准预防操作原则

标准预防技术是指对所有患者的血液等体液以及被血液等体液污染的物品均视为具有传染性的病源物质，医护人员在接触这些物质时必须采取防护措施。实施标准预防的目的是既要防止患者将疾病传播给医护人员，也要防止医护人员将疾病传播给患者。

1. 标准预防针对所有为患者实施诊断、治疗、护理等操作的全过程。不论患者是否确诊或可疑感染传染病，都要采取标准预防。

2. 标准预防技术包括洗手、戴手套、穿隔离衣、戴防护眼镜和面罩等基本措施。

3. 医护人员进行有可能接触患者血液及其他体液的诊疗和护理操作时必须戴手套。操作完毕，脱去手套后应立即洗手，必要时进行手消毒。

4. 在诊疗、护理操作过程中，有可能发生血液或其他体液飞溅到医务人员面部时，医护人员应当戴具有防渗透性的口罩、防护眼镜；有可能发生血液或其他体液大面积飞溅或有可能污染医护人员身体时，还应当穿戴具有防渗透性的隔离衣或者围裙。

5. 医护人员手部皮肤发生破损，在进行有可能接触患者血液或其他体液的诊疗和护理操作时必须戴双层手套。戴手套操作过程中，要避免已经污染的手套触摸清洁区域或物品。

6.医护人员在进行侵袭性诊疗、护理操作过程中,要保证充足的光线,并特别注意防止被针头、缝合针、刀片等锐器刺伤或划伤。

7.使用后的锐器应当直接放入耐刺、防渗漏的锐器盒,或者利用针头处理设备进行安全处置,也可以使用具有安全性能的注射器、输液器等医用锐器,以防刺伤。

8.立即清洁污染的环境。

9.禁止将使用后的一次性针头重新套上针头套。禁止用手直接接触使用后的针头、刀片等锐器。

10.保证废弃物的正确处理。废弃物处理过程中必须注意以下几点:运输废弃物的人必须戴厚质乳胶清洁手套;处理体液废弃物必须戴防护眼镜。

二、标准预防技术

(一)手套的使用

1.防护目标　正确使用手套,掌握更换手套时机,防止医务人员手上的菌群传给患者,减少医源性感染和职业暴露的发生,保护患者和医务人员。

2.操作重点步骤

（1）严格遵循标准预防操作原则。

（2）手套的适用范围。接触或预料要接触患者的分泌物、排泄物、血液及其他体液等或其他污染性程度高的物质;医护人员手部皮肤破损,但需要接触患者或污染物品时;医务人员接触开放性伤口或施行侵入性无菌操作时。

（3）选择医用手套种类适用范围

1）无菌乳胶手套:插导尿管、深静脉置管术等侵入性无菌操作时,必须使用无菌乳胶手套,并遵循无菌乳胶手套的使用方法。

2）非无菌一次性乳胶手套:采集动/静脉血、注射及输液、更换湿性伤口敷料等可能发生针刺伤的操作中戴非无菌一次性乳胶手套,防止血源性职业暴露。

3）双层手套:接触刺激性化学消毒液（如处置复用血液透析器）、配置细胞毒性化学药物、清洗污染手术器械时宜戴双层手套（内层为一次性薄膜手套,外层为一次性乳胶手套）。

4）一次性薄膜手套:护士为患者进行吸痰、收集引流液标本、倾倒引流瓶内引流液、更换被血液或其他体液及粪便污染的布类（如床单）等操作时宜戴一次性薄膜手套。

（4）医护人员手部有破损时应先用防水敷料保护再戴手套。

（5）戴手套操作过程中,避免已经污染的手套触摸清洁区域或物品。

（6）一副手套只能用于一位患者,需同时为患者进行多项操作时,应按污染程序从轻到重,否则更换手套后方可进行另一项操作。医护人员接触患者后应脱手套并洗手方可诊疗护理下一位患者。

（7）医护人员不宜戴着手套直接洗手,因为洗过的手套通透性增加,细菌更容易进入手套内。

（8）手套破损立即更换。

（9）操作完毕,脱去手套后立即洗手,必要时进行手的消毒。

（10）使用后手套的处置与"无菌手套的使用"操作要求相同。

3.结果评价

1）使用手套的场所合适,选用手套正确。

学习要点:
　标准预防技术的重点操作步骤。

2）患者、医务人员均获得保护。

3）使用后手套得到妥善处置。

4.相关链接

（1）乳胶手套　薄而柔软,触感良好,但防渗透功能差,因有细微小孔存在,增加了细菌等病原微生物的通透性。不能浸泡于乙醇、矿物油中,也不能存放于高温或低温环境下,否则可以增加手套的通透性,从而降低保护作用。易引起佩戴者过敏。

（2）一次性薄膜手套　又称为聚乙烯手套,由聚氯乙烯制成,不易引起佩带者过敏。防渗透功能强,因细微小孔较少,细菌的微生物不易通过。其弹性、触感较乳胶手套差,不宜用于精细操作。使用过程中易破损,不可再利用。

5.操作流程及要点说明　戴、脱手套与"无菌手套的使用流程及要点说明"基本相同。

（二）口罩的使用

1.防护目标　正确选择和佩戴口罩,防止和减少医护人员通过呼吸道被感染的机会和发生院内感染的机会。

2.操作重点步骤

1）佩戴口罩前、脱口罩前后必须洗手。

2）选择医用防护口罩适用范围。一般医疗活动可佩戴纱布口罩或一次性无纺布口罩。在手术室工作或护理免疫功能低下的患者时、在进行体腔穿刺时,应戴外科医用口罩。

传染性非典型肺炎、暴发型流感等呼吸道传染病流行期间的门诊、急诊医务人员建议佩戴两个外科医用口罩,一用一弃,持续使用 6~8 h。传染性非典型性肺炎患者及其家属建议佩戴一个外科医用口罩。接触经空气、飞沫传播的呼吸道感染患者、进入传染性非典型性肺炎患者隔离病房时,需佩戴医用防护口罩或 N95 口罩,持续使用 6~8 h。

3）口罩的佩带方法。佩戴口罩时要让口罩紧贴面部和完全覆盖口鼻、下巴,有金属片的一边向上,外科医用手套有颜色的一面向外,系紧固定口罩的绳子或把口罩的松紧带紧绕在耳朵上,并把金属片沿鼻梁两侧按紧,使口罩紧贴面部。

4）密合性检查。戴好口罩后,双手尽量完全覆盖在口罩上,呼气时用手感觉。

5）戴口罩后和脱口罩时,保持口罩的清洁干燥,要避免触摸口罩的外面。

6）口罩更换。应视使用环境而定。以下情况之一必须立即更换口罩:外科手术后;口罩有破损或毁坏时;口罩与脸部无法密合时;被血液或其他体液污染后;进入隔离病房接触患者后;口罩潮湿有异味时;任何环境下口罩的使用不能超过 24 h。

7）使用后的口罩应弃于感染性废弃物容器内（黄色标志）,复用的棉纱口罩应集中放置于污物处置室固定位置的专用容器内送洗衣部处置。

3.结果标准

1）医务人员正确选择和佩戴口罩方法。

2）医务人员没有因佩戴口罩不当而发生呼吸道感染性疾病。

3）住院患者没有因医务人员防护措施不当而发生呼吸道感染性疾病。

4.相关链接

（1）口罩　应符合 GB 19083—2003《医用防护口罩技术要求》或 GB 19084—2003《普通脱脂纱布口罩》的标准,或选用符合 N95 标准的防护口罩。其中《医用防护口罩技术要求》规定口罩滤料的颗粒过滤率应大于 95%。

（2）N95 口罩　指可防护非油性颗粒过滤效能为 95% 的口罩,即通过美国职业安全卫生研究所

1995年6月8日公布的口罩测试标准中N型等级的口罩;N代表防护对象为非油性颗粒,95代表以模拟测试微粒测试,过滤效果在95%以上。N95口罩可避免佩戴者被污染。

(3)医用外科口罩　避免感染的功效不及N95。标准外科医用口罩分3层:外层(蓝色)有阻尘阻水的作用,可防止飞沫进入口罩里面;中层有过滤作用,可阻隔90%以上的5μm的颗粒,近口鼻的内层(白色)用以吸湿。

(4)无纺布口罩　经过静电处理的无纺布不仅可以阻挡较大粉尘颗粒,而且附着其表面的静电荷可以通过静电引力吸附细小粉尘,达到很高的阻尘效率。而滤料的厚度却很薄,大大降低了使用者的呼吸阻力,舒适感较好。使用时口罩应盖住口鼻部,只能用一次,潮湿无效。

(5)棉纱口罩　《中国非典型肺炎防治技术方案》规定须戴>16层棉纱口罩,但这仅可阻止一部分病毒侵袭,过滤效果为24%,且口罩厚重,闷热,防病毒效率低,其结构与面部的密合性差。

(三)眼罩及面罩的使用

1.防护目标　正确选择和佩戴眼罩或面罩,防止患者血液或其他体液、分泌物及含有致病微生物的飞沫溅到医务人员的面部及眼睛。

2.操作重点步骤

1)佩戴眼罩或面罩前后必须洗手。

2)根据操作时的防护要求,选择使用防护眼镜、防护眼罩和防护面屏。

3)防护眼罩和面罩的应用指征。在进行诊疗、护理操作时,可能发生患者的血液或其他体液、分泌物等喷溅时;近距离接触飞沫传播的感染患者时;为呼吸道传染患者进行气管切开、气管插管等近距离操作,可能发生患者血液或其他体液、分泌物喷溅时,应使用全面型防护面罩。

4)佩戴眼罩或面罩前应检查防护镜是否破损,佩戴装置是否正常。

5)佩戴眼罩或面罩时手不能触及内面,摘下眼罩或面罩后及时洗手。

6)使用后的眼罩或面罩,放入专用的容器进行清洁与消毒。一次性的眼罩或面罩放入医疗废弃物容器内。

3.结果标准

1)医护人员掌握正确选择和佩戴眼罩的方法。

2)医护人员没有因佩戴口罩不当而污染面部皮肤及黏膜。

4.相关链接

(1)防护镜　应符合《医用防护镜技术要求》(DB 11/188—2003)的标准,如顶焦度、棱镜角偏差、色泽、可见光透射比、抗冲击性能、耐腐蚀和消毒性能等。防护眼罩及防护面罩应有弹性佩戴装置。

(2)重复使用颗粒过滤呼吸防护器　①半面罩:可重复使用颗粒过滤呼吸防护器,通过吸气使空气通过滤膜进入,并形成相对负压。②全面罩:可重复使用颗粒过滤呼吸防护器,相对负压,滤膜采用高效过滤罩,保护性更强,密封性更好,并提供眼保护。③Tight-fitting PAPR:由半面罩或全面罩、呼吸管、电动送风机和HEPA滤膜组成。使用时通过送风机使污染的空气经由HEPA滤膜将污物阻留,并将净化的空气送达面罩中,呼吸阻力较低,可产生凉快的感觉。呼吸器必须定期更换电池,确保送风机能送出合适流速的空气。④Loose-Fitting PAPR:由头套(头盔)、呼吸管、电动送风机和HEPA组成。呼吸阻力低、视线佳且感觉舒适凉快,但体积较大,产生一定噪声,必须定期更换电池。⑤正压空气供给式呼吸防护器:将压缩空气通过软管送达面罩形成相对正压。呼吸阻力最小,提供更佳保护。

（四）防护鞋（工作鞋）的使用

1. 防护目标　正确选择使用防护鞋,防止受到患者血液或其他体液、分泌物及含有致病微生物的污染。

2. 操作重点步骤

1）进入隔离病区（房）和 ICU、烧伤病房、器官移植病房、新生儿及手术室等区域需要换鞋。

2）根据隔离防护要求选择使用防护鞋（工作鞋）。

3）穿防护鞋时采用不接触技术,避免手、足部的污染。

4）隔离病区（房）的防护鞋在规定的区域内活动,不得跨区使用。

5）使用后的防护鞋,放入专用的容器每日或每次进行清洁与消毒。如有破损应及时更换。

3. 结果标准

1）医护人员掌握正确更换鞋的方法。

2）医护人员没有污染手及足部。

4. 相关链接　鞋套:穿脱鞋套时会污染双手,并增加费用及产生不必要的废弃物,不利于环保。在鞋有可能受到患者血液或其他体液、分泌物及含有致病微生物的污染时,穿专用工作鞋才有意义。

（五）工作帽的使用

1. 护理目标　正确使用工作帽,降低医院感染发生,保持无菌环境。

2. 操作重点步骤

1）进入洁净环境前、隔离病区（房）及特殊病区前,进行侵入性操作、大面积烧伤患者清创换药、无菌操作等需戴工作帽。

2）使用一次性工作帽或布类工作帽前检查帽子大小、有无破损和清洁度。

3）工作帽能将头发全部遮住。

4）一次性帽子用后按感染性医疗废弃物处理。布类帽子集中清洗、消毒后使用。

3. 结果标准　医务人员掌握正确戴帽子的时机、方法。

第二节　防护技术

一、医护人员个人防护技术

（一）标准预防技术

1）标准预防技术包括洗手、戴手套、穿隔离衣和隔离裤、戴防护眼镜和面罩、穿戴防护鞋和帽子等基本措施。

2）接触血液或其他体液、分泌物、排泄物等物质及被其污染的物品时应戴手套。

3）脱去手套后应立即洗手。

4）一旦接触血液或其他体液、分泌物、排泄物等物质以及被其污染的物品后应当立即洗手。

学习要点:

1. 医护人员的防护技术。

2. 传染病的分级防护。

5)医务人员的工作服、脸部和眼睛有可能被血液或其他体液、分泌物、排泄物等物质喷溅时,应当戴一次性外科口罩或者医用防护口罩、防护眼镜或者面罩、穿隔离衣和隔离裤。

6)接触所有的锐器时应特别注意,防止被刺伤。

7)对患者用后的医疗器械、器具应当采用正确的消毒措施。

(二)防护用品的标准

医务人员使用的防护用品应当符合国家医用级别标准。

医务人员使用的防护用品包括防护服、防护口罩、防护眼镜或者面罩、隔离衣、手套和鞋套等。

(三)穿脱(可重复使用的)隔离衣

1.护理目标　正确穿脱隔离衣,防止工作人员工作服受到病原微生物的污染。

2.操作重点步骤

1 评估患者病情、采用的隔离种类、隔离措施等。

2)根据隔离种类的要求,选用隔离衣。

3)操作者穿工作服、戴工作帽和口罩,取下手表等物,洗手。

4)取隔离衣时用清洁的手提隔离衣领,与身体保持距离,避免工作服受到污染。

5)穿隔离衣时不得触及周围物品及面部,穿好隔离衣后只能在限定区域活动。

6)脱隔离衣时先松袖扣和腰带,上拉衣袖,进行洗手和(或)手消毒后脱隔离衣。洗手时保持手部朝下,洗手范围从指尖到上臂1/3,避免隔离衣触及洗手设备。

7)消毒后的手不能触及隔离衣外层。

8)正确悬挂和处理使用后的隔离衣。

3.结果标准

1)穿脱隔离衣的方法正确。

2)隔离衣清洁面和衣领没有污染,清洁区没有被污染。

3)使用后的隔离衣处理正确。

(四)穿脱一次性防护服

1.护理目标　正确穿脱一次性防护服,防止工作人员工作服受到病原微生物的污染。

2.操作重点步骤

1)医务人员进入甲类传染病房、进行传染患者侵入性治疗及可能被传染患者的血液或其他体液污染需严密隔离时需穿一次性防护服。

2)操作者穿工作服、戴工作帽和口罩,取下手表等物,洗手。

3)检查防护服有无破损,有渗漏或破损应立即更换。

4)医务人员穿防护衣,先穿下衣,再穿上衣,然后戴好帽子,最后拉上拉链。

5)穿好防护服后只限在规定的区域内进行操作活动。防护衣袖及外面不得触及裸露皮肤。

6)脱防护服时,先洗手。将防护服拉链拉开,向上提拉帽子,待头部脱离帽子后再脱袖子,从上向下将污染面向里面边脱边卷脱下,然后放入医疗废物袋。

7)脱防护服时要注意避免污染,外层污染面不可触及操作者的着装,发生污染时,及时更换。

8)脱防护服后进行洗手和手的消毒。

3.结果标准

1)穿脱隔离衣的方法正确。操作者没有被污染。

2）使用后的防护服处理正确。

2. 相关链接

1）使用一次性隔离衣应符合《医用一次性防护服技术要求》（GB 19082—2003）。静水压为1.67 kPa时，防护服不得渗漏。透湿量应不小于2 500 g/（m² · d）。防护服材料应具有良好的血液阻隔性能，不得渗漏。

2）一般棉布隔离衣应该后开口，衣长能超过工作服或长可及膝，一次用于一个患者，清洗消毒后可重复使用。

二、针对传染病的分级防护技术

1. 一级防护　适用于传染病院普通门急诊的医务人员。

（1）严格遵守标准预防的原则　工作室穿工作服、隔离衣，戴工作帽和口罩，必要时戴手套。

（2）严格执行洗手及手消毒制度　上下班时进行个人卫生，并注意呼吸道与黏膜的防护。

2. 二级防护　适用于进入感染区的医务人员。接触从感染患者身上采集的标本以及处理其分泌物、排泄物、使用过的物品和死亡患者尸体的工作人员，转运感染患者的医务人员和司机。

1）严格遵守标准预防的原则：根据感染疾病的传播途径，采取接触隔离、空气隔离和飞沫隔离。

2）严格遵守消毒、隔离各项制度：进入感染区必须戴防护口罩，穿工作服、防护服或隔离衣、防护鞋，戴手套、工作帽。

3）严格按照清洁区、半污染区和污染区的划分，正确穿戴和脱摘防护用品。呼吸道感染的疾病要注意呼吸道、口腔、鼻腔黏膜和眼睛的卫生与保护。

3. 三级防护　适用于为感染患者实施吸痰术、气管插管术和气管切开术的医务人员。

1）除二级防护外，还应当加戴面罩或全面型呼吸防护器。

2）隔离留观室、隔离病区、传染性非典型性肺炎ICU必须配置耐穿刺、防渗漏的容器盛装各类锐器，预防医务人员发生锐器伤。

3）医院应当合理安排医务人员的工作，避免过度劳累，并及时对其健康状况进行监测，注意监测医务人员的体温和呼吸系统的状况。

4. 医务人员进出感染区穿戴防护用品的顺序　医务人员进出感染区穿戴防护用品的顺序：通过员工专用通道进入清洁区，认真洗手后依次戴工作帽、防护口罩、穿隔离衣（必要时先穿隔离裤）、换专用工作鞋。

在进入半污染区前穿套装工作服，如手部皮肤有破损或疑有损伤者用防水敷料包扎后戴手套进入半污染区。穿防护服或者隔离衣，加戴一次性帽子和一次性外科口罩、防护眼镜、手套、专用工作鞋，进入污染区。

医务人员离开病区脱（摘）防护用品顺序：离开污染区前，应先脱手套，手消毒，依次脱（摘）防护镜、外层口罩和工作帽、防护服或者隔离衣、隔离裤、防护鞋等物品，分置于专用容器中，再次消毒手；进入半污染区。

进入半污染区，先洗手与手消毒，脱工作服，洗手和手消毒。

进入清洁区，摘取防护口罩、帽子，沐浴更衣，并进行口腔、鼻腔及外耳道的清洁。

每次接触患者后立即进行手的清洁和消毒。

一次性外科口罩、防护口罩、防护服或隔离衣等防护用品被患者血液或其他体液、分泌物等污染时应立即更换。

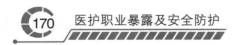

医务人员在下班前应进行个人卫生处置,并注意呼吸道与黏膜的防护。

三、针刺伤职业防护技术

病例导入

护士小张给一位慢性乙型肝炎的患者抽取血液后,正准备将针头套回针帽,这时一名患者喊护士换输液,针帽不慎掉落,针头刺入小张的左手手指。

1. 防护目标　正确使用、安全处理医疗锐器,防止和减少人员的锐器损伤。一旦发生锐器损伤,将损伤后的危害降至最低程度。

2. 操作重点步骤

1)医务人员执行注射、手术、传递锐器、侵入性等高危技术操作时,应保持良好的精神状态,集中注意力。

2)评估医务人员是否接受过针刺伤及预防、处理的培训。

3)工作环境光线充足,区域宽敞。

4)物品摆放整齐、有序。锐器盒放置在离操作者最近的位置。

5)对不合作的患者进行动、静脉穿刺或抽血等侵入性操作时,可多人协助完成操作,必要时注意做好约束和安全的防护工作。

6)选择良好的体位。充分暴露注射、手术部位。

7)执行标准预防技术。

8)选择使用安全医疗护理用具。安全注射器、输液器、安全留置针等。

9)操作过程中禁止用手直接接触针头、刀片等锐器,避免徒手将针头注射器或滴管分开;避免徒手把采血针头插入真空试管;避免徒手把输液针头插入肝素帽、徒手传递锐器及上手术刀片等;避免把针头和锐器锋面对准别人;避免用手将针头帽回套及徒手捡拾玻璃碎片。

10)操作后及时、就近将锐器直接放进锐器盒。

11)一旦发生锐器伤,应启动锐器伤处理应急预案。

3. 结果标准

1)操作过程安全、规范。

2)医疗锐器处理正确。

3)没有造成自己或其他人的锐器损伤。

4)发生锐器损伤后,处理及时、正确。

4. 相关链接

1)针刺伤是指一种由医疗锐器如注射器针头、缝针、各种穿刺针、手术刀、剪刀等造成的意外伤害,造成皮肤深处的足以使受伤者出血的皮肤损伤。

2)单挑法回套针头 将针盖置于桌面,以单手将针穿入针盖,朝上使针盖自然向下回套,确定回套妥当后,再以双手套紧。

学习助手

美国疾病控制与预防中心报道

在美国,大约有440万名医务人员,其每年平均发生针刺和其他锐利器械损伤事件约80万人次,其中约1.6万人次感染艾滋病病毒、乙型肝炎病毒及丙型肝炎病毒。

四、针对消毒液的职业防护技术

1. 防护目标　正确进行消毒液的配置。配置时,无发生消毒液喷溅、泼洒,无皮肤、黏膜及呼吸道的损伤。不慎发生消毒液接触皮肤黏膜或吸入时,能将损伤的发生或将伤害减至最低。

2. 操作重点步骤

1)病区尽量少用消毒液,减少环境污染。

2)使用消毒液时,要做好消毒液的放置、配置、使用和处理。

3)配置消毒液时,认真阅读消毒液的使用说明书。

4)消毒液放置于遮光的密闭容器,在有效期内使用。

5)操作者戴手套,必要时着防护衣等个人防护装置。

6)配置消毒液的环境要保持清洁、通风良好。

7)稀释液体消毒液时,将消毒液原液沿容器壁缓慢倒入稀释液内,搅拌均匀,动作不宜过大。消毒片剂、粉剂在溶解过程中要加盖。

8)操作完毕脱去手套,认真洗手。

9)发生消毒液外溅时及时处理,最大限度地减少化学消毒剂对皮肤黏膜和环境的危害。消毒液溅到衣服、皮肤时,立即更换工作衣,并且用大量流动清水冲洗局部皮肤大于15 min;消毒液溅到眼部时,立即用蒸馏水彻底冲洗眼部大于15 min,并及时咨询眼科医生以便进一步处理;消毒液溅到地面或容器外,立即用清水冲刷,加强室内通风,降低室内消毒剂颗粒的浓度和在物体表面的附着。

10)废弃的消毒液及时排入医院污水系统。

3. 结果标准

1)配置的人员没有被消毒液泼洒和喷溅。

2)若不慎被消毒液直接洒在皮肤和黏膜上,能正确采取应急措施,将伤害减到最低。

4. 相关链接　戴手套不能代替洗手;因为乙烯手套(薄膜手套)有4% ~ 63%、橡胶手套有3% ~ 52%的不可见渗透,另一方面使用者在摘手套时无意中污染了手部。也就是说戴手套不能完全屏蔽病原微生物,因此不能充分保护工作人员,也不能充分防止交叉感染,所以取下手套后应立即洗手。

五、配制细胞毒性药物的职业防护技术

1. 防护目标　正确配制细胞毒性药物。避免发生职业暴露,若不慎发生职业暴露,能将损伤的发生或将伤害减至最低。

2. 操作重点步骤

1）认真阅读药物使用说明书,了解其毒副作用。

2）有条件的医院,细胞毒性药物由静脉配制中心统一配制,或集中在有生物安全柜的病区进行配制。

3）药物配制环境要求通风良好。

4）药物配制时,护士戴一次性口罩、帽子、穿长袖工作衣或袖套、隔离防护衣、戴双层手套(内层为一次性薄膜手套,外层为一次性乳胶手套)、戴防护目镜(在生物安全柜内配药时可不戴)。

5）配置过程中注意勿溅出药液。

6）操作完毕应正确处理废弃物,脱手套后认真洗手。

3. 结果标准　能正确配制细胞毒性药物,未发生职业暴露。

4. 相关链接　上风口:是指沿风的吹向,处于风向的上方为上风口;反之为下风口。

六、辐射损伤的职业防护技术

1. 防护目标　合理使用防护措施使医务人员、患者接受的辐射量在安全照射量范围内。

2. 操作重点步骤

1）放射技术人员必须遵循安全的操作流程。

2）介入放射学与其他 X 射线影像诊断工作场所设置醒目的警示标志。装有放射性设备、容器、储存场所、放射诊疗工作场所的入口处,应有电离辐射标志及必要的文字说明。

3）床边拍片时,应当配备个人防护用品。现场无关人员尽可能远离放射源。

4）实施放射性药物给药和 X 射线操作时,禁止非受检查者进入操作现场。患者因病情需要其他人员陪检时,应对陪检者采取防护措施。

5）尽可能将接受同位素治疗的患者安排在同一房间,医护人员有计划地安排治疗和护理,减少直接接触的时间。

6）对受孕后 8～15 周的育龄妇女,不得进行下腹部放射影像检查。

7）儿童进行 X 射线检查时,必须对其身体性腺部位,如甲状腺、睾丸或乳房使用铅衣屏障保护。

8）对治疗的患者,尤其是使用量较大(如 10 mL 以上)者,服用量中放射性活度的 2/3 将通过尿液和粪便排泄到卫生间粪池中,服药后 24 h 内尿中排出量占投药量的比例都很高,必须设置专用病房住院治疗,以减少对环境的污染。

9）对于治疗中,口服^{131}I 后的药杯和注射后的注射器,以及擦拭后的棉签和患者用过的毛巾、床单、衣服等均是放射性固态废物的重要来源,应先放于患者病房,待药物衰减后(半衰期为 8 d)再处理。

10）按《医用放射性废物管理卫生防护标准》(GB/Z 133—2009)对患者的排泄物、体液、敷料等进行处理。

3. 结果标准　医务人员能采取有效的防护措施,没有或受到的辐射在安全照射范围内。

4. 相关链接　《放射工作人员健康管理规定》　放射工作人员的健康要求按国家《放射工作人员健康标准》(GB 16387—1996)执行。对放射工作人员的健康检查,应根据发布的《预防性健康检查管理办法》及有关标准进行检查和评价。放射工作人员上岗后 1～2 年进行一次健康检查,必要时可增加检查次数。放射工作人员所在单位必须为所有放射工作人员建立个人健康档案,详细记录历次医学检查结果及评价处理意见。对确诊已妊娠的放射工作人员,不应参与事先计划的照射和有可能造成内照射的工作。哺乳期妇女应避免接受内照射。对接受计划照射和事故所致异常照射的工作人员,必须做好现场医学处理,根据估计的受照剂量和受照人员的临床症状决定就地诊治或送专门医疗机构治疗,并应将诊治情况记入本人的健康和剂量档案中。

七、生物安全柜使用技术

1. 防护目标　正确使用生物安全柜,保护使用者、环境和受试样本的安全。

2. 操作重点步骤

1)在开始工作以前和工作后对生物安全柜工作台面、侧壁表面、后壁内面以及操作所需的物品表面进行清洁、消毒处理。

2)在进行工作前后,开启送风机,使安全柜净化 10 min。

3)在操作前将所有必须的物品置于安全柜内,减少双臂进出的次数。

4)在操作区域铺一次性无菌治疗巾,备药物、注射器及弯盘等。

5)操作时生物柜的移门保持 20 cm 的安全高度。

6)操作结束时,按规定处理医疗废物。

3. 结果标准　正确使用安全柜,达到防护标准。

4. 相关链接

(1)配制静脉药物原则　要求在生物安全柜或洁净区间进行。

(2)生物安全柜的定义　是为了操作人员及周围人员的安全,把在处理病原体时发生的污染气溶胶隔离在区域内的第一道防御装置。

(3)操作遵循的原则

1)缓慢移动原则:为了避免影响正常的风路状态,柜内操作时手应该尽量平缓移动。

2)物品平行摆放原则:为了避免物品和物品之间的交叉污染现象产生,在柜内摆放的物品应尽量呈横向一字摆开,避免回风过程中造成交叉污染。同时避免堵塞背部回风隔栅影响正常风路。

3)避免震动原则:柜内尽量避免震动仪器(如离心机、旋涡振荡器等)的使用,因为震动会使得积留在滤膜上的颗粒物质抖落,导致操作室内部洁净度降低,同时如果在前操作面平衡失败还会引起安全柜对操作者的污染。

4)不同样品柜内移动原则:柜内两种及以上物品需要移动时,一定遵循低污染性物品向高污染性物品移动原则,避免污染性高的物品在移动过程中产生对柜体内部的大面积污染。

八、患者的防护

1)感染性疾病或疑似感染性疾病的患者按指定路线进入病区。

2)患者进入病区前更换患者服,个人物品妥善保管。

3)患者住院期间其活动应限制在病区内,如需外出检查,必须做好隔离措施,避免对环境的污染。甲类传染病、非典型肺炎等严密隔离的患者禁止外出,一切诊疗活动也尽量在病区内完成。

4)严格探视制度,不设陪护,在规定时间和指定区域设置家人探视区。甲类传染病、非典型肺炎或其他特殊传染病的一般不安排探视,如必须探视,则应按照规定的时间、沿规定的路线,采取严格的防护措施后进入。

5)加强患者个人卫生管理。

6)患者住院期间,呼吸道感染性疾病的患者在传染期应当戴口罩。

7)患者住院、转院时必须进行沐浴,更换干净的衣服后方可离开病房。

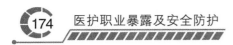
8）患者死后，对尸体应及时进行处理。处理方法：用 3 000 mg/L 的含氯消毒剂或 5 000 mg/L 过氧乙酸棉球或纱布填塞患者口、鼻、耳、肛门等所有开放通道；用双层布单包裹尸体，装入双层尸体袋中，由专用车辆直接送至指定地点火化。

9）患者住院期间使用的个人用品经消毒后方可随患者或家属带回家。

第三节　职业暴露后的应急处理

一、针刺伤的应急处理技术

1. 防护目标　不慎发生针刺伤而致的职业暴露，能迅速进行处理，将损伤后的危害降至最低程度。

2. 操作重点步骤

1）医务人员发生针刺伤的职业暴露后，参照《医务人员艾滋病病毒职业暴露防护工作指导原则》实施局部伤口处理。

2）同时进行患者、操作者的相关血液监测。

3）由相关的专家对针刺伤的伤害评估，确定暴露的级别和暴露源的病毒载量水平。

> 学习要点：
> 　1. 针刺伤的应急处理步骤。
> 　2. 艾滋病暴露的应急处理步骤。

4）制定追踪观察、实施预防性用药方案。

5）建立针刺伤的上报、登记制度。

6）可疑或确定护士为接触肝炎患者血液的针头刺伤，注射相关疫苗。

7）可疑或确定护士为艾滋病高危患者或艾滋病患者接触的针头所刺伤，按照"艾滋病职业暴露后的应急处理技术"的要求处理。

3. 结果标准　发生针刺伤后，处理及时、正确。

 知识拓展

针刺伤正确处理流程

1. 立即按锐器伤处理流程处理伤口："一挤、二冲、三消毒"。

2. 立即报告，做好登记记录，填写职业暴露登记表。

3. 暴露评估：暴露源为 HBsAg 阳性，暴露者体检乙型肝炎抗原抗体均为阴性。

4. 预防用药：接种乙型肝炎疫苗及注射高效价乙型肝炎免疫球蛋白。

5. 跟踪随访：3 个月、6 个月检测抗-HBs。

针刺伤后感染的危险程度

血污染针头刺伤后，不同病原体感染的危险程度：乙型肝炎病毒感染率 6% ~30%；丙型肝炎病毒感染率 1.8%；人类免疫缺陷病毒感染率 0.33%。国外研究证实乙型肝炎病毒感染率高于丙型肝炎病毒感染率 38 倍，高于人类免疫缺陷病毒感染率 55 倍。

二、艾滋病职业暴露后的应急处理技术

知识拓展

职业暴露的医学管理

1. 暴露部分的处理。

2. 报告:立即、主动向医院感染科报告,报告暴露的日期及时间、过程、严重程度、暴露源患者的情况、暴露的工作人员身体状况。

3. 评估。

4. 实施职业暴露后预防性治疗:最好在暴露后 1~2 h 开始。

5. 随访:对暴露者进行定期血清学随访。

6. 咨询和健康教育:提供心理咨询服务,采取必要防护措施。

1. **防护目标**　不慎发生人类免疫缺陷病毒职业暴露,能将损伤后的危害降至最低程度。

2. **操作重点步骤**

1)医务人员发生艾滋病职业暴露后,应当立即实施以下局部处理措施:①用肥皂液和流动水清洗污染皮肤,用生理盐水冲洗黏膜;②如有伤口,应当在伤口旁轻轻挤压,尽可能挤出损伤处的血液,再用肥皂液和流动水进行冲洗;③禁止进行伤口局部挤压;④受伤部位的伤口冲洗后,用750 mL/L 乙醇、5 000 mg/L 碘伏消毒液消毒,并包扎伤口;⑤被暴露的黏膜应当反复用生理盐水冲洗干净。

2)同时进行患者、操作者的相关血液监测。

3)操作者发生艾滋病职业暴露后,由医疗卫生机构评估和确定其暴露级别和暴露源的病毒载量水平。

4)制定追踪观察、实施预防性用药方案。

5)艾滋病职业暴露的上报、登记制度。包括艾滋病职业暴露发生的时间、地点及经过;暴露方式,暴露的具体部位及损伤程度;暴露源的种类和含有艾滋病病毒的情况。处理方法及处理经过是否实施预防性用药、首次用药时间、药物毒副作用及用药依从性情况;定期检测及随访情况。

6)对发生艾滋病职业暴露者的相关资料做好保密工作。进行心理疏导。

3. **结果标准**　发生人类免疫缺陷病毒职业暴露后,处理正确、及时,没有感染人类免疫缺陷病毒。

4. **相关链接**　艾滋病病毒职业暴露指医务人员从事诊疗、护理工作中意外被艾滋病病毒感染者或艾滋病患者的血液及其他体液污染了皮肤或者黏膜,或者含有艾滋病病毒的血液及其他体液污染了针头或者其他锐器刺破皮肤,有可能被艾滋病感染的情况。

(张　楠)

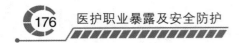

思考题

1. 医护人员如何做好标准化预防操作?
2. 医护人员个人防护技术包括哪些内容?
3. 如何进行针刺伤的防护及应急处理?

第十章　灾难(灾害)现场救援人员职业暴露及防护

第一节　概　述

　　21 世纪的今天,人类仍然无法预测灾难的到来,各类突发灾难(灾害)(以下简称灾难)事件频繁发生,严重影响了人类的生命和发展,已成为全球共同面临的重大问题。对灾难的处理,反映了一个国家应对突发灾难的应变机制和能力,反映了一个国家的社会生产力发展状况和经济水平。我国地域广阔、人口众多,自然灾害、灾难事故、公共卫生事件、社会安全事件等突发事件时有发生,2008 年以来,汶川、青海玉树大地震及舟曲泥石流等,造成的人员伤亡和经济损失惨重。2009 年之后,我国根据实情,合理布局,有效整合资源,建立覆盖全国的区域性的紧急医学救援组织网络。我国的应急救援队伍不仅仅承担国内灾难事故救援,还在国际重大疫情中多次代表国家赴外援助。

一、相关概念

　　1. 灾难　灾难又称灾害(disaster),世界卫生组织对灾难的定义:灾难是一种造成严重人员伤亡、基础设施损坏、房屋倒塌、社会秩序紊乱的突发性事件,其破坏力超过了当地所能承受的最大限度而必须向其他地区请求救援。按发生的原因可将灾难分为自然灾难和人为灾难。自然灾难包括气象灾难、水文地质灾难、生物灾难等;人为灾难包括火灾、交通事故、化学事故、各类工伤事故、恐怖袭击、战争、核泄漏等其他事故。按灾难发生的先后顺序可将灾难分为原生灾难、次生灾难和衍生灾难。重大灾难具有突发性、群体性、复杂性、破坏性等特点。

　　2. 灾难现场救援　是指在灾难事件发生后,救援人员亲临灾难发生现场对受灾人群实施解救的过程,包括搜救、治疗护理、消毒防疫等活动。

3.灾难救援者　是指进入灾区参与救援工作的各类工作人员,包括解放军、武警、消防队员、医疗卫生人员、政府行政人员、媒体人士、通信保障人员、心理救援人员等。

4.灾难医学　是研究在各种自然灾害和人为事故所造成的灾难性损伤条件下,实施紧急医学救援、疾病防治、卫生防疫和医疗卫生保障等,主要为受灾伤病员提供预防、救援、康复等卫生服务。灾难医学包含有灾害的预警与防范、检测与诊断、现场污染清除、现场救援与转运、院内急救、灾后生理和心理康复等方面。灾难救援安全原则是任何灾难的救援工作都要保证救援者的安全,包括救援队伍整体安全、设备安全、器械安全等。在救援中正确的决策可以避免集体伤亡,保证救援力量能争取更大的抢救效果。医务人员是第一时间到达救援现场的救援队伍之一,在救援过程中救人第一,同时施救者也应善于保护自己,这是现代救援理论的基本观点。

5.灾难医疗救援　灾难医疗救援是指在灾难发生后开展的一系列医疗救援活动,包括灾难紧急医疗救援、后续医疗救援及恢复期医疗救援,其救援对象是灾难过程中受伤害的人群,既包括身体受伤害者,也包括心理受伤害者。

6.灾难护理　灾难护理也称灾难护理学或灾害护理,日本灾难护理学会对其定义为"灵活系统地应用灾难护理学相关知识和技能,并与其他救援人员合作,为减轻伤残率和死亡率而展开的一系列护理活动"。

7.灾难护理能力　灾难护理能力又称为灾难护理胜任力。Sheepskin 对其定义为"准备和应对威胁性情境,如生物、化学和放射危害,意外事故及自然灾害或其他突发公共卫生事件所具备的综合素质、知识和技能"。

8.灾难现场的职业防护　是指针对职业损伤因素可能对机体造成的各种伤害,采取多种适宜的措施避免其发生,或将损伤程度降到最低。医疗卫生人员在不同的灾难现场,可能会接触到不同的职业损伤因素,为避免或减少这些因素对健康的损害,最根本的方法就是采取正确职业防护措施。

二、灾难救援人员的职业暴露与危害

当灾难发生后,救援现场常常是一片混乱,粉尘、烟、雾和微生物等各种有害物质,均会对人体造成不同程度的损伤,灾难现场救援的职业暴露有以下特点。

1.灾难现场环境特殊性　救援人员需要面对的是灾后千疮百孔的灾难现场,如倒塌的建筑、山体滑坡、交通阻塞、化学物品污染、辐射污染、粉尘、恶劣天气、空气污染、噪声等具有危害性的状况。若执行的是境外救援任务,还面临救援环境陌生、灾情信息不明、语言不通、风俗习惯不同、水土不服对身体影响、队伍安全和生活难保障、设备不足等许多不利因素,增加救援人员职业暴露的风险。

2.隐性职业危害性感染　由于条件限制,救援人员在紧张抢救过程中,往往对自身防护感染的意识不强。如接触各种外伤、污染的伤口;常用医疗器具(如听诊器、血压计袖带、止血带等)污染后不能及时清洗消毒等,使医护人员的手更容易被污染;救援现场手卫生设施缺乏等,手卫生依从性较低。从而增加了隐性感染的危险性。

3.皮肤黏膜暴露损伤　皮肤黏膜暴露是造成现场救援人员血源性传播疾病的主要危险因素。救援人员争分夺秒地执行各种治疗操作,接触和处理受灾人员的血液及其他体液、分泌物、排泄物等,接触各种医疗锐器等,稍有不慎就很容易被污物感染或被锐器刺伤,特别在医疗废物分类处置不当的情况下,极容易造成锐器刺伤而导致经血液传播的危险。

4.暴露性操作　在我国,乙型肝炎、丙型肝炎、艾滋病等有较多人感染或隐性感染,这些疾病经血液传播的感染率较高,是导致救援人员职业危害的重要因素之一。因此,现场救援过程中每一位救援人员必须采取标准预防隔离措施。戴手套操作是阻断血源性传播疾病最简单、最有效的方法。

5.体力影响　救援人员第一时间到达灾难现场后,立即投入紧张而迅速的救援工作中,救援人员往往废寝忘食、夜以继日,当体力透支到极限后,容易对救援者自身造成危害。

三、灾难现场救援人员职业暴露预防

1.加强培训提高防护意识　加强职业防护知识培训,强化职业安全教育,提高对职业暴露危害性、严重性的认识;救援人员把所有被救援者的血液及其他体液、分泌物、排泄物、农药及化学消毒液等都视作具有潜在危险,在接触时,均应严格按照标准的预防常规执行操作,并形成制度,主动、自觉地严格执行,养成日常慎独的好习惯。

2.建立健全防护制度　完善防护措施及加强监督管理,监督管理部门随时抽查应急救援人员职业防护知识掌握及措施落实情况,使救援人员在实施抢救过程中,能时刻树立防护意识。当救援人员发生职业暴露后,医院应当关心救援人员,建立职业暴露后登记制度,提供疫苗、暴露后检查和专家咨询等服务,并按暴露级别予以相应的处理。

3.提供完善安全的防护用品　日常应配备完善、安全、适宜的防护用品,并做到"四专五定"。即专人管理、专库存放、专册登记、专项资金划拨;定职责制度、定标准数量、定点放置、定期检查、定期维护。保证接到救援任务后及时有效应用。

洗手设施是最基础的配置,因灾难现场救援的特殊性,配备的洗手设施应适宜完善,如感应式的速干手消毒剂装置、干手纸巾等,用高效、安全、方便、快捷、护肤的手消毒液擦手,既节省洗手时间,也可提高医护人员洗手的依从性,确保手的清洁与消毒。对常用医疗用品如血压计袖带、氧气袋、治疗盘、止血带、砂轮等增加配备基数,确保能做到定期清洗消毒,其他用具(如听诊器、血压计、手电筒等)的消毒可采用消毒剂擦拭。

4.做好标准预防和额外预防　救援人员在救援过程中,必须实施标准预防措施,严格隔离和安全防护。根据灾难现场的具体情况,医务人员在标准预防的基础上再严格实施接触隔离、空气隔离、飞沫隔离和保护性隔离等额外预防措施。

四、灾难现场救援人员基本防护技能

在实施医疗卫生救援过程中,既要积极开展救援,又要注重自我防护,确保安全。现场抢救的前提是使伤病员脱离危险环境。要在保证抢救人员自身安全的前提下,抢救人员应积极将遇险人员移出危险环境。

(一)救援人员生存技能

1.基本原则　在灾难救援中,医学救援人员同受灾人员一样,也处于灾难环境中。医学救援人员不仅要掌握医学常识,还要掌握个人在恶劣条件下生存生活的基本技能。野外生存技能不但可保障医学救援人员本身的生命安全,避免人员损失,而且有助于提高受灾遇险人员在恶劣的环境中继续生存的能力,将损失降至最低程度。医学救援人员在奔赴救灾一线时必需备齐生存生活的有关装备,包括水、食品、帐篷、野炊用具和防疫药品等。

2.使用安全饮用水　水是生命之源,一般情况下成年人失水量占1%体重时感口渴;达3%体重时食欲缺乏,达7%体重时言语障碍,达9%体重时无法行走,达11%体重时无法吞咽,处于高度危险状态,如不饮水则仅能坚持3 d。在灾难救援中,必须想方设法保障水的供应。①除自带的瓶装

净化水等饮用水源外,野外寻找饮用水非常重要。②寻找到的水源一般都不适宜直接饮用,需结合两种或两种以上的净化方法处理,包括过滤法、蒸馏法、煮沸法、化学消毒法。

3. 食品及安全保障

1)充足的食物是生存的重要保障,在行动前应准备充足的食物,因地制宜地获取野生天然食物常是必不可少的技能之一。

2)可利用的野生天然食物包括动物、植物及菌类。

3)食物安全保障首先要防止误食有毒食物,应尽量进食熟食,可消毒且助于营养物质吸收,通常采用煮沸、烤熟等方法。

4. 宿营地点选择

(1)避险　营地上方不要有滚石、滚木,不要在泥石流多发地建营,雷雨天忌在山顶或空旷地上安营。

(2)日照　营地要尽可能选在日照时间较长的地方,这样会使营地比较温暖、干燥、清洁。

(3)平整　营地的地面要平整。

(4)其他　近水、背风、防兽。

(二)灾难现场医学救援防护

1. 传染病疫情的防护

1)在传染性疾病的控制过程中,防护服的功用是为现场、临床工作人员接触到具有潜在感染性的现场环境,如患者的血液及其他体液、分泌物等提供阻隔防护作用。在设计上除要满足穿着舒适和对颗粒物隔离效率的要求外,还对防水性、透湿量、抗静电性、阻燃性等有较高要求。

2)所使用的防护服应符合中华人民共和国国家标准《医用一次性防护服技术要求》(GB 19082—2003)的要求。

3)在使用中,防护服内仅需穿着柔软保暖的棉织内衣即可,不必穿多套防护服。

2. 微生物危害应急防护响应　对未知病原体种类、散播方式、浓度或已经成为气溶胶的情况,防护响应:A级防护服+配套呼吸装置;对已知情况,有害物的产生或发散已停止,但仍存在飞溅危险,防护响应:B级防护服+配套呼吸装置。

3. 放射性尘埃现场防护

1)放射现场处置中,防护服的功用是为现场工作人员接触到放射性废物、放射性尘埃提供阻隔防护作用。在设计上,除要满足穿着舒适性和严格的颗粒物隔离效率外,特别要达到表面光滑、皱褶少,对防水性、透湿量、抗静电性和阻燃性也有较高的要求。

2)根据放射性污染源的种类和存在方式及浓度,可对各参数提出具体要求。

3)此类防护服要求帽子、上衣、裤子连体,袖口、脚踝采用弹性收口。

4)防护服仅能隔断放射性尘埃、放射性废物接触,无防辐射的功效。

4. 化学物泄漏和中毒现场的防护

1)化学物泄漏和中毒现场处置中,防护服的功用是为现场工作人员接触到现场有害化学物和空气中存在的有害气体、尘埃、烟、雾等提供阻隔防护作用。

2)防护服的选用要依据泄漏物的种类、存在的方式、环境条件及浓度等综合考虑。对具有腐蚀性气态(蒸汽、粉尘、烟雾等)存在的,防护服要具有耐腐蚀性、高的隔离效率,一定的防水性和衣裤连体,袖口、裤脚较好的密合性等;对于非蒸发性的固态或液态化学物,仅需穿具有一定隔离效率的防护服即可。

3)生产厂家在产品说明书中均注明了各技术参数和应用范围。

(三)灾害现场救援个体防护原则

个体防护是指为了保护职业人群在工作中免受化学、生物与放射性污染危害而穿戴的服装、眼罩、手套和呼吸器,以及管理规程,以阻断现场环境中有害物质侵害的装置。所有个体防护装置只能够起到一定程度的降低接触有害物质的量;在做出使用个体防护装置时必须充分理解所选用的个体防护装置的性能和局限性。鉴于此,所有情况下都应该遵守下列个体防护原则:①个体防护仅能够降低危害发生的概率,不能完全避免危害的发生;②在有害环境下正确选用和穿戴防护装置才能起到防护效果;③使用过的个体防护装置要密封在塑料袋中,以备消毒或去除污染处理或废弃处理;④个体防护装置不能够代替基础卫生措施,如洗手等;⑤到传染病疫区,即便使用了个体防护装置仍然要执行检疫期。

(四)灾难现场救援个体防护分级

利用个体防护装备的物理或化学阻隔作用实施个体防护,消除或控制有害物质,使进入或接触人体的有害物质水平符合人体基本安全和健康的要求。救援人员一旦受到损害,则成为被救援的对象,不但不能完成救援任务,而且增加其他救援人员的工作量,占用灾难救援时最为重要的资源。因此,医护人员应采用正确的个体防护装备有重要的作用和意义。

个体防护分级:按照灾难事件危害严重程度分为 A、B、C、D 4 个级别。所有等级在标准预防的基础上添加以下装备。

1. A 级个体防护

(1)适用范围　各种高致死率的烈性传染病病毒、微生物暴发流行时,如埃博拉病毒;接触高压蒸气和可经皮肤吸收的气体、液体;可致癌和高毒化学物;极有可能发生高浓度液体泼溅、接触、浸润和蒸气暴露的情况;接触未知化学物;有害物浓度达到可立即威胁生命和健康浓度的可经皮肤吸收的化学物;低氧环境。

(2)A 级个体防护装备　全面罩正压空气呼吸器;全封闭气密化学防护服;抗化学物质的防护手套和防护靴;头部防护安全帽。

2. B 级个体防护

(1)适用范围　各种甲类传染病及部分传染性极强的乙类传染病暴发流行时,如鼠疫、传染性非典型肺炎;种类确知的气态有毒化学物质,达到威胁生命和健康浓度,不经皮肤吸收;低氧环境。

(2)B 级个体防护装备　全面罩正压呼吸器;头罩式化学防护服;抗化学物质的防护手套和防护靴;头部防护安全帽。

3. C 级个体防护

(1)适用范围　各种普通乙类传染病暴发流行时,如人感染致病性禽流感、甲型 H1N1 流感、布鲁氏菌病等;非皮肤吸收气态有毒物,毒物种类和浓度已知,非威胁生命和健康浓度;非低氧环境。

(2)C 级个体防护装备　空气过滤式呼吸防护用品;防护服;抗化学物质的防护手套和防护靴。

4. D 级个体防护

(1)适用范围　当诊疗操作或行为可能导致血液或其他体液等污染物喷溅时;防护对象为非挥发性固态或液态物质;毒性或传染性低。

(2)D 级个体防护装备　与所接触物质相适应的防护服、隔离衣、防护手套、防护靴。

(五)灾难救援现场个体防护装备

1. 手部防护　速干手消毒剂:应符合《手消毒剂卫生要求》(GB 27950—2011)。手部防护种类:一次性清洁手套、一次性无菌手套、可复用长袖橡胶手套。①防护手套:防手套的材质决定了其防护对象,如针对苯中毒事件处置应该选择聚乙烯醇材质的防护手套,如果选择使用丁腈橡胶或氯乙烯橡胶材质的防护手套则无法起到应用的保护作用。②防护套袖:主要包含防酸碱套袖和防辐射热套袖等类别。③可重复使用长袖橡胶手套(浸塑手套):用于防水、洗涤剂、脏污及轻微机械等伤害,仅适用于清洁工等类似工种手套。

2. 呼吸防护。现场救援医务人员常用呼吸防护用品种类有:一次性医用外科口罩、N95 医用防护口罩、全面型自吸过滤呼吸器(全面罩)、动力送风式过滤式呼吸防护用品、护目镜或防护面罩等。

3. 眼面部防护　防护眼罩应视野宽阔、透亮度好、防雾、有较强的防喷溅性能。每次使用后进行清洗和消毒,可使用次氯酸钠或季铵类消毒剂。如眼罩与脸部不能密合或镜片模糊不清,应尽快更换。

4. 皮肤防护　防护服装是全身皮肤防护主要装备,根据防护级别,防护服装又分 A、B、C、D 防护级别,其防护能力依次减弱。

(1)A 级防护服　是带呼吸装置的气密性全封闭式化学防护服。主要针对化学蒸汽或气体防护,这类化学危害物通过皮肤吸收后,具有较高的蒸汽压力和毒性或致癌性。在事故处置现场,接触者可能暴露在极高浓度的化学飞溅液体或者化学蒸汽下,或者在事故处置现场,其化学危害物情况未知的情况下,一般采用 A 级防护服。

(2)B 级防护服　带呼吸装置的非气密性封闭式化学防护服,其呼吸防护等级与 A 级相同,但皮肤防护等级低于 A 级。主要针对化学液体飞溅防护,这类化学物质经皮肤吸收后不会产生剧毒或致癌性的蒸汽或气体。在事故处置现场,接触者可能处于较低浓度暴露水平(通常是指已经制定的暴露极限值以下)。

(3)C 级防护服　包含防化服或化学飞溅防护服,其皮肤防护等级同 B 级,但呼吸防护等级较低。主要针对微粒或液体飞溅的防护,在事故处置现场,其化学物毒性很低,经皮肤吸收无危害,或接触者暴露水平大大低于既定的暴露极限值。

(4)D 级防护服　无危害防护,无须呼吸防护和极少保护皮肤。现场救援医务人员常用防护服种类:①医用一次性防护服;②化学防护服;③隔离衣(一次性防水分体、连体);④防水围裙。

5. 足部防护　各种防护鞋(靴),主要有保护足趾安全鞋(靴)、防刺穿鞋、防油鞋、防酸碱等类别,每种专用的防护鞋都应该具有相应的防护对象,在使用前应该科学选择(图 10-1)。

 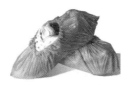 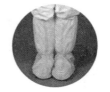

可复用防水靴　　　　一次性防水鞋套　　　一次性防水、防滑靴套

图 10-1　各种防护鞋(靴)

五、灾害现场救援的预防接种

自然灾害,包括洪涝灾害、干旱灾害、地震灾害、低温雨雪冰冻灾害及台风灾害等,给受灾地区造成重大破坏,房屋倒塌,交通不便,灾民居住拥挤,医疗设备损坏或瘫痪,饮水卫生存在隐患,加上日常人畜粪便及垃圾污水难以正常处理,从而导致环境卫生状况恶化,可造成鼠、蚊、蝇等病媒生物迅速繁殖,增加疾病发生与传播的风险。适时开展疫苗免疫接种,可预防疾病的发生风险,保护灾

区居民、抗灾救援队伍的身体和生命安全,保障抗灾救援工作深入有序地开展,维护社会稳定都具有积极的意义,也是预防大灾过后无大疫工作目标最重要的手段。根据不同的灾害性质、发生时间及灾害后常见疾病与防疫情况,有针对性地选择适宜的疫苗。

第二节　灾难（灾害）现场救援职业暴露类型

　　当灾难发生时,灾难现场救援是一个特殊的工作场所,人们关注的焦点多在对受灾人员施救方面,却往往忽略了救援人员自身在施救的过程中同样面临着各种有害因素的威胁。在灾难现场救援中,救援队伍所面临的职业损伤主要有心理性损伤、生理性损伤、物理性损伤、化学性损伤、生物性损伤、社会功能性损伤6类。在各种灾难事故救援中,医护人员是始终与军队、消防官兵等奔走在现场最前列的一个高危群体。救援人员对职业防护知识的掌握情况、职业防护技能水平的高低,直接影响到救援人员的身心健康,也直接关系到救援任务的时效与成败。因此,防止灾难现场救援者职业损伤事关重要。本节主要介绍心理性职业暴露及防护、生理性职业暴露及防护、社会功能性职业暴露及防护。

一、心理性职业暴露及防护

　　各类自然及人为灾难,在造成大量人员伤亡和经济损失的同时,给人们的心理造成巨大伤害,也使参与救援的医护人员经历了前所未有的严峻考验。不仅在于其险恶环境下对伤员的紧急救援,还处于应对惨烈情境中灾难救援引发的高强度心理应激状态,极易诱发各种不良心理问题,严重者导致心理应激障碍。医护人员冷静、沉着的职业态度,及时正确的紧急救援既利于提高现场伤病员的救援成功率,也有利于稳定伤病员情绪,促进伤病员的机体康复。医护人员亲临灾难现场时,面对时间紧、任务重、感官冲击、自身生命威胁等压力,如果不注意心理防护与调适,往往也会产生异常心理应激。国内外文献报道战地救援人员、急救人员等出现各种适应不良症状,甚至影响了他们的工作和日常生活。医护人员在高强度心理应激状态下可致思绪紊乱、判断失误、救援效率降低、精确度下降,严重影响救援的质量;医护人员的心理状态也会影响伤员的心理状态,间接影响伤员的身体救治和康复;高强度心理应激若处理不好,医护人员自身也会出现心理问题,严重者发展成为心理疾病。适宜的心理状态对维持医护人员的身心健康、保持救援能力、保障伤员救援具有重要意义。

(一)相关概念

　　1. 心理健康　是指一个人的生理、心理与社会处于相互协调的和谐状态,其基本特征,包括正确的自我意识、健全统一的人格、开朗轻松的心境、坚强的个人意志、较强的适应能力、和谐的人际关系、积极的学习态度等。

　　2. 心理问题　是人在特定情况下产生的心理应激反应,是心理的一种不良表现形式。每个人在一生的某个阶段都有可能会发生。一般包括情绪消沉、主观感觉异常、自尊心增强、人际关系紧张、情绪易波动、忧郁、焦虑、恐惧、强迫行为、躯体化症状、人格障碍、精神质、变态心理等。

　　3. 急性应激障碍(acute stress disorder,ASD)　是指一种包括分离、重新体验、逃避、回避和高度唤醒等症状的急性创伤反应。分离包括麻木、意识涣散、人格解体、现实感丧失、分裂性遗忘;重新体验包括与创伤事件相关的想象、思考或悲痛的再次出现;回避指对创伤事件相关的思考、情感或地点的回避;高度警觉指焦躁不安、失眠、易怒、高度警惕、注意力不集中等。

4. 创伤后应激障碍(post-traumatic stress disorder,PTSD) 指个体在危机事件之后出现的一组有特征性和持续存在的症状群,并且导致一定社会功能的丧失,一般在4周以后发生。主要表现为神经症性症状:焦虑烦躁、失眠、情绪低落、恐惧心慌等。亲身经历或目击灾难性事件,如战争、自然灾害、交通事故、突发的亲人意外死亡、暴力事件(包括拷问、虐待、绑架)、疾病等均可导致PTSD。

5. 重大灾害心理应激损伤的医学防护 是指从医学心理学角度对重大灾害心理应激损伤进行的预防和救援。它是按照"生物—心理—社会"新医学模式进行的一项综合研究,它既从生物学方面研究重大灾害心理应激损伤如何防护,又从心理学和社会学方面研究重大灾害心理应激损伤如何防护,它并不否认生物医学,而把生物医学作为一个重要部分,与心理学和社会学因素相结合,因而能够更全面地解决重大灾害心理应激损伤的医学防护问题。它既是灾害心理救援的一项重要内容,也是医学心理学研究的重要范畴。

6. 心理干预 运用心理学原理,有计划、按步骤地对处于心理危机状态下的个人或群体,采取明确有效的措施,使之发生向预期目标的变化,并最终战胜危机,重新适应生活。

【案例导入与分析11-1】
心理应激障碍案例

小胡,29岁,护士。汶川地震发生时,作为第一批救援医护人员参与现场救援,目睹了震后悲惨的现场,大批伤残及死亡人员,使得整个救援过程都处在高强度、超负荷工作状态。救援结束一个月后,小胡感到头晕、头痛、心慌、全身酸痛、噩梦、食欲下降、焦虑、易怒、精神萎靡,上班无精打采。

问题:
1. 小胡目前发生了什么情况?
2. 针对小胡目前的情况应该如何处理?

(二)灾害救援心理损伤的危害

救援期间惨烈的遇难现场对参与救援的医疗卫生人员心理产生巨大冲击,加之目睹受灾群众惶恐不安与绝望悲痛情绪,医疗卫生人员的身心常会受到负性影响,另外,由于每天工作强度大,造成其体力严重透支,很多医疗卫生人员在救援过程中已产生某些"灾后应激症状"。加之对医疗卫生人员心理干预工作不够完善,许多医疗卫生人员的心理问题往往得不到及时解决,而出现不同程度的心理应激反应。这些应具有泛化性,严重影响救援人员的人生态度、工作绩效、人际交往、生活方式等。

1. 心理损伤因素

(1)医疗卫生人员是应急救援行动事件的目击者 医护人员在救援过程中目睹了大量惨烈场景,产生了"替代性创伤"的问题,将灾民的痛苦转移到自己身上,出现了强烈的应激反应。

(2)医疗卫生人员是应急救援行动事件的亲历者 各种客观因素的制约,可能致使指挥、救援和生活等各项保障工作面临诸多障碍。参加应急救援行动医护人员的生存环境通常比较恶劣,由突发灾害事件造成的缺水缺电、交通不便等生存问题是考验救援医护人员意志的难题。同时处于难以预测的威胁之下,面临巨大的危险,随时也可能危及医护人员的生命,这些因素都给他们带来心理压力。

（3）医疗卫生人员是应急救援行动任务的执行者　在行动地域执行着艰巨的救援任务，行动要求高、体力消耗大，容易陷入疲倦，身体免疫力下降导致心理免疫力降低，更易陷入悲伤、恐惧、悔恨等情绪中。

（4）应急救援行动医疗卫生人员良好的身体素质和心理素质　灾难救援现场条件通常十分艰苦，医疗、生活物资缺乏，很多时候需要医护人员自己背负很重的必备物资进行长途跋涉，工作强度大、时间长且没有规律，如果没有良好的身体条件和心理素质是难以胜任的。

2. 灾难救援医疗卫生人员常见的心理问题　在灾难救援过程中，医疗卫生人员现场目击各种惨景，又在艰苦的环境中从事高强度的工作，可能产生各种心理问题，主要表现在生理、认知、情绪、行为反应方面。①生理方面：如头昏、眼花、晕眩、胸闷、憋气、呼吸困难或心跳加快、失眠、噩梦、食欲缺乏、胃肠功能紊乱、口干、出汗、尿频、尿急、性欲减退、肌肉疼痛、全身无力、易疲倦。②认知方面：如注意力、记忆力受损、注意力集中困难、记忆力下降、反应迟钝、逻辑推理和理解、判断能力下降等负性认知。③情绪方面：表现的是焦虑、抑郁、恐惧、急躁易怒、自责、无助、孤独、过度敏感，紧张警惕等负性情绪。④行为方面：表现为警觉性增高、动作变形、失误率增多，有的甚至出现回避现实、孤僻、少语、易发生人际关系冲突，严重者产生亲人的过度依赖、酗酒、嗜烟等物质依赖行为。

3. 创伤后应激反应障碍　少数救援者在灾难救援行动结束较长时间后，仍然出现持续严重的反应障碍，这被称为创伤后应激反应障碍，按照《心理障碍诊断与分类手册》(DSM-IV-TR，美国精神病学协会，2000)中的诊断标准，创伤后应激反应障碍是一种长期持续的精神障碍，一般在遭受灾难创伤后发生，至少持续1个月，所以只能在参加救援行动1个月之后才能被诊断。另外，其症状并不一定会在创伤发生后立即出现，而是可能在数月或者更长时间之后才出现相关症状，发生创伤后应激反应障碍主要出现以下几种身心反应。

（1）反复重现创伤性体验　当事人不由自主地反复出现有关创伤性事件的痛苦回忆，包括表象、思想或知觉，如反复出现类似灾区残酷场景的梦境，或者在没有征兆的情况下，突然发生或者重演类似救灾过程中的情感体验和行为。在回忆或行为出现时，会出现明显躯体反应如心悸、多汗等。

（2）持续的过度警觉　即使离开灾难现场很长一段时间之后，仍然保持警觉状态，难以入睡且易被惊醒；工作、学习中常常难以集中精力，易激惹或易发怒。

（3）对于灾难相似境遇的持续回避　在遇到象征或者类似创伤事件某方面的内在或外在线索时，产生强烈的精神痛苦或生理反应；出现选择性遗忘症状，不能回忆起救灾过程中创伤性事件的某些重要方面；努力避免与别人谈论起有关救灾过程中的痛苦记忆，对参加重要集体活动的兴趣减退，有与同事、亲人疏远、脱离的感受，甚至对未来失去希望。

（4）社会功能受损　严重者会失去正常生活和工作的能力，且难以正常地与别人交往。

（三）灾难救援医疗卫生人员心理应激损伤的干预对策

从现场一线回来后，许多在救援中未出现心理问题人员，仍可能出现"替代性创伤"，表现为焦虑、恐惧、内疚、无助、挫败感等。Witteveen等研究发现，许多救援人员在任务结束后出现不同程度的心理应激反应。这些反应具有泛化性，严重影响救援人员的人生态度、人际交往、工作绩效、生活方式等。因此，对救援的医护人员进行心理干预，不仅应重视其在现场出现的异常心理问题，更要对离开受灾现场回到后方的救援人员进行长期、系统的心理干预。

1. 心理干预目的　主要包括预防或减少急性的、剧烈的心理危机和创伤后心理应激障碍的风险；减少和稳定危机或创伤情境的直接严重后果；促进个体从危机和创伤中康复，降低 ASD 转化成创伤后应激障碍的概率。在发生灾难性突发事件时，有效心理干预可起到缓解痛苦、调节情绪、塑造社会认知、调整社会关系、整合人际系统、引导正确态度、矫正社会行为等作用,从而减少创伤情境造成的应激性损伤。

2. 心理应激损伤的干预对策

(1)提高医疗卫生人员心理应付能力　加强心理训练和心理疏导,平时有计划地组织学习心理学、心理健康和心理调适知识,掌握保持良好心境、宣泄消极情绪、自我心理防护等自我心理调节的方法和技能,有助于提高对突发事件的心理应变能力、对待困难的心理承受能力。

(2)生理安全需求保障　救灾期间发生的心理不良反应与环境恶劣、条件艰苦、持续时间长密切相关。①提供良好的社会支持,包括解决救援医护人员基本的生理需求,如及时补充水分和食品,保障充足有效的睡眠,提供安全、卫生的居住环境,同时鼓励救援医护人员多与心理干预者、领导、同事接触和联系,灾区通信问题解决后,第一时间给家乡亲人报平安、传简讯,减少孤独和隔离。②积极接纳,在危机事件后,每一个当事人都有恐惧的心理,医护人员也不例外,他们往往特别渴望关怀和理解,渴望别人接纳他的一切。此时,心理干预者可以从语言上、行为上表现出对他真正的接纳,接纳、接受救援医护人员的一切情绪、情感和认知,取得求助者的信任,建立良好的沟通关系,使对方感觉到自己不是孤立无援的,从而建立起安全感。

(3)开展心理救助　积极处理各种急性心理应激反应,开展心理疏导、支持性心理治疗、放松训练、晤谈技术等,以改善焦虑、抑郁和恐惧情绪,减少过激行为的发生,必要时适当应用镇静药物。积极开展心理监测评估,根据不同个体或群体对应激事件的不同反应,有针对性地选择合理的心理干预技术。早期心理应激干预技术必须简单明了,有确实的理论基础。目前较成熟的早期心理应激干预技术主要包括认知行为治疗、紧急事件应激晤谈、眼动脱敏和信息再加工治疗和心理素质训练等。

(4)认知模式干预　精神分析学家弗洛伊德(Freud)认为心理危机是因个体面临一场紧急、可怕的威胁事件而引发的心理失衡状态,其持续时间的长短因个体重新认知、分类和理解创伤所需的时间而定。假如个体能有效地将创伤在意识中进行整合、认知和组织,并把它作为过去不愉快事件的一部分,问题就能迎刃而解,正常心态就能得以恢复。干预实施者通过心理分享、集体晤谈等活动中的心理叙述和观察,仔细弄清灾难性危机,通过认知行为治疗、合理情绪疗法等指导危机医护人员与自己的非理性认知进行辩论,直至建立合理的认知模式,以帮助他们客观地、理智地分析和判断危机刺激的性质和后果,接纳当前现实的处境,最终主动纠正自我的情绪和行为偏差,提高心理应激能力。

(5)建立社会支持系统　建立社会支持系统是做好心理干预的一个重要措施。面对各种突发灾害事件,受害者如得不到足够的社会支持,会增加创伤后应激障碍的发生概率;如个体对社会支持的满意度越高,创伤后应激障碍发生的危险性越小。良好的家庭和社会支持是创伤后应激障碍发生的保护因素。对受害者来说,从家庭亲友的关心与支持、心理工作者的早期介入、社会各界的热心援助到政府全面推动灾后重建措施,这些都能成为有力的社会支持,可极大缓解受害者心理压力,使其产生被理解感和被支持感。

(6)提供积极的应对方法　理解、安慰、支持,给予希望和传递乐观精神,可使其看到光明前景,有效地应付危机。强制休息、鼓励积极参与各种体育活动,可有效地转移注意力,给当事人提供宣泄机会,有助于疏导当事人造成自我毁灭的强烈情感和负性情感的压抑。

二、生理性职业暴露及防护

(一)灾难救援生理损伤的因素

1. 灾难环境的危险性　我国是自然灾害、突发公共卫生、事故灾难事件多发的国家,他们可以相互交叉、相互关联、彼此影响,同时发生或引发次生、衍生事件。在增加救援难度的同时,给灾难救援人员的生命安全造成威胁。在灾难现场,医护人员经常深入一线抢救伤员,即使处于危险环境,医护人员也将全部注意力集中于伤员,从而忽视了自身安全防护。

2. 繁重的救援任务对医护人员身体素质的挑战　灾难,尤其是巨大的灾难,伤亡众多,参与灾难救援时,医护人员需要长时间工作,无法休息,甚至连最基本的生理需求都无法得到满足(如水、食物、排泄等),导致在身体素质方面,面临严峻的挑战。此外,在救援中常常发生时差调整、睡眠不佳等现象,都可能成为医护人员的生理损害的影响因素。

3. 专业挑战性　在资源贫瘠的灾难环境中工作,灾难摧毁电力、交通及医疗机构时,医护救治能力及功能受限,无法发挥既有的水平,甚至出现使用不当,造成误伤等自身伤害事件发生。

4. 灾难环境的复杂性　当灾难发生后,救援现场情况复杂、各种不明有害物质并存,对人体造成不同程度的损伤。灾后往往暴发各种流行病,在救援过程中医护人员想方设法保证灾民安全的同时,如何保障自身免于感染成为医护人员必须面对的重要问题。

5. 身心疲惫　医护人员担任医疗救治、安抚伤员及家属等多重责任,容易造成身心疲惫;有时面对灾难惨烈的震撼性,其情绪容易低落或失望;如在地震救援现场,医护人员由于对余震、环境及疫情的担心和害怕也会造成心理疲惫。大量心理学研究表明,过度的恐慌、不安、焦躁、紧张、担心等不良情绪都会降低机体的免疫力,进而可引发严重的躯体性疾病。

6. 社会关注　灾难现场往往充斥着各类媒体,医护人员的言行、灾难救援能力等受到群众的广泛监督,给医护人员的救援工作造成压力。社会各界聚焦在灾民的救援上,忽视甚至是误导了外界对医护人员的认知,使医护人员身心得不到应有的关注。

(二)灾难救援生理性职业暴露的表现

救援中,医护人员经常处于超负荷的身心紧张状态,当挑战和威胁超出个体应对能力,机体内外平衡被打破,表现出一系列生理方面的改变。出现系列自主神经功能紊乱症状,如头昏、心慌、呼吸、心跳频率加快、食欲下降、肠胃功能紊乱、肌肉紧张、躯体疼痛、入睡困难、易惊醒、失眠、噩梦、易疲劳;思想混乱、集中力下降、决策困难、情感麻木、焦虑、抑郁、无助、绝望、社交活动减少、活动量的改变等。

(三)灾害救援生理损害防护措施

突如其来的灾难事件发生时,人体所处的紧张状态会导致情绪、认知、行为活动等一系列改变,这些改变将有可能引发一些参与救援的医护人员出现各种轻重不一的躯体生理症状,应积极主动采取有效地防护措施。

1. 建立医护人员灾难救援素质评价标准　依据国内外灾难救援的核心能力标准,结合我国国情,建立一套客观、可行的医护人员救治素质的评价指标,完善医护人员灾难救援的考核体系。通过灾难救援素质评价标准,进行救援医护人员的灾难救援前筛选与灾难救援后评价,提升灾难医疗救援资源库人才素质,促进灾难救援中医护人员的自身防护,减少身心损害事件发生。

2. 建立高质量灾难救援资源库　在灾难早期阶段的紧急事件中,与组织能力相比,个人能力往往更重要,参与灾难救援医护人员的素质直接决定了救援的最终效果。在无灾时期或灾难发生前阶段,完善灾难救援相关知识和技能培训,做好面对突发灾难和意外的人力准备。通过不断的学习、训练及考核,提高专业化医疗救援队伍的救援水平,随时做好应灾、救灾、协助灾后重建的准备。

3. 提供良好的社会支持　包括解决医疗救援队伍最基本的生理需求,如及时补充水分和食品,保障充足有效的睡眠,提供安全、卫生的居住环境,同时提供信息帮助救援医护人员增强安全感,有效应对灾难救援现场带来的危机冲击,保障救援医护人员从危机或创伤事件中康复。

4. 开展灾难救援医护人员的体能拓展训练　采用多种方式相结合的体能拓展训练,增强医护人员体质健康,以适应灾难救援时复杂的现场环境及高负荷工作状态,减少灾难救援时的生理损伤,提高机体免疫能力,保证灾难救援时的救援质量。

5. 做好自我照顾　医护人员本身要强化自我照顾的措施。首先,无论救援工作如何迫切紧急,救援人员都必须注意自己的基本需要,维持适量的营养和休息;明白和检视个人的能力和局限,避免短时间内处理太多具有创伤性的工作;当遇到危险或困难时,应及时、主动寻求援助;随时提醒自己确保生命安全。

6. 加强医护人员心理素质训练　进行积极、有效的灾害(灾难)心理教育,使医护人员进驻灾难现场前就有健康的心理、良好的心理素质,在救援时能够及时进行自我调适;同时进行医护人员心理干预技能训练,在灾后心理重建的过程中,不仅能为灾民解决一般心理问题,也能有效地避免自身心理伤害。

7. 正确引导全社会对灾难救援医护人员的认知　通过制度或法规,规范并约束舆论的引导,避免人民群众对医护人员认知的曲解,维持媒体报道的真实性,引导全社会对灾难救援的医护人员的正面关注,并减少媒体及外界因素对灾难救援的干扰,保证救援的效率与质量。

三、社会功能性职业暴露及防护

各种突发性灾难,如地震、海啸、瘟疫等自然性灾难,还是恐怖袭击、矿难等灾难往往都给人类社会带来惨不忍睹、令人触目惊心的后果,也给无数家庭带来了毁灭性打击。灾难性事件给受灾民众带来的巨大伤害和痛苦的同时,也给参与救援的医护人员带来严重的身体和心理的双重创伤,导致一系列负向而持久的情感反应和行为问题。研究证明,医护人员暴露于应激事件中常常会发生创伤后应激障碍。创作后应激障碍是个体经历强烈的心理创伤后导致的精神障碍,常引起明显的心理和社会功能损害。

(一)创伤后应激障碍对救援的医护人员的社会功能的影响

创伤后应激障碍通常在创伤事件发生 1 个月后出现,也可在创伤事件发生后数月至数年延迟发作。有报道,有 1/3 患者 5 年后仍然符合诊断标准。

创伤后应激障碍者,有显著的生理和精神失调的症状和体征,轻者可影响正常生活和工作,重者造成对生活冷漠、抑郁,甚至有自杀倾向。据文献报道,救援医护人员中创伤后应激障碍的发生率高达 5% ~40% ,在完成抗震救援救任务 1 年后创伤后应激障碍阳性率为 5.3% ,自杀率也很高。

创伤后应激障碍具体表现:对灾难事件的重现、回避、强烈的担心、无望和恐惧感,高警觉及认知与心境的持续负性改变。创伤后应激障碍患者常见且重的焦虑症状主要有预期性焦虑、恐惧、易激惹、不能安稳、害怕失去控制、胃肠症状、麻木刺痛感、虚弱等;常见且重的抑郁症状主要有睡眠障碍、焦虑不安、忧郁、无乐趣感、注意困难、兴趣丧失等。

创伤后应激障碍可导致明显的功能损害,约 1/3 终生不愈,给患者带来巨大的心理痛苦和显著的社会功能损害,其自杀率是一般人群的 6 倍。

（二）干预措施

可从个体、家庭、社会 3 个层面进行干预：

1. 心理干预 重视对参加救灾医护人员的心理、生理支持,主要从医护人员的认知、情感和行为 3 个方面入手。主要涉及几个基本的方法:一是倾听和无条件接纳,主动和耐心倾听并热情关注,给予心理上支持;二是提供疏泄机会,干预人员要积极与其共情,对其情况表示理解,这样可以帮助被干预者敞开心扉,卸除防卫,真实具体的讲述自己的内心感受,尤其是一些负面的消极的情绪;三是解释和指导。对被干预者存在的一些问题,专业人员给出相应的解释说明,亦可对其提出一些指导性的意见;四是树立信心,找回希望,使其重树信心,找回对自己、对生活及未来的希望。

2. 家庭支持 家庭的鼓励和支持是救援医护人员的坚强后盾,也是一个非常重要而有效的干预方法。通过家庭的特点,充分利用家庭成员的相互支持来消除个体的孤独感、无助感,从而使家庭成员能最大限度分享自己的经历、化解自己的不良情绪。

3. 建立一个良好的社会支持网络 社会支持越多,应激反应越轻。包括解决救援医护人员基本的生理需求,政府及组织注重真情关怀,想方设法搞好后勤保障,如及时补充水分和食品,保障充足有效的睡眠,提供安全、卫生的居住环境。同时有任何的需要,一定要向他人、组织及相关单位提出来,要让别人有机会了解自己。这样一方面可以降低个人因为工作负荷量过大而产生的身心过度疲惫的感觉,在一定程度上缓解情绪困扰,减少孤独和隔离。

4. 药物干预 药物干预作为心理治疗的辅助工具,能缓解某些应激症状,减少患者的痛苦体验,增加患者对心理治疗的依从性。目前选择 5-羟色胺再摄取抑制剂抗抑郁类药物作为预防和治疗救援医护人员心理应激障碍的首选药物。抗抑郁药能够明显缓解抑郁、焦虑症状,改善睡眠质量,减少回避症状,在疗效和安全性方面被认为是最理想的创作后应激障碍预防治疗药物。

（卓莉俊）

思考题

1. 灾难现场救援的职业暴露有哪些特点? 应采取哪些防护措施?
2. 简述灾害现场医护救援人员的基本防护技能。
3. 灾害救援人员心理性职业暴露临床表现有哪些? 如何防护?
4. 灾害救援人员的生理性职业暴露临床表现有哪些? 如何防护?
5. 灾害救援人员的社会功能性职业暴露临床表现有哪些? 如何防护?

第十一章 医疗护理突发事件的处理

::::::::: 学习目标 :::::::::

　　1.知识目标　①掌握:医疗护理缺陷处理流程;医疗护理投诉处理流程;医院的应急处理流程(自杀,失踪,精神异常,遇袭,失窃,火情,触电)。②熟悉:封存病历流程。③了解:护理职业常用法律法规。

　　2.能力目标　具备应对医院中突发事件的能力;培养护士的遇到突发事件的研判能力和协调能力;具备依法依规办事的能力。

　　3.素养目标　具备依法依规办事的意识,增强护士的法制法规意识;培养遇到突发事件后良好的心理素质。

第一节　医疗护理缺陷与医疗护理纠纷

【案例导入与分析 11-1】

医疗护理缺陷案例

　　患者,男性,56 岁,因结肠癌术后 2 个月,入院进行化学治疗,医生在医嘱上开了化学治疗药物进行静脉滴注的处方,护士按照医嘱执行,给患者进行静脉滴注后 40 min,患者出现胸闷、呼吸困难,立即暂停输液,给予氧气吸入等抢救措施,患者生命平稳。经查实:医生在开药时开错了剂量,护士执行医嘱时没有认真查对药物的剂量是否正确,而盲目执行。1 周后实验室检查报告:白细胞 $(1.0 \sim 1.9) \times 10^9/L$,血红蛋白 $65 \sim 79$ g/L,血小板 $(25 \sim 49) \times 10^9/L$。患者出现严重的骨髓抑制。

思考:

1.根据其对患者的影响程度,医疗护理缺陷应定为哪一级?

2.发生缺陷后如何上报?

一、医疗护理缺陷处理流程

1.评估　事件发生经过及对患者的影响程度。

2.保护患者　①安抚患者、家属,并立刻采取补救措施。②及时报告值班医生和护士长、科主任。③密切观察患者的病情变化。

3.物品处理　按需封存相关物品。

4.报告

（1）口头报告　立即上报病区主任、护士长,再上报科主任、科护士长。

（2）护士长　对引起严重后果的缺陷在处理的同时先口头上报护理部。

（3）科主任　对引起严重后果的缺陷在处理的同时先口头上报医务部。

（4）书面报告　事后 24 ～ 48 h,当事人按照要求填写事情经过及对患者造成的不良影响,并上报护理部。

（5）网络系统直报　可利用网络系统中的医疗安全事件上报界面进行网络直报。

5.处理

（1）病区主任、护士长　组织讨论,对缺陷原因进行分析,根据性质对负责人提出相关处理意见,提出整改措施。完善相关管理制度,填写事件分析报告并上报。

（2）医务处和护理部　对报告进行调查核实和及时介入,避免事件扩大,降低事件影响。组织科护士长及相关专家进行讨论定性,必要时交医院学术委员会讨论审定,并根据情节性质,提出处理意见;提示各病区吸取教训,避免再次发生。

6.备注　缺陷对患者的影响是否有因果关系。

（1）重度缺陷　严重影响疗效或造成重要组织器官损害致功能障碍甚至残疾等严重不良后果。

（2）中度缺陷　影响疗效,延长疗效,造成组织器官的可愈性损害;或违反操作规程增加患者痛苦与医药费用,但无严重后果。

（3）轻度缺陷　对患者有轻影响或尚未造成不良影响。

二、医疗护理投诉处理流程

1.发生投诉

（1）首次接待投诉的责任人要详细记录投诉人反映的情况,收集提供的材料。并向护士长、科主任汇报。

（2）科主任、科护士长根据情节性质向医务处、护理部汇报。

（3）涉及医疗及赔偿向医教处汇报。

（4）迅速采取积极有效的处理措施。

2.情况调查　接到投诉后,科室第一时间掌握实情,对患方提出的问题和质疑进行全面调查,收集事件的全过程。

调查对象:患者、家属、当事人、当班人员、其他知情人员。

物品:按需封存相关物品。

3.科内解决途径

（1）根据事件情节进行处理,一般投诉,主张尽量现场解决,与患方沟通协商、取得投诉者理解,对于复杂或影响较大的严重投诉及时上报相关职能部门。

（2）如果投诉是由于护理人员的护理技术、服务或管理不当引起,立即与投诉者沟通,表达歉意取得谅解,同时采取积极补救措施;如果原因在投诉者,则加强沟通、搞清楚投诉者真实目的,消除误会,及时解决。对无理取闹者,必要时请警察协助。

4.报告

（1）日班　报科主任、科护士长、医务处和护理部。

（2）夜班　报值夜班护士长、医务处行政值班。

（3）必要时上报分管院领导,请患者提供书面投诉。

5.进一步处理

（1）当事人书写事情经过,当事科室须在24 h将调查结果及讨论处理意见上报相关职能部门。

（2）涉及护理相关问题报护理部,由护理部向相关部门反映。

（3）涉及医疗及赔偿的向医教处汇报,与医教处联合调查处理,必要时通过医疗技术鉴定或司法途径解决。

6.总结

（1）事后处理。科室组织护士讨论,制定相关制度。

（2）分析投诉环节及原因,提出有效整改措施,避免类似事件再次发生。

（3）整理好投诉记录、事件经过,保存相关资料。

7.备注

（1）当发生投诉时,当事人可暂时回避,避免双方正面冲突,由接待者或护士长稳定投诉者情绪。

（2）科室接到书面投诉后,在医院规定时间内按规程妥善处理。

第二节　封存病历流程

1.封存病历

（1）申请:患者、患者直系亲属、持有患者委托书的旁系亲属或代理人。

（2）病房妥善保管病历资料。

2.立即报告　由当班护士报告护士长、医生、科主任,同时报告医务科或行政总值班（夜间和节假日）。

3.完善记录　新入院患者记录必须在24 h内完成,抢救记录如未能及时书写完善,须在抢救结束后6 h内完成。记录严禁涂改、粘贴、刮擦、伪造。

4.封存要求

（1）医方代表　医生、护士、护士长、科主任。

（2）患方代表　患者、直系亲属、被委托人（出示委托书、被委托人有效证件）

（3）双方人员　现场封存病历,需要双方人员在场,并在封存条上签名、注明封存时间、地点。

5.病历保存　由医院保存。

6.备注

（1）封存病历。死亡病历讨论记录、疑难病例讨论记录、上级医师查房记录、会诊意见、病程记录。

（2）进入司法程序时,启封病历需三方人员（院方、患方、司法方）共同在场,可按《医疗事故处理条例》复印病历部分。

（3）严禁涂改、伪造、隐匿、销毁或者抢夺病历资料。

（4）病历封存有效期为1年。

第三节　患者意外情况应急流程

一、患者有自杀倾向应急流程

（一）评估

患者异常言行、情绪反应等情况。

（二）报告

报告主管护士、医生、护士长、科主任。

（三）沟通

关心患者，多与患者及家属沟通，准确掌握患者心理状态，给予心理疏导。

（四）预防

1. 暂时保管患者利器及物品，检查病房的窗户、锁好门窗，做好防坠落及意外措施。
2. 通知家属，要求家属24 h随身陪护，家属如需要离开患者时应通知在班医护人员。
3. 加强巡视、观察患者情绪动态，发现有自杀念头时，第一时间联系家属，并向上级领导汇报。
4. 必要时请同室患者协助，发现异常情况及时通知值班护士。

（五）交接班

1. 记录患者情绪、行为动态及已采取的防护措施。
2. 床边交接班，避免在患者面前交接病情。

二、患者自杀应急流程

（一）评估

1. 如果发现患者有自杀倾向时，立即报告护士长及主管医生。
2. 检查患者病室内环境，若发现私藏药品、锐利器械等危险物品给予没收；锁好门窗，防止意外。
3. 告知家属24 h监护，不得离开。
4. 做好交接班，密切观察患者心理变化，准确掌握心理动态。
5. 查找患者自杀的原因，针对性地做好心理护理，尽量减少不良的刺激对患者的影响。
6. 发现患者自杀，立即通知医生，携带必要的抢救物品及药品与医生一同奔赴现场，实施现场抢救。

（1）评判患者是否有拯救的可能，如有可能应立即进行抢救，如抢救无效，应保护好现场（病房内及病房外现场），通知保安部门，维持秩序。

（2）保证病室常规工作的进行及其他患者的治疗工作。

（二）通知

1. 立即电话联系家属，与家属做好沟通及解释工作，安抚好家属。
2. 通知医务部或院总值班，协助主管医生做好家属工作。并配合有关部门的各项调查工作。

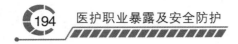
（三）上报

1. 当班护士上报护士长、科主任、科护士长。

2. 白天时间上报医教处、护理部。24 h 内进行"意外事件"上报护理部,如患者发生不良后果,2 h 内上报。

3. 夜间或节假日上报值班护士长、行政总值班。

（四）处置

1. 根据病情做相应的处理。

2. 如患者死亡,应保护好现场,在征得保卫科同意后报担架组移走尸体。

3. 家属认领前,妥善保管患者物品,贵重物品经两人清点确认后签名、交保卫科。

（五）记录、交班

详细记录事件经过并做好交班。

（六）备注

1. 患者家属情绪激动,通知保安部派保安员到现场维持秩序。

2. 与家属共同评估和分析危险因素,采取有效防范措施防止患者再次自杀。

3. 患者无家属陪护,可请同病室患者协助提供自杀过程证明书。

三、患者精神异常应急流程

（一）评估

患者有无行为怪异、动作增多或迟缓、挤眉弄眼、四处游荡、情绪反常等精神症状

（二）应急处理

1. 护士立即通知医生、护士长及科主任,同时报告医务科或行政总值班(夜间和节假日),遵医嘱处理,必要时请精神病专科医生会诊。

2. 躁动患者应加床栏,根据病情对患者采取必要的约束,告知家属病情并需要 24 h 家属陪护。

3. 如果患者出现过激行为时,及时疏散同病室的患者,做好解释工作,必要时通知保安科或相关部门协助处理,避免患者自伤或误伤及他人。

4. 注意医护人员自身安全。

5. 如实记录病情,必要时转至专科医院进一步治疗。

（三）采取防护措施

1. 做好"四防"(防自杀、自残、伤人、损物)。

2. 注意收藏危险物品(水果刀、绳索、发卡等),避免误伤,必要时安排陪护。

3. 加强心理护理。多与患者沟通,稳定患者情绪。

4. 加强巡视患者,注意患者情绪变化,随时做好防护。

（四）交班

1. 做好详细护理记录。

2. 做好床边交接班,避免在患者面前讲述病情。

四、患者失踪应急流程

（一）评估

1. 确认走失　发现患者不在病房或者病区内；请假后未按时回院，经各种方法寻找未找到。
2. 走失原因　逃账、拒绝住院、病情变化、认知能力障碍、精神异常。

（二）继续查找

1. 请保安协助：科室内、院内寻找。
2. 联系家属，告知患者自行离院情况，请协助查找，必要时拨打"110"报警寻找。

（三）报告

1. 报告护士长、科主任、科护士长。
2. 必要时报护理部、行政总值班、医教科。

（四）清点患者物品

若确认患者失踪，需两人以上共同清点患者物品，做好登记交保卫科保管。

（五）整理

详细记录失踪及寻找经过；配合公安部门调查、继续寻找；与家属保持联系。

【案例导入与分析11-2】

暴力袭击案例

2016年3月11日，患者王某杰（男，10月龄）因胸肺感染被送往龙岗区平湖人民医院救治，后因病情严重转院至市儿童医院治疗，并于3月13日凌晨死亡。3月14日下午3点30分，王某杰家属10余人因对医院诊疗过程有异议，在未到医院说明理由的情况下，直接在医院大厅拉横幅、烧纸钱，并到住院部强行将儿科医生胁迫到门诊大厅，其间殴打该医生、逼迫该医生下跪。经公安部门法医鉴定，被殴打儿科医生伤情为轻微伤。

思考：

1. 医护人员如何识别和预防暴力的发生？
2. 面对暴力袭击时，医护人员如何做好自身安全防护？

五、遇袭应急流程

（一）评估

1. 袭击来源、动机、携带工具。
2. 可能造成伤害程度。
3. 周围环境。

（二）应急处理

1. 发生暴力治安事件或遭遇群体性围攻等事件时，医护人员应沉着冷静，保持清醒头脑，正确分析原因，有针对性地处理。

2. 在事件发生初期,采取劝阻、告诫、调解等方式化解矛盾,设法阻止事态扩大。

3. 当事态向无法控制的方向发展时,立即通过电话等一切可以采取的方式告知保卫部门通知医院总值班。如事态严重,医护人员或患者人身安全受暴力侵害,再向保卫部报警的同时,应立即向"110"报警。

4. 采取一切可以采取的手段实施正当防卫,或寻求在场其他人员的帮助,保护医护人员和患者的生命安全。保护好现场,记住袭击者特征、发生时间、地点等。

5. 保卫部接到报警后,应立即到现场,组织人员保护医护人员和患者,维持秩序,保护好现场,并院领导报告。

6. 若事件涉及医疗、护理部门,职能部门相关人员应到现场进行处理。

(三)报告

事件发生时立即报告护士长、科主任、行政总值班(夜间、节假日),必要时报科护士长、护理部、医教科;必要时报警"110"。

(四)善后处理

1. 救治受伤害的患者、医务人员,安抚伤者及家属,减少焦虑、恐惧情绪恢复正常工作秩序。

2. 处理好现场工作后,还要进一步加强监管监控,避免类似事件再次发生。

3. 清点器械物品及设备,若有损坏、丢失应列出详细清单报告保卫部门。

4. 积极协助保卫科、公安机关和有关部门的调查取证工作,以使违法人员受到应有的惩罚。

(五)记录

1. 书面记录整个事件发生过程。

2. 必要时报告保卫科、医教科、护理部备案。

(六)整理

1. 尽快恢复和维持病房、门诊正常诊疗秩序,保证患者的医疗安全。

2. 完善医院暴力事件的报告制度和针对医院暴力的医院警报系统。

3. 协助警方破案。

(七)预防医院场所暴力的对策

1. 医护人员自身的应对

(1)提高医疗护理服务质量　加强业务学习,提高医疗护理质量。加强素质教育以提高护患沟通能力,共同构建和谐的医疗护理环境,提高患者和家属的满意度,减少暴力的发生率。

(2)应对暴力的培训　加强医护人员识别和应对暴力的培训,定期进行相关制度、政策的培训,培训应对暴力事件的预防、报告、支持系统流程,教会医护人员评估和识别可能发生暴力的有关信号和因素,学会自我保护。

2. 医院系统的应对

(1)医院环境合理布局　指示标志应明显、清晰,要以方便患者就诊治疗为原则。

(2)安全系统的健全　在诊室与医院保安部门之间设置监控和报警系统。门卫或保安人员要加强巡视,尤其夜间护士单独值班时,增加巡视次数,当警报拉响时,保安人员应迅速做出有效回应,应对暴力行为的发生。

(3)管理者要重视暴力行为的发生　为了有效预防医院暴力,医院有必要成立安全防范小组,负责对暴力事件的评估、人员培训及制定防暴教育计划等。对患者及家属无理取闹导致医护人员人身或医院财产受到损害的,要严厉交涉,必要时用法律武器为医护人员讨回公道。

（4）提高突发事件应急处置预案的可操作性　保卫处要针对各类突发事件,有针对性地制定简易可行的应急预案,开展应急演练,让临床医护人员能够真正掌握合理有效的处置方法。

（5）提升应急处置的指挥能力　主管医疗和安保的院领导要组织保卫处、医务处、护理部等部门定期召开会议,加强培训和演练,切实提升应急处置的指挥能力。

六、失窃应急流程

1. 评估　失窃时间、地点、物品种类、数量。保护好现场。
2. 报告　上报保安部或保卫科,夜间通知医院总值班。
3. 协助保安人员进行调查。
4. 加强巡视　维持病室秩序,保证患者医疗护理安全。
5. 交班　详细记录失窃事件经过和丢失的物品。
6. 备注
（1）新入院患者宣教:详细介绍安全保卫知识,病房内避免存放大量现金及贵重物品。
（2）告知患者及家属随身携带手机等贵重物品。

七、火情应急处理流程

（一）评估

火源、火势大小、危险性。

（二）处理

1. 立即上报医院消防中心,通知灭火人员赶赴现场进行赴救。
2. 火势大报"119",启动消防警铃;切断氧源、电源、撤离就近易燃易爆物品;打开消防通道,医护人员协助/指引患者(湿毛巾捂口鼻)经安全通道紧急撤离,当患者疏散至安全区后,认真核实疏散人员与住院患者和工作人员是否相符,确保人员全部撤离。
3. 抢救离火源近的贵重急救仪器;保护好患者资料。

（三）报告

1. 日间　报告科室护士长、科主任、科护士长、护理部及行政相关部门。
2. 夜间　科室护士长、科主任、报行政总值班、护理部值夜护士长。

（四）善后处理

1. 检查受伤人员数、伤情,根据病情予及时处理,做好护理记录。
2. 准备急救物品及人力。
3. 安抚受惊吓的患者、家属,减少焦虑、恐惧情绪。

（五）清点、核对

清点、核对人员(患者、家属、工作人员),核查贵重仪器、物品等。

（六）整理

1. 整理资料,详细记录、汇报火灾发生经过、受伤人员数及伤情。

2.必要时通知家属。

3.通知保洁部清洁、消毒环境。

(七)备注

1.撤离患者时使用安全通道,勿乘电梯。

2.危重患者由科主任组织医务人员将患者转移至安全区,在转移途中发现患者病情变化,及时抢救。

3.电器着火时不能用水灭火。

4.报告火情要准确报科室地点、楼层、火势情况。

八、院内触电应急处理流程

(一)评估

1.环境　地面是否潮湿、高压电线、漏电、高空坠物等。

2.患者情况　受伤部位、程度。

(二)切断电源

关闭电源开关或拔出插头,或用绝缘物体挑开电线。

(三)呼救

1.将患者移至安全区。

2.评估患者伤情、意识。

3.呼叫医生或其他在场人员配合抢救。

(四)处理

1.轻者　恶心、头晕、乏力等,就地平卧、测量生命体征、吸氧。

2.重者　室颤、休克、心搏骤停等,立即抢救。

(五)观察

生命体征、意识,做好记录。

(六)备注

1.确保自身安全,电源不明时,不要直接用手接触触电者;在浴池或潮湿的地方,救护者要穿绝缘胶鞋、戴绝缘胶皮手套或站在干燥处。

2.呼吸心跳停止者,立即进行心肺复苏,不要轻易放弃抢救。

九、医疗废物处理流程

(一)分类收集

1.损伤性医疗废物(锐器收集盒)。

2.感染性医疗废物(医用黄色胶带)。

3.传染性医疗废物(双层医用黄色胶带)。

(二)密封包装

废物盛装达到容器3/4时封口。

（三）封口

标签内容：产生单位、封口日期、时间、封口者姓名。

（四）暂存点

科室固定放置于污物间。

（五）登记、交班

1. 专职人员佩带工作牌定时回收。

2. 确保包装无破损、松口、渗漏、标志清晰完好。

3. 值班护士填写《医疗废物收送日报表》，一式二联。

4. 与收送者确认废物种类、数量，双方签全名确认。

5. 第一联科室存根（保留 3 年）、第二联交回收者。

（六）备注

1. 感染性废物　被患者血液或其他体液、排泄物污染的物品，如棉签、敷料、一次性医疗用品。

2. 损伤性废物　玻璃安瓿、手术刀、针头、注射器、输液器等医用锐器。

3. 废弃血袋　按感染性废物单独处理，由专职人员回收交血库。

（田素革　朱杉杉）

思考题

1. 临床上常见的护理突发事件有哪几种？

2. 简述发生护理投诉的处理流程。

3. 简述对有自杀倾向患者应采取的应急措施。

4. 简述护理缺陷处理流程。

一、中华人民共和国护士管理办法（摘选）

第四条　护士的执业权利受法律保护。护士的劳动受全社会的尊重。

第十九条　未经护士执业注册者不得从事护士工作。

护理专业在校生或毕业生进行专业实习，以及按本办法第十六条规定进行临床实践的，必须按照卫生部的有关规定在护士的指导下进行。

第二十一条　护士在执业中应当正确执行医嘱，观察患者的身心状态，对患者进行科学的护理。遇紧急情况应及时通知医生并配合抢救，医生不在场时，护士应当采取力所能及的急救措施。

第二十二条　护士有承担预防保健工作、宣传防病治病知识、进行康复指导、开展健康教育、提供卫生咨询的义务。

第二十三条　护士执业必须遵守职业道德和医疗护理工作的规章制度及技术规范。

第二十四条　护士在执业中得悉就医者的隐私，不得泄露，但法律另有规定的除外。

第二十五条　遇有自然灾害、传染病流行、突发重大伤亡事故及其他严重威胁人群生命健康的紧急情况，护士必须服从卫生行政部门的调遣，参加医疗救护和预防保健工作。

第二十六条　护士依法履行职责的权利受法律保护，任何单位和个人不得侵犯。

二、医疗事故处理条例（摘选）

第二条　本条例所称医疗事故，是指医疗机构及其医务人员在医疗活动中，违反医疗卫生管理法律、行政法规、部门规章和诊疗护理规范、常规，过失造成患者人身损害的事故。

第五条　医疗机构及其医务人员在医疗活动中，必须严格遵守医疗卫生管理法律、行政法规、部门规章和诊疗护理规范、常规，恪守医疗服务职业道德。

第八条　医疗机构应当按照国务院卫生行政部门规定的要求，书写并妥善保管病历资料。因抢救急危患者，未能及时书写病历的，有关医务人员应当在抢救结束后6 h内据实补记，并加以注明。

第九条　严禁涂改、伪造、隐匿、销毁或者抢夺病历资料。

第十一条　在医疗活动中，医疗机构及其医务人员应当将患者的病情、医疗措施、医疗风险等如实告知患者，及时解答其咨询；但是，应当避免对患者产生不利后果。

第十三条　医务人员在医疗活动中发生或者发现医疗事故、可能引起医疗事故的医疗过失行为或者发生医疗事故争议的，应当立即向所在科室负责人报告，科室负责人应当及时向本医疗机构负责医疗服务质量监控的部门或者专（兼）职人员报告；负责医疗服务质量监控的部门或者专（兼）职人员接到报告后，应当立即进行调查、核实，将有关情况如实向本医疗机构的负责人报告，并向患者通报、解释。

第十五条　发生或者发现医疗过失行为，医疗机构及其医务人员应当立即采取有效措施，避免或者减轻对患者身体健康的损害,防止损害扩大。

第三十三条 有下列情形之一的,不属于医疗事故:

(一)在紧急情况下为抢救垂危患者生命而采取紧急医学措施造成不良后果的。

(二)在医疗活动中由于患者病情异常或者患者体质特殊而发生医疗意外的。

(三)在现有医学科学技术条件下,发生无法预料或者不能防范的不良后果的。

(四)无过错输血感染造成不良后果的。

(五)因患方原因延误诊疗导致不良后果的。

(六)因不可抗力造成不良后果的。

三、医疗机构病历管理规定(摘选)

第二条 病历是指医务人员在医疗活动过程中形成的文字、符号、图表、影像、切片等资料的总和,包括门(急)诊病历和住院病历。

第九条 医疗机构应当将门(急)诊患者的化验单(检验报告)、医学影像检查资料等在检查结果出具后24小时内归入门(急)诊病历档案。

第十条 在患者住院期间,其住院病历由所在病区负责集中、统一保管。

病区应当在收到住院患者的化验单(检验报告)、医学影像检查资料等检查结果后24 h内归入住院病历。住院病历在患者出院后由设置的专门部门或者专(兼)职人员负责集中、统一保存与管理。

四、中华人民共和国刑法(摘选)

第三百三十四条 非法采集、供应血液或者制作、供应血液制品,不符合国家规定的标准,足以危害人体健康的,处五年以下有期徒刑或者拘役,并处罚金;对人体健康造成严重危害的,处五年以上十年以下有期徒刑,并处罚金;造成特别严重后果的,处十年以上有期徒刑或者无期徒刑,并处罚金或者没收财产。

经国家主管部门批准采集、供应血液或者制作、供应血液制品的部门,不依照规定进行检测或者违背其他操作规定,造成危害他人身体健康后果的,对单位判处罚金,并对其直接负责的主管人员和其他直接责任人员,处五年以下有期徒刑或者拘役。

第三百三十五条 医务人员由于严重不负责任,造成就诊人死亡或者严重损害就诊人身体健康的,处三年以下有期徒刑或者拘役。

参考文献

[1]徐明民,宓士军,朱迪.中国超声医师职业相关疾病防护[M].北京:科学技术文献出版社,2022.

[2]武迎宏,蒋荣猛.临床医务人员职业安全防护指导手册[M].北京:人民卫生出版社,2020.

[3]宋莉娟,杜苗,蒋颖.护士职业性危害与安全防护[M].北京:科学出版,2020.

[4]宋莉娟,杜苗.护士安全与职业防护[M].武汉:华中科技大学出版社,2019.

[5]赵慧华.临床护士职业防护[M].2版.上海:上海科学技术出版社,2018.

[6]张新琴,颜海燕.行为运作管理在妇科肿瘤护士化疗药物职业防护管理中的应用[J].中医药管理杂志,2022,30(2):194-195.

[7]周璟,尹洁洁,肖丹.基于思维导图的培训对感染科医护人员职业暴露防护知信行水平的影响[J].护理实践与研究,2021,18(24):3761-3765.

[8]万菁菁,李争,吴芳等.护理人员职业暴露现状及防护措施的研究进展[J].职业与健康,2021,37(16):2293-2296.

[9]梁玉梅.基于使用与满足理论的培训在改善消毒供应室护士职业防护中的应用[J].国际护理学杂志,2021,40(13):2329-2332.

[10]郑杏,王艾君.基于知信行理论护理人员职业防护核心能力指标体系的构建[J].中国实用护理杂志,2021,37(18):1417-1424.

[11]李丽芳,潘少波.Watson人性照顾理论在手术室护士职业防护中的应用效果[J].中华现代护理杂志,2021,27(9):1237-1240.

[12]宋晓静,詹朦,耿军辉,等.行为运作管理在消毒供应中心职业防护中的应用研究[J].现代医药卫生,2020,36(21):3521-3523.

[13]雷蕾.河南省人民医院感染性疾病科30名新入科护士职业防护意识现状调查及影响因素分析[J].疾病监测与控制,2020,14(05):408-409+420.

[14]王晓乐.我院护理人员化疗职业防护现状调查与分析[J].中医药管理杂志,2020,28(18):32-33.

[15]丘九望,余柱立,曾晓华,等.静脉药物调配中心妊娠期员工岗位设置与职业防护探讨[J].中国医院药学杂志,2020,40(17):1887-1890.

[16]王丹,沈莉莉,林立华.结核科护士职业防护存在问题与管理措施[J].中医药管理杂志,2020,28(13):103-104.